张素芳小儿推拿学

张素芳　王立新　**主编**

全国百佳图书出版单位
中国中医药出版社
·北 京·

图书在版编目（CIP）数据

张素芳小儿推拿学 / 张素芳，王立新主编 . — 北京：
中国中医药出版社，2022.9
ISBN 978-7-5132-7693-1

Ⅰ . ①张…　Ⅱ . ①张… ②王…　Ⅲ . ①小儿疾病—
推拿　Ⅳ . ① R244.15

中国版本图书馆 CIP 数据核字（2022）第 125894 号

中国中医药出版社出版

北京经济技术开发区科创十三街 31 号院二区 8 号楼
邮政编码　100176
传真　010-64405721
保定市中画美凯印刷有限公司印刷
各地新华书店经销

开本 787×1092　1/16　印张 23.25　字数 423 千字
2022 年 9 月第 1 版　2022 年 9 月第 1 次印刷
书号　ISBN 978-7-5132-7693-1

定价　128.00 元
网址　www.cptcm.com

服 务 热 线　010-64405510
购 书 热 线　010-89535836
维 权 打 假　010-64405753

微信服务号　zgzyycbs
微商城网址　https://kdt.im/LIdUGr
官 方 微 博　http://e.weibo.com/cptcm
天猫旗舰店网址　https://zgzyycbs.tmall.com

如有印装质量问题请与本社出版部联系（010-64405510）

编 委 会

前 言

随着社会经济的发展，人们的物质生活越来越好，对于健康生活的要求也越来越高，也开始日益关心祖国的下一代——小宝宝们的健康成长。可爱的小宝宝们不仅仅是新一代年轻父母们的心头肉，其健康成长也是我们这些从事小儿推拿工作的医生们所一直密切关注的问题。

2021年11月5日，国家卫生健康委发布《健康儿童行动提升计划（2021—2025年）》。文件提出加强儿童健康管理，积极推进国家基本公共卫生服务0～6岁儿童健康管理项目；加强儿童中医药服务，积极推广应用小儿推拿等中医药适宜技术，强化中医药在儿童医疗保健中的重要作用；推进儿童中医保健进社区进家庭。小儿推拿疗法既能治疗病证，又能增强体质，它的蓬勃发展是普天下的家长所喜闻乐见的。

20世纪90年代出版的《中国小儿推拿学》得到社会各界的支持与关注，也得到了许多朋友的鼓励与好评，让作为主编的我很受鼓舞，也坚定了我把中医小儿推拿进一步介绍给大家的信心。又近三十载光阴忽焉已过，虽陆陆续续从其他角度出版过几本关于中医小儿推拿的书，但关于《中国小儿推拿学》的再版工作，一直萦怀于心，总感觉不应该只像一片云彩一样轻轻地飘过。我始终感觉在补充完善后，它应该被重新记录下来，这不仅关乎小儿推拿的未来，对传统中医也很重要。

《张素芳小儿推拿学》从体例上沿袭《中国小儿推拿学》而有所变化，同时根据《中国小儿推拿学》出版后近三十年间的临床实际，广泛收集有关小儿推拿的医案资料，经过反复筛选，加以分析、比较、研究，进行了重新修订。其间，"变"与"守"之间的平衡，始终是这本书重新修订所追求的目标。在坚守专业性、学术性和思想性的同时，不断更新自我，紧贴中医发展时代脉搏，而且充分发挥了编委会成员这一支中青年团队该有的热血力量。我们的中医传承之心，纯一无伪。

本书的内容结构与逻辑关系非常清晰严谨，主要包括三大篇，共十五章。"基础篇"阐述了小儿推拿学的发展简史、中医儿科基础知识、中医儿科临证概要，针对手法与穴位进行了详尽的说明，并介绍了推拿功法——易筋经的练习；"临床篇"对各系统常见病进行辨证治疗以及病案分析；"保健篇"讲解了小儿保健推拿等。

本次再版，书中还增加了大量示范性图片，病例更客观，论据更充分；所有临床医案的诊断、治法、处方与按语，始终与传统中医中的多个学科，在内涵和根源上密切相连；在对中医学有广阔、深刻而系统的了解之后，对小儿推拿进行更为全面与根本的衡量和把握。

在表述形式上，《张素芳小儿推拿学》拉近和普通小儿推拿爱好者的距离，但这种与大众结合的尝试，绝不是简单地通俗化，而是力图通过多种形式，诠释理念，解读现象，总结经验，提炼精神，从而增强感染力。所以说，此书不仅可以作为小儿推拿从业者或儿科专业医护人员的实用性参考书，也必然将为年轻的父母提供科学的育儿知识。

当然，国内不少中医界同仁自身诊疗水平也非常高，在其他领域研究之余，若想对小儿推拿做些探究，也不妨从这本书入手，从而循序渐进，医海扬帆，达到一个新高度。

朱自清先生说过："做一个有相当教养的国民，至少应对本国的经典有直接接触的义务。"这对当今社会的中医青年学者来说，学习祖国中医的经典瑰宝——小儿推拿，也许是一个并不过时的提醒。同时也意味着，我和我的团队，今后还将有漫长的艰辛路程要走，毕竟我们现今的中医儿推事业，还在于自强不息，不断地攀登新的高峰。如果《张素芳小儿推拿学》能够给新生代儿推同仁带来有益的启示并可使有意儿推者借此以入堂奥，则作者幸甚，研究幸甚。

聊书所怀，草成此篇。值得一提的是，本书编委会各位中青年儿推同仁，逐渐成为了儿推诊疗和学科研究的主要力量，他们在本书的编写过程中，始终兢兢业业，充分吸收和继承了前人的研究传统，同时在研究的理论、方法方面又具有较新的知识结构和研究思路，并提供了高质量的医案及文稿。因此《张素芳小儿推拿学》与以前的《中国小儿推拿学》相比，出现了更加多样化的趋势，在一定意义上反映了小儿推拿的发展和变化，本书得以和读者见面与他们的努力也是分不开的。同时，在重编本书的过程中，我们也得到了中国中医药出版社各位编辑的热情支持，在此我们表示衷心的感谢！

小儿推拿是中医优秀传统文化的重要载体，而中医优秀传统文化则是小儿推拿的根与魂。吸收、传承并发扬传统中医文化是我们的使命，衷心期盼小儿推拿之花再次开在中国的每一寸土地上，开在你我每一个中国人的心中。

本书在重编过程中的粗疏舛误之处，谨请学界同仁批评指正，也殷切希望读者不弃，赐以教言。

张素芳

2022 年 6 月

目 录

临　床　篇

保　健　篇

导　言

　　小儿推拿学是建立在中医学整体观念基础上，以中医理论中的阴阳五行、脏腑经络、卫气营血等学说为理论指导，研究推拿手法对小儿的疾病诊治和预防保健的原理和方法的一门外治学科。是推拿疗法中的一个重要组成部分，是一门独具中医特色的临床学科。

　　小儿推拿疗法是用手在小儿体表的穴位或其他部位施加一种物理性刺激，用这种刺激激发小儿机体自身的调节作用，纠正经络的偏差，扶正祛邪，调整小儿的脏腑功能，增强机体的抗病机能，以达到防病治病的目的。小儿推拿适应范围广泛，可涉及小儿内、外、五官、神经等科的防治，并可在急症、重症抢救中发挥一部分作用。此外在对消化系统的腹泻、呕吐、积滞、厌食、便秘，呼吸系统的感冒、哮喘、支气管肺炎，小儿痹证、痿证、解颅、五迟、五软及幼童的跌仆损伤等方面的治疗均有独到的疗效。

　　小儿推拿治疗疾病，不需要复杂的设备，不需要服药和打针，不会给小儿带来恐惧感，也不会有类似服药的副作用，再加上小儿推拿疗法的简易效廉性，易于小儿和家长所接受。通过推拿可增强小儿的免疫能力，对小儿的发育生长带来良好的影响，例如小儿推拿手法中的捏脊法，具有健脾胃、消食积、和脏腑、行气血、通经络、调阴阳、强身体、促生长等功效，主治小儿先后天不足的一切虚性病证，是小儿常用的保健推拿手法。

　　对小儿推拿防病治病的理论研究，可以从两个方面进行。第一，从研究历史文献和历史经验方面进行，能很好地继承几千年来我国传统医学的历史遗产。第二，应用现代科学技术和现代医学理论，研制新的实验设备和仪器来武装推拿学科，以进行新的理论探讨和科学实验，发展新的推拿理论和学说。扩大推拿疗法的适应病种，以使小儿推拿更加发扬光大。

　　小儿推拿学是我国特有的一门学科，在临床中对小儿的各种疾病的治疗效果优良，为国内外人士广泛接受，但它的许多治病机制从现代医学观点看来，仍然没有得到合理的解答。因此研究小儿推拿，理清小儿推拿的治病机理，不仅能对儿童生长发育和健康带来益处，对世界的医学宝库也将是一种有益的贡献。

基础篇

第一章　小儿推拿学发展简史

　　小儿推拿学是中国医药学的一个重要组成部分，随着整个医学的发展而发展。不管从小儿推拿学的基础和临床医学的形成，还是从其发展历史来看，它都是在中医理论体系指导下发展起来的，不但有悠久的历史，更包含丰富的临床实践经验。

　　小儿推拿古称小儿按摩，有人认为按摩的出现早于火的发明，这是完全可能的，正如明代万全在《幼科发挥·形气发微论》中所云："大哉医乎，其来远矣，粤自混沌既判，洪荒始分。"在原始时期，人类在生产劳动或搏斗中遇到损伤而发生疼痛时，自然地用手抚摩痛处，经过抚摩疼痛逐渐减轻或消失，或在凛冽的寒风中，为了抵御寒冷，人们会自然地用手抚摩肢体使之暖和，人们渐渐地认识到抚摩的作用，以后不断地实践并加以总结，逐渐形成推拿专业。

一、小儿推拿学萌芽时期（秦汉时期）

　　据我国古代文献记载，扁鹊是我国历史上第一个有正式传记的医学家，《史记·扁鹊仓公列传》记载了扁鹊为"小儿医"："扁鹊名闻天下……入咸阳，闻秦人爱小儿，即为小儿医。"他不但精通四诊，而且能根据各地民众的需要行医，时而为小儿医，时而充当妇科医生，并为老人充当耳目痹医，他曾用按摩、针灸、中药熨贴等方法抢救了虢太子的"尸厥"病证，这是至今为止按摩的最早文字记载。

　　20世纪70年代发掘所得的马王堆医学帛书《五十二病方》，是我国现存最早的医学专著，对中医药史的研究有非常重要的价值。值得提出的是，此书重视外治，如药熨、按摩等，书中不仅有用土块摩面治疣的记载，还有"婴儿病间（痫）"和"婴儿瘈（即小儿惊风）"的记载。其中还记录了用钱匕推刮治疗小儿惊风抽搐，膏摩法即手法配药物调治的方法，此外还有按摩臀部（尻）治疗癃的记载，这些二千年前用刺激体表治内脏病的疗法，已为推拿循经治疗奠定了基础。

　　秦汉时期的医学巨著《黄帝内经》，是我国现存最早的医学经典著作。其理论一直指导着中医各科，小儿推拿学也不例外，《黄帝内经》载有按摩工具有员针、锟针，可见那时按摩和针灸经常结合使用，关系较为密切。《黄帝内经》记载推拿的适用范围有胸痹、痿证、口眼㖞斜、胃脘痛等，如《素问·异法方宜论》曰："中央者，其地平以湿，天地所以生万物也众，其民食杂而不劳，故其病多痿，厥，寒热，其治宜导引按跻。"又如《素问·举痛论》曰："寒气客于肠胃之间，膜原之下，血不得散，小络急引故痛，按之则血气散，故按之痛止。"为推拿治疗胃脘痉挛疼痛建立了理论根据。

《汉书·艺文志》曾载有按摩专书《黄帝岐伯按摩经》，可惜因年久已亡佚，但在其他书籍中仍能见到此书的片段记载。汉代医圣张仲景在《金匮要略》中，首先提出了膏摩法，这是总结前人的经验，用特制的中药膏剂涂抹在患者体表的经络或穴位上，然后用手在其上按摩治疗。由于手法与药物协同作用，不但提高疗效，而且保护皮肤，扩大了治疗的适应范围。

二、小儿推拿学形成时期（晋唐宋元时期）

魏晋时期，葛洪不但对我国的药物化学研究有较深的造诣，对推拿也有一定的贡献，如他所著的《肘后备急方》中明确地记载着："卒腹痛……取其脊骨皮深取痛引之，从龟尾至顶乃止，未愈更为之。"这种方法与当代的小儿捏脊疗法颇为相似，它不但可治急腹痛，还可治疗小儿疳积、积滞等许多病证。该书还有用重刺激的手法使突然昏厥的病人苏醒的记载，如"救卒中恶死……令爪其病人人中，取醒"，使推拿治疗急性病证的范围更加开阔。

隋唐时代结束了百年的南北分治局面，中国封建社会进入全盛时期，推拿学的发展也进入了又一次高潮，在此期间，推拿医学得到政府的认可，逐步走上正轨。到了唐代，按摩术更为发展，并成为独立的一科，设于"太医署"内。唐代著名医药家孙思邈在他的《千金要方》中应用药物制成膏剂与手法相结合的膏摩法，"治少小新生，肌肤幼弱，喜为风邪所中，身体壮热，或中大风，手足惊掣，五物甘草生摩膏方……小儿虽无病，早起常以膏摩囟上及手足心，甚辟风寒"。他运用膏摩法治疗小儿疾病，有"中客忤""项强欲死""鼻塞不通涕出""夜啼""腹胀满""不能乳食"等十几种，扩大了膏摩治疗疾病的范围，对膏摩治疗小儿疾病有了较系统的论述。"小儿虽无病，早起常以膏摩囟上及手足心，甚辟风寒"，这是首次将膏摩用于小儿保健推拿的医学文献记载。《唐六典》中记载按摩可除"八疾"，即风、寒、暑、湿、饥、饱、劳、逸，并说："凡人肢节脏腑积而疾生，宜导而宣之，使内疾不留，外邪不入，若损伤折跌者，以法正之。"可见按摩疗法的治疗已广泛应用到内、外、伤、骨等各科疾病，并主张变被动为主动的导引，发挥患者的主观能动性。

按摩疗法最晚从唐代开始已和国外有交流，我国的按摩著作已开始传往朝鲜、日本，对国外产生一定的影响，至今在印度及西欧国家的医学中仍为一种被注重的学科。

　　至宋代，科学文化的发展更推动了医学进步，当时太医局小儿科为独立分科之一，中医儿科专著有较大的发展。相传《颅囟经》是我国最早的一部儿科专著。书中提出的小儿为"纯阳之体"的观点，为中医儿科学关于小儿生理特点的论述提供了理论依据。北宋钱乙是当时最负盛名的儿科之圣，他创立了五脏辨证法则，并总结了小儿面部望诊的实践经验，如"面上诊"和"目内证"。他把疳证列为脾胃病，对病因、病机分类均有独到之处，并把小儿生理病理概括为"脏腑柔弱，易虚易实，易寒易热"，至今仍为儿科推拿医家所重视。按摩在宋代虽未列入医学分科，但有关的论述并不少见，在《太平圣惠方》《圣济总录》中均有很多膏摩方，并对按摩手法的作用有了较深刻的论述。

三、小儿推拿学发展时期（明清时期）

　　明代是小儿推拿发展历史中的兴旺发达时期。明后期，推拿传入民间，小儿推拿开始在南方地区流行。明代儿科世医万全著有《育婴家秘》《幼科发挥》，同时注重运用手法治疗儿科病证，在治疗上，主张首要保护胃气，提出"五脏以胃气为本，赖其滋养""如五脏有病或泻或补，慎勿犯胃气"。他的这些学术见解和临证经验，对儿科的理论发展起到了积极的推动作用。四明陈氏所编的《小儿按摩经》于1601年问世，并被收集在杨继洲所编的《针灸大成》之内，陈氏依据中医传统理论提出小儿推拿治病当视病之虚实，"虚则补其母，实则泻其子"的治疗原则，本书全面论述了小儿推拿的诊断方法，后人总结的掐、揉、按、摩、推、运、搓、摇小儿推拿八法在书中均已出现，小儿推拿的穴位图谱已经具备，记载了28种特殊操作法名称，有了明确的治疗范围；其后明太医龚云林撰写了《小儿推拿方脉活婴秘旨全书》并单行成册，该书崇钱乙思想，不仅论述了小儿推拿理论及具体操作，并载有儿科方脉，是一部儿科推拿专著，曹炳章先生曾把此书誉为"推拿最善之本"，正是该书使按摩又有推拿之称；同时期周于蕃的《小儿推拿秘诀》，乃把前人的手法成就结合作者的经验编写而成，广为后世引用；此外曹无极的《万育仙书》中首次出现"黄蜂入洞"等16幅小儿推拿手法操作图，早期的小儿推拿著作仅有特定穴图谱，但手法如何在特定穴上实施，仅凭文字很难理解和掌握，手法操作图的诞生，弥补了小儿推拿著作的缺憾，对小儿推拿的推广流传有很大的作用；龚居中的《幼科百效全书》、李盛春的《医学研悦》都有关于小儿推拿的详细记载。这些小儿推拿专著的诞生标志着小儿推拿体系的建立。此时的小儿推拿体系有着独特的操作方法。这种操作方法包括小儿推拿手法和小儿推拿特定穴。《补要袖珍小儿方论》卷十中的"秘传看惊掐筋口授手法论"最早记载了小儿推拿的特殊操作方法。该篇首次记载了三关、六腑等小儿推拿特定穴的定位、操作和主治，手法以推擦为主而名为掐筋，主要用于治疗小儿惊风。

清代小儿推拿临床应用更为广泛，小儿推拿专著增多，诊疗水平不断提高，在民间应用小儿推拿诊疗颇为广泛，尤其是清朝初期。清政府和正统医学界对手法医学的轻视，并未阻止小儿推拿在民间的发展。这一时期小儿推拿著作数量明显增加，且质量较高。对后世影响较大的有熊应雄所著的《小儿推拿广意》，该书在中医儿科推拿史上起过广泛的普及作用，虽多次出版，仍供不应求。书中论述了推拿在小儿惊风治疗中的作用，儿科诊断和治疗方法，其中记载的手足45个小儿推拿特定穴的图谱，是对小儿推拿手法学的一大贡献，本书的特点是发挥儿科推拿的优势，对中医推拿学术进步和繁荣起到了积极的作用。骆如龙所著的《幼科推拿秘书》，对前人的推拿论述与临床经验做了比较全面的总结，书中介绍了推拿学的理论和手法，小儿推拿法在儿科临床的应用描述得较为详尽，并有小儿常用的内服方剂等，具有较大的实用价值。夏禹铸的《幼科铁镜》主张"望面色，审苗窍，从外知内"，强调推拿要正确施行辨证施治，作者的写作态度实事求是，重视医德，认真总结自己的切身经验，并作推拿代药赋，说明推拿补泻手法的重要性。清代著名外治专家吴尚先，吸取前人和古典医书中有关外治的论述，广收民间的外治法，集本人20年的经验撰写了《理瀹骈文》一书，该书主张以外治通治内外诸病，每证用药都是膏药为主，并附以点、揞、熏、擦、熨、烙、掺等法，是传统外治法的一次系统总结，深受广大劳动人民的欢迎。钱櫰村所著的《小儿推拿直录》，对小儿疾病的诊断、病因、病机及小儿推拿的常用手法的阐述较为系统，对小儿急惊风等16种病证的推拿治疗介绍，文字简捷，图文并茂，便于医生与家长掌握。周松龄的《小儿推拿辑要》，删繁就简，条理清晰，眉目清楚，对推拿治病的机理做了探讨，并对推拿治病的疗效做了充分的肯定，认为推拿奏效于弹指之间，对继承整理前人的经验有一定的参考价值。张振鋆的《厘正按摩要术》（1888年）在《小儿推拿秘诀》一书的基础上增补了新的内容，书中介绍了各种按摩手法及儿科推拿的各科取穴的手法图说。书中还介绍了胸腹按诊法，将其引向小儿推拿，对明代以来流行的按、摩、掐、揉、推、运、搓、摇8种小儿推拿基本手法做了全面的总结。陈复正编撰的《幼幼集成》主要取材于前人儿科论述，结合作者四十余年经验与体会写成。书中详述儿科诊法及内治诊法，记载了不少单方验方和外治法，将儿科指纹辨证的方法总结为"浮沉分表里，红紫辨寒热，淡滞定虚实""风轻、气重、命危"，至今仍在临床发挥重要作用。陈复正对指纹在儿科疾病中的诊断价值有较正确的评价，认为既不可否定，也不可夸大其作用。他还从"小儿脏腑未充则药物不能多受"的观点出发，创立了不少小儿外治法，如按摩、热敷等，至今仍为临床所常用。

由于帝国主义的入侵，满清政府、北洋军阀和国民党政府的腐败，中医推拿一度处于低落状态，但由于广大中医工作者的努力和人民群众的防治疾病的需要，中医仍受到群众的信任和欢迎，特别是小儿推拿在民间广为流传，小儿推拿著作仍不断出版。如《推拿易知》《推拿抉微》《增图考释推拿法》等，这些书虽大多是以明清时期的小儿推拿著作为蓝本编写而成，但仍流传较广。

四、小儿推拿学发展的新时期（中华人民共和国成立后）

新中国成立后，在党的中医药政策指引下，中医事业犹如枯木逢春，得到复苏和发展，不少院校成立了推拿系或推拿专业，小儿推拿学的教学工作不断进展和提高，不仅有小儿推拿专著出版，并有小儿推拿学的教材问世，供教学专用。这一时期的特点是推拿正规教育的实施和推拿临床疗效的普及。小儿推拿在临床、教学、科研、人才培养等方面都展现了前所未有的盛况，这标志着推拿事业的发展。1954年天津开设按摩科。1955年北京中医学会开设按摩研究班。1956年上海卫生学校开办了"推拿培训班"，其后又相继成立了中国第一个推拿专科门诊和推拿学校。随后全国各中医高校陆续开设推拿课程，随着推拿学的整体发展，再加上时代发展进步的要求，小儿推拿也在此得到了快速的发展。近现代也涌现了一大批小儿推拿的名家和小儿推拿流派。

孙重三流派的代表人物孙国钧，字重三，自幼就喜爱中医，年至二十岁，拜老中医林椒圃为师，至此步入杏林生涯。林椒圃先生所传习的"十三大复式手法"是小儿推拿的复式操作。此为小儿推拿中有特定姿势和步骤、特定名称与特定主治功用的一类推拿操作，它涉及多穴位、多手法的联合运用，且疗效较单一手法及穴位显著和全面，是小儿推拿的一朵奇葩，备受历代推拿学者重视。十三大复式手法经过几代言传师教，沿用至今，推拿技巧上体现为施术有据、多法联用的特点，既综诸家之长，又自成体系，尤为世人称道。孙重三小儿推拿流派以整体观念为指导思想，主要体现在以下几点：①外感病因天人相应，内伤病因五脏相关。②四诊互证，尤擅望闻。③辨证循八纲，治则调阴阳。④治疗分标本缓急，擅长救治急重症。⑤通盘筹划，处方周密，用穴主次有序。孙重三先生推拿时对环境和施术者要求也极其严格，每每身姿端严，手法收放自如，令患儿安闲放松，除了必要时询问患儿家长，整个推拿操作过程，不吐一言。每一个手法，每一次治疗，都是与患儿进行无言的交流，手法施术，如行云流水，柔中寓刚，刚中寓柔，刚柔相济；同时气沉丹田，以意引气，从胸沿手三阴经走手，入掌贯指，意到气到。据曾见过孙重三先生早年施术的乡人描述，十三大复式手法动作优美，落落大方，操作规范，连贯自然，令观者赏心悦目。代表作有 1959 年出版的《儿科推拿疗法简编》；1960 年出版的《通俗推拿手册》；1979 年 1 月再版的《儿科推拿疗法简编》；并为后人留下了宝贵的视频学习资料，如 1976 年拍摄《孙重三小儿推拿手法集》；1982 年拍摄《齐鲁推拿》科技片；1986 年拍摄教学录像片《山东推拿集锦》等。

　　当前推拿学科发展日新月异，尤其小儿推拿近年发展迅速，各流派百花齐放，百家争鸣。小儿推拿名家张素芳，得孙重三老先生的言传身教，继承和发展了齐鲁小儿推拿流派，五十多年来一直工作在小儿推拿临床、教学、科研第一线，诊病强调四诊合参，取穴灵活，随证加减，相辅相成。擅长消化系统、呼吸系统疾病及部分疑难病，如先天性巨结肠、脑发育迟缓、抽动症等推拿治疗。精于临床，尽显奇效，屡起沉疴，救人无数。发表学术论文 20 余篇，专著多部，如《中国小儿推拿学》《孙重三小儿推拿》《张素芳小儿推拿医案选》《张素芳小儿推拿技法图谱》等。培养了大量优秀小儿推拿人才；作为国内较早开展推拿学力学信息研究的学者，先后参与了多项关于推拿手法力学的科研工作，荣获众多发明奖项，开创了手法运动生物力学研究新领域；仁心妙手，孜孜不倦，医德高尚，誉满杏林，在小儿推拿领域享有极高的社会知名度，被尊称为业界泰斗。

第二章　中医儿科基础知识

第一节　小儿年龄分期

在整个生长发育过程中，小儿在形体和生理功能上表现出几次从量变到质变的飞跃。不同年龄的小儿，其形体、生理、病理等方面各有不同的特点，患病种类、病理变化、临床表现也有所差异，因而在实际工作中常将小儿分为若干期。小儿年龄的分期，就是根据小儿的环境、饮食、体格、牙齿的发育以及精神智慧的发展，对小儿所做的阶段划分，以便更好地指导教养和防治疾病。

一、胎儿期

从男女生殖之精结合而受孕直到分娩断脐为胎儿期。胎龄从孕妇末次月经的第1天算起约为40周。在整个孕期，尤其在妊娠早期12周内的胚胎期最易受到感染、药物、劳累、物理等病理因素及母体不良心理因素的影响，造成流产、死胎或先天畸形；妊娠中期16周，胎儿各器官迅速增长，功能逐渐成熟；妊娠后期12周，胎儿以肌肉发育和脂肪积累为主，体重增长快；后两阶段若胎儿受到伤害，则易发生早产或胎死腹中。此期当注意胎教、"护胎"和"养胎"。此外国际上还将孕期满28周到出生7天止，称为围产期（围生期），因这一时期小儿死亡率最高，故特别强调围产期的保健。

二、新生儿期

从出生后脐带结扎至出生后满28天为新生儿期。新生儿刚刚脱离母体，需要在短时间内适应新环境，由于生理调节和适应能力不足，故发病率高。此期小儿体质尤为稚嫩，五脏六腑皆成而未全、全而未壮，极易受到损伤，对新生儿的喂养、保暖、隔离、消毒、护理、防止皮肤黏膜损伤等方面都应特别注意。

三、婴儿期

从出生后第28天到1周岁为婴儿期，亦称乳儿期。此期婴儿生长发育特别迅速。这一时期婴儿对营养需求高，处于乳类喂养并逐渐增加辅食的阶段，但婴儿消化功能差，受之于母体的免疫能力逐渐消失，因此抗病能力低。故应注意合理喂养，按时进行各种预防接种，增强抗病能力。

四、幼儿期

从 1 周岁到 3 周岁为幼儿期。这时期幼儿体格增长速度较婴儿期减慢，但功能方面发育速度加快，生理功能日趋完善，言语、动作及思维的发展迅速。由于户外活动增多，接触感染机会增加，故小儿急性传染病的发病率高。应做好预防保健工作，并重视对幼儿的早期教育。

五、幼童期

从 3 周岁到 7 周岁为幼童期，亦称学龄前期。此期幼童的体格生长速度减慢而智能发育渐趋完善。此阶段是幼童智能开发的最佳时期，幼童理解和模仿能力强，语言逐渐丰富，对周围新鲜事物好奇心大，好问为什么，常因不知危险而发生意外，因此要防止中毒、跌仆等意外事故的发生。但也要注意加强该年龄期好发疾病（如小儿水肿、痹证等）的防治。

六、学龄期

从 7 周岁至青春期来临（一般为女 12 岁，男 13 岁）为学龄期，亦称儿童期。此期泛指进入小学以后至青春期发育到来的一段时间。小儿已能适应学校和社会环境，此时小儿的身体发育处在新的阶段，与外界环境接触更加广泛，故要加以引导，家庭和学校均应重视对儿童的德、智、体三方面的教育，并注意保证营养、体育锻炼和充足的睡眠，注重劳逸结合，防治龋齿，保护视力。

七、青春期

女孩自 11～12 岁到 17～18 岁，男孩自 13～14 岁到 18～20 岁，为青春期。青春期是从儿童向成人过渡的时期，其体格生长迅速，生殖系统发育逐渐成熟，第二性征逐渐明显。因受地区、气候、种族等因素影响，此期的年龄有一定差异，一般女孩比男孩早两年。

第二节 小儿生长发育特点

生长发育是小儿时期不同于成人的最根本的生理特点。一般以"生长"表示形体量的增长，"发育"表示功能活动的进展。两者密切相关，不可分割，"生长"是小儿身体各器官、系统的增大和形态变化，主要反映为量的变化，"发育"是指机体各组织、器官、系统功能的进步，主要反映质的变化，通常"发育"一词也包含了机体质和量两方面的动态变化，即中医学所说的"形"与"神"的同步发展。小儿的生长发育过程受多种因素的影响，但是仍遵循着一定的规律，所以掌握有关小儿生长发育的基本规律，熟悉健康小儿的正常标准，对于小儿的保健和防治疾病具有重要意义。

一、体格生长

评断小儿的生长发育的优差就要提到生理指数，生理常数是根据健康小儿生长发育规律总结出的标准。凡符合标准的，为健康小儿；反之，则显示小儿患有某种疾病并影响正常发育。

1. 体重

体重是个体各器官、组织和体液的总和。测量体重时，应在清晨空腹、排空大小便、仅穿单衣的状况下进行，以减少不必要的误差。体重在婴儿期增长迅速，而同龄小儿的体重，在正常情况下，允许有个体差异的 ±10% 的波动。

新生儿体重平均约为 3kg。初生后三个月体重增长最快，以后随着年龄的增长而逐渐减慢。各阶段的年龄体重，可以按下列公式计算：

1～3 个月：体重（kg）=3+（月龄 ×0.7）

4～6 个月：体重（kg）=3+（月龄 ×0.6）

7～12 个月：体重（kg）=3+（月龄 ×0.5）

1 岁以上：体重（kg）=8+（年龄 ×2）

体重测定可以反映小儿体格生长状况和小儿的营养情况，可以指导小儿的喂养，并作为临床指导口服、注射、输液的用药量的主要依据。

2. 身高（长）

身高是指从头顶至足底的垂直长度。测量身高时，应脱去鞋袜，摘帽，取立正姿势，枕、背、臀、足跟均直贴测量尺。

新生儿出生时身高约 50cm。出生后第一年增长 25cm。临床上可用以下公式推算

2 岁以后至 12 岁的身高：

$$身长（cm）=70+7×年龄$$

身高是反映骨骼发育的重要标志。身高增长与种族、遗传、内分泌、营养相关，显著异常都是疾病的表现，如身高低于正常值的 70%，应考虑侏儒病、营养不良等，因此小儿的身高值得引起重视。

3. 头颅（头围和囟门）

头围是指自双眉弓上缘处，经过枕骨结节，绕头一周的长度。

足月的新生儿头围为 33 ～ 34cm。随着脑的发育，头围在出生后前 3 个月和后 9 个月各增长 8cm，第二年内又增长 2cm，十五岁以后已接近成人，为 54 ～ 58cm。

囟门有前囟门和后囟门，后囟门关闭时间在出生后 2 ～ 4 个月（部分出生时已闭）；前囟门呈菱形，关闭时间在 12 ～ 18 个月。

头围的大小与脑的发育有关。头围过小者提示发育不良；头围过大者提示解颅。囟门早闭且头围明显小于正常者，为小头畸形；囟门晚闭及头围大于正常者，见于解颅或佝偻病。

4. 胸围

胸围是沿乳头向背后绕肩胛角下缘 1 周的长度。测量时可取吸气测量值和呼气测量值的平均值。

新生儿胸围约为 32cm。第一年增长约 12cm，接近头围。第二年增长约 3cm。1 岁以内胸围常小于头围，1 岁时几乎相等，2 岁以后胸围超过头围。

缺少锻炼、佝偻病和营养不良者则胸围超过头围较晚；反之，积极锻炼、营养良好则胸围超过头围较早。

5. 牙齿

人一生有两副牙齿，即乳牙（20 颗）和恒牙（28 ～ 32 颗）。小儿出生后 5 ～ 10 个月开始出乳牙，12 个月后未萌出乳牙者为乳牙萌出延迟。一般于 20 ～ 30 个月出齐 20 颗乳牙，6 岁以后开始换为恒牙，6 ～ 24 个月正常小儿的牙齿数可用下列公式计算：

$$牙齿数 = 月龄 -4（或 6）$$

若出牙过晚或出牙顺序混乱，多见于佝偻病患儿、呆小症和营养不良等。

6. 呼吸、脉搏、血压

（1）呼吸：小儿年龄愈小，呼吸愈快。新生儿每分钟 40 ～ 45 次，1 岁以内每分钟 30 ～ 40 次，1 ～ 3 岁每分钟 25 ～ 30 次，3 ～ 7 岁每分钟 20 ～ 25 次，7 ～ 14 岁每分钟 18 ～ 20 次。对呼吸次数的检测要在小儿安静状态下进行，可观察其腹部的起伏情况，也可用少量棉花纤维放在小儿的鼻孔边缘，观察其摆动的次数。

（2）脉搏：小儿年龄愈小，脉搏愈快。新生儿每分钟 120～140 次，1 岁以内每分钟 110～130 次，1～3 岁每分钟 100～120 次，3～7 岁每分钟 90～100 次，7～12 岁每分钟 70～90 次。小儿脉搏的检测可用寸口脉切诊或心脏听诊完成。

（3）血压：小儿年龄愈小，血压愈低。测量血压时应根据不同的年龄选择不同宽度的袖带，袖带宽度应为上臂长度的 2/3。

不同年龄小儿血压正常值推算公式：（注：1kPa=7.5mmHg）

$$收缩压（mmHg）=80 + 2× 年龄$$

$$舒张压（mmHg）= 收缩压 ×2/3$$

二、智能发育

智能发育和体格生长一样，都反映小儿生长发育正常与否。智能发育指小儿的神经发育，主要包括运动的发育和语言的发育。智能发育除了和先天遗传因素有关外，还与后天所处的环境及受到的教育等密切相关。

1. 运动的发育

运动的发育与神经、肌肉的发育有直接的关系，尤其是与中枢神经系统的发育密切相关，并可反过来作用于大脑的发育。发育顺序是由上向下，由不协调到协调，由粗到细地发展，随着年龄增长而能行走、跳跃。动作也逐渐有力、精细和准确。新生儿仅有反射性活动（吮吸、吞咽等）和不自主活动。1 个月小儿在睡醒后常做伸欠动作，2 个月时扶坐或侧卧能勉强抬头，3 个月能抬头，4 个月可用手撑起上半身，7 个月时能独坐片刻，8 个月会爬，10 个月可扶走，1 岁半左右会走路。

小儿精细动作的发展过程可在手指的精细动作发展过程中体现。新生儿期双手握拳。3～4 个月时可自行玩手，并试图抓东西；5 个月时眼和手的动作协调，能有意识地抓取眼前的物品；5～7 个月会出现换手与捏、敲等探索性动作；9～10 个月可用拇指和示指拾东西；12～15 个月学会用匙，乱涂画。

2. 语言的发育

语言是高级精神活动的形式，并与听觉和发音器官和后天教育有关。语言发育的顺序是：发育阶段、咿呀作语阶段、单词单句阶段、成语阶段。初生婴儿只会哇哇哭叫，2～3 个月会笑，4 个月笑出声音，5～6 个月开始无意识地呀呀发出声音，7～8 个月能发复音，如"爸爸""妈妈"等，10 个月以上能懂比较复杂的词意，1 岁以后渐渐能说日常生活用字，2 岁左右开始能单独交谈，4～5 岁能用完整的语句说出自己的意思，7 岁以下就能较好地掌握语言，并对周围复杂事物有初步的分析能力。语言发育与后天教养有很大关系，家长应多和孩子对话并多让孩子与其他小朋友接触，若运动、控制大小便等发育均正常，仅说话较迟，不能看作发育落后。

口诀：

一视二听三抬头，四握五抓六翻身，七坐八爬九扶站，十捏周岁独站稳。

第三节　小儿生理特点

小儿从出生到成人，处在不断生长发育的过程之中，而成人则没有这种现象，故而小儿与成人有着不同的生理特点，年龄越小，表现得越显著，因此不能简单地把小儿看成是成人的缩影。小儿的生理特点主要表现在脏腑娇嫩、形气未充和生机勃勃、发育迅速两个方面。了解这些生理特点，对于掌握小儿生长发育规律，指导儿童保健、疾病预防治疗，有着重要的意义。

一、脏腑娇嫩，形气未充

脏腑即五脏六腑、奇恒之腑；娇嫩即发育不成熟、不完善，不耐攻伐；形即形体结构、脏腑经络、四肢百骸；气即机体的各种生理功能活动，如肺气、脾气等；充即充实、完善、旺盛。小儿出生后，犹如萌土之幼芽，脏腑柔弱，血气未充，尤以肺、脾、肾三脏更为突出。如《诸病源候论·养小儿候》提出"小儿脏腑之气软弱"，《灵枢·逆顺肥瘦》有"婴儿者，其肉脆、血少、气弱"的记载，《小儿药证直诀·变蒸》说："五脏六腑，成而未全……全而未壮"，说明小儿出生后，机体赖以生存的物质基础虽已形成，但尚未充实和坚固；机体的各种生理功能虽已具备，但尚未成熟和完善。形气未充又表现在五脏强弱的不均衡，万全、朱丹溪针对小儿时期的这一特性，提出了"三不足、二有余"（肾常虚、脾常不足、肺常不足、肝常有余、心常有余）。小儿时期经脉未盛，脏腑精气未足，卫外机能未固，阴阳二气均属不足，清代医家吴鞠通将小儿的这一特点概括为"稚阳未充，稚阴未长"。"阴"是指体内精气、津液等物质；"阳"是指体内脏腑的各种生理功能活动。"稚阴稚阳"观点更说明了小儿在物质基础和生理功能方面，都是幼稚而未充实的，这是小儿生理特点之一。

二、生机勃勃，发育迅速

小儿的机体生长发育迅速，无论是机体的形态结构，还是各脏腑功能活动，都不断地向着完善、成熟的方面发展，年龄越小，生长发育就越快，而需要的营养物质就越多，因此小儿的喂养问题就显得尤为重要。这种"生机勃勃"的特点是促进机体形态增长、功能完善的动力，亦是促进疾病康复的主力。古代医家借鉴《易经》并依此提出了"纯阳"一说，如《颅囟经·脉法》载："凡孩子三岁以下，呼为纯阳，元气未散。"所谓"纯阳"是认为小儿在生长发育过程中生机旺盛，发育生长迅速，如旭日之初生，草木之方萌，蒸蒸日上，欣欣向荣的生理现象。对于小儿"纯阳"之体的理解，历代医家不尽一致，如叶天士《幼科要略·总论》说："襁褓小儿，体属纯阳，所患热病最多"；《宣明论方·小儿门》认为："大概小儿病在纯阳，热多冷少也。"这些医家从小儿的生理反应的角度进行阐述。而《医学源流论·幼科论》中"盖小儿纯阳之体，最宜清凉"等，则从小儿疾病的临床治疗方面进行阐述，由此进一步指导临床。"纯阳"学说同时也说明，小儿生长发育迅速，迫切需要水谷精气之营养；小儿阳气易旺，则易耗损阴液，即阳常有余，阴常不足。

总之，在长期临床和实践中观察到的"稚阴稚阳"和"纯阳"是小儿生理特点的两个方面，两者是动与静的关系，也是对立统一的辩证关系，这就是阴阳互根观点。

第四节　小儿病理特点

小儿病理特点，主要有两个方面，即发病容易，传变迅速；脏气清灵，易趋康复。

一、发病容易，传变迅速

1. 发病容易

发病容易是指小儿容易感染病邪而发病。小儿脏腑娇嫩，对疾病的抵抗力较差，加之幼儿寒暖不能自调，乳食不会自节，故在外易为六淫所侵，在内易为饮食所伤，以及胎产禀赋因素，所以小儿易于感触，容易发病，且年龄越小，发病率越高。

肺为娇脏，主司呼吸，外合皮毛，小儿肺常不足，卫外功能薄弱，邪气不论从口鼻吸入或由皮肤侵袭，均能影响肺的功能，故有"形寒饮冷则伤肺""温邪上受，首先犯肺"之说。小儿时期，容易患感冒、咳嗽、肺炎喘嗽等疾病。

小儿因脾常不足，运化能力弱，容易引起饮食停滞，产生疳证、食积、泄泻诸证。脾常不足，饮食水谷不能化为精微，气血化生无源，又易导致气血两虚的病证。

小儿肝常有余，生理上标志着少阳生发之气如草木方萌，欣欣向荣，但也具有病理特点的含义。万全在《万氏家藏育婴秘诀·五脏证治总论》中说："有余为实，不足为虚。"所以后世医家又将肝火上炎、肝阳上亢出现的实证，以及高热热甚灼筋，出现抽搐动风惊厥的证候，也责之为肝常有余。

肾常虚主要指肾精不足，精包括先天之精与后天之精，先天之精属肾，后天之精属脾，胎儿未生之前，先天养后天，即依靠先天之精促进后天；出生之后，后天养先天，即依靠脾胃摄取水谷之精，满则泻溢贮于肾。肾常虚的含义，即容易发生先天元精不足而引起各种疾患，如解颅、胎怯胎弱、五迟五软等疾病，也可由脾胃之精摄取不足，影响肾气藏精而产生佝偻病等疾患。

心神怯弱与心火有余是心经发病的两个特点，心神怯弱往往体现为心气不足，心神失养，易烦躁哭闹、易惊吓多梦等；心火有余往往体现为心火亢盛，烦躁易怒，咽干口燥，口舌生疮等。

2. 传变迅速

传变迅速是指小儿在疾病过程中容易发生转化，变化多端，其主要表现为"易虚易实""易寒易热"。

虚实主要是指人体正气的强弱与疾病邪气的盛衰而言。《素问·通评虚实论》说："邪气盛则实，精气夺则虚。"易虚易实即是指小儿一旦患病，则邪气易实，正气易虚，实证可迅速转化为虚证，虚证也可以转化为实证，或虚实并见之证。如小儿肺炎喘嗽，初起因肺气闭塞，可见发热、咳嗽、气急鼻扇、涕泪俱无之实证，若失治误治则可迅速出现面㿠肢冷、大汗淋漓、唇紫、心悸等症，表现为正虚邪陷、心阳暴脱之虚证。又如小儿泄泻，初起内伤乳食或邪气壅滞，可见脘腹胀满、泄下酸腐、小便短赤、舌红苔腻、脉滑有力之实证，若泄泻不止则可液脱伤阴或阴竭阳脱，迅速出现神昏肢厥、面㿠气促、脉微欲绝之证。以上病情虚实变化之迅速，实为小儿所特有。

寒热为疾病病理表现两类性质不同的证候。"易寒易热"是指在疾病过程中，由于"稚阴未长"，故易阴伤阳亢，表现热的证候。又由于"稚阳未充"，机体脆弱，尚有易阳虚衰脱的一面，而出现阴寒之证。如患风寒外束的寒证，邪可郁而化热，热极生风，出现高热抽搐等风火相扇的热证；而急惊风患儿在高热抽搐、风火相扇、实热内闭的同时，也可因正不敌邪，转瞬出现面色苍白、汗出肢冷、脉微欲绝等阴盛阳衰的虚寒证，这就是小儿患病易寒易热的表现。

总之，小儿寒热虚实的变化，比成人更为迅速而错综复杂。故对小儿疾病的诊治，尤须辨证清楚，诊断准确，治疗及时。

二、脏气清灵，易趋康复

小儿感染疾病后传变迅速，寒热虚实错综复杂，但小儿体禀纯阳，生机蓬勃，活力充沛，组织再生和修补的过程较快。且病因比较单纯，过程中情志因素的干扰和影响相对较少，所以轻病容易治愈，重病若及时诊治，护理得宜，大多数也能获痊愈。如小儿肺系、脾胃以及时行疾病虽为多见，但大多数病程短，恢复快。即使病程较长的一些疾病，如疳证中的干疳证候，经补其气血，调其饮食，适其寒温，也能早日恢复健康。所以《景岳全书·小儿则》指出："其脏气清灵，随拨随应，但能确得其本而撮取之，则一药可愈。"这是对小儿脏气清灵，易趋康复这一病理特点的概括。

第五节　小儿常见病因

小儿患病后，所表现的病情与成人相比并不完全一致，预后也有差异，有些病因则为儿科所特有，因此小儿发病原因在临床上有其特异性。

一、外感六淫、疠气

六淫即风、寒、暑、湿、燥、火，风为百病之长，占小儿外感致病因素第一位，小儿肺常不足，腠理不密，肌肤疏松，风邪从口鼻皮毛而入，引起感冒、咳嗽、哮喘、肺炎喘嗽等肺系疾病。

1. 风

风为阳邪，善行而数变，风邪外袭，发病较急，传变较快。如外感风邪，初起属于表证，在卫分，如不及时疏解，易从内传，由表入里，且易化热化火，引动肝风。小儿外感风邪还易与其他病邪兼夹致病，常见有夹寒、夹热、夹湿等。如感冒时的风寒证、风热证。风邪有时可与两种以上病因相兼而致病，如风、寒、湿三邪合并，则发为痹证。小儿感受风邪，还常与乳食相夹，为表里同病，临床多见于感冒时风邪夹滞证，即既有恶风，鼻塞流涕，喷嚏咳嗽等肺经表证，又有恶心呕吐，腹胀腹泻之脾胃里证。

2. 寒

寒为阴邪，易伤阳气，如小儿躯体受寒，或为饮食生冷所伤，则寒邪犯肺，痰饮内停，最易发生冷哮，临床可见恶寒，咳嗽，流清涕，呼吸喘鸣，痰多稀白有泡沫，脉浮紧等症。若寒邪直中脾胃，脾阳受损可发生寒泻，可见大便稀薄，澄清色淡，夹食物残渣，臭气不甚，腹痛喜按，小便清，肢端凉，口不渴，舌淡，脉沉细等症。若迁延不愈，可由脾及肾，伤及肾阳，出现精神淡漠，面色㿠白，小便清冷，脉沉细等症。寒性凝滞，寒凝则血涩，常导致气血流行不畅，如新生儿早产，因阳气未充，感受寒邪后，导致阳气不能温煦肌肤，可发生新生儿硬肿症，出现体温不升，哭声无力，皮肤僵硬，发冷，甚至水肿等症。

3. 暑

暑为阳邪，其性炎热，小儿感受暑邪，可发生高热昏迷，抽风等暑风、暑痉的危重证候。在病变过程中，可反映出热、痰、风、惊的病理变化，即热盛生风，风盛动痰，痰盛生惊，互为因果，此为小儿感受暑邪致病的特点之一。暑为夏季之气，如小儿禀赋不足，体质虚弱，不能适应夏令酷热的气候，则易感受暑气，而发生暑热症，又称夏季热，临床见长期发热，多饮，多尿，无汗等症，但至秋凉，症状能自行消退，为小儿夏季特有的病证。暑多夹湿，暑湿困于中焦，阻遏气机，则发疰夏。

4. 湿

湿性黏滞，小儿脾常不足，如湿邪内留，则脾先受困，脾阳不振，运化无权，水湿不化。"湿胜则濡泄"，故小儿腹泻最为多见。感受湿邪还可引起一些其他疾病，如湿阻脾胃，可导致食欲不振，湿与热合，流注经络，可发生痿证等。

5. 燥

秋燥之气，易伤津液，如燥邪疫毒侵犯肺胃，循经上炎，毒聚咽喉，则发生疫喉。秋燥之气，多从口鼻而入，肺为娇脏，肺气娇弱，感受燥邪，易伤津液，肺失清肃而发生燥咳，临床可见干咳少痰，口咽干燥，舌红，苔黄等肺燥阴伤之证。

6. 火

火为阳邪，轻者为温，重者为热，甚者为火。小儿除直接感受温热病邪外，其他如风、寒、暑、湿、燥等病因，可化热化火。小儿患热病之后，与成人不同，容易生风动血，发生昏迷、抽风、发斑、出血等症。

除以上六邪之外，小儿还常易感受疫疠之气，而引起时行疾病如麻疹、水痘、小儿麻痹症、丹痧、顿咳、痄腮等。感受疫疠之气，病情常较危重，并有相互传染的特点。

二、饮食内停

1. 饥饱失常

《幼科发挥》说："儿太饱则伤胃，太饥则伤脾。"小儿不知饥饱，饮食失宜，而易伤及脾胃，导致运化功能失常。如乳食过度，则脾胃为病，不能蒸腐运化水谷，可发生食积、呕吐、腹胀、腹痛、腹泻等证。如喂养不当，特别是1岁以内婴儿，母乳不足，断乳太早，因营养缺乏，可发生疳证。

2. 饮食不洁

小儿脾胃薄弱，如饮食不洁则损伤肠胃，可致腹泻、呕吐、痢疾等肠胃疾病及肠道寄生虫病，严重者可致食物中毒，甚则危及生命。

3. 饮食偏嗜

有些小儿常见偏食、挑食等不良习惯，食谱单调，致使营养缺乏，日久则虚弱，气血化生乏源，临床出现食欲不振、形体消瘦、面色少华等，为气血不足、脾胃虚弱之证，常可影响小儿生长发育。

三、胎产损伤

小儿病因除以上外感六淫及内伤乳食外，还与胎禀因素及产时损伤有关，如孕母严重营养不良可以影响胎儿的生长发育，易发生流产和早产，出生的婴儿常为低出生体重儿。孕母疾病对胎儿也有影响，有些时行疾病可直接传给胎儿，如水痘、风疹等。孕母在妊娠期用某些药物或接触放射线，可使胎儿致畸、致残。

在分娩过程中，如产程过长或胎吸、产钳等工具使用不当，可导致头颅血肿、斜颈、青紫窒息、不乳不啼等证，严重者出现抽风惊厥、尖叫尖啼。产程过短、急产婴儿可因突然离开母体，导致短时间的反应消失，不会啼哭，年长后还可出现多动、五迟、五软、痴呆等证。在断脐及脐带结扎过程中，如不重视清洁卫生，则可发生脐风、赤游丹等疾患。

四、禀赋因素

禀赋因素包括遗传因素，小儿某些疾病与遗传因素有关，如癫痫、哮喘诸病。癫痫在《素问·奇病论》中已有"此得之在母腹中时"的记载。哮喘多为宿疾，其发病也与母体遗传有关。其他如病理性黄疸、某些出血性疾病等，也与胎禀、遗传有关。

第三章　中医儿科临证概要

第一节　小儿四诊概要

望、闻、问、切，统称"四诊"，是中医诊断疾病的主要方法。在临诊时望、闻、问、切四个方面不可偏废，不能孤立地看待某一方面，应该四诊合参，相互配合。由于小儿有其生理、病理特点，生长发育和病情反应与成人有别，且婴儿不会言语，有时年龄较大的小儿也不能正确诉说病情，加上就诊时常啼哭叫扰，影响脉象气息，给诊断造成困难，所以历代儿科医家都十分重视望诊，在这一方面积累了较丰富的经验。

一、望诊

（一）望诊的内容、方法及意义

望诊是医生运用视觉，通过对患儿全身或局部的观察，获得与疾病有关辨证资料的一种诊断方法。《灵枢·本脏》说："视其外应，以知其内脏，则知所病矣。"小儿肌肤娇嫩，反应灵敏，故脏腑病变每能形之于外。儿科望诊可分为总体望诊和分部望诊，总体望诊包括望神色、望形态，分部望诊包括审苗窍、辨斑疹、察二便、看指纹。

1. 望神色

望神色是指观察小儿的精神状态和面部气色。"神"有广义和狭义之分，广义的神，是指人体生命活动的外在表现；狭义的神，则指人的精神。儿科望诊时，必须通过对小儿目光、神态、表情、动态、语言反应等方面综合观察，才能了解五脏精气盛衰和病情轻重及预后。二目有神，表情活泼，面色红润，呼吸调匀，反应敏捷，均提示气血调和、神气充沛，是无病的表现，或虽有病，也多轻而易愈。反之，精神委顿，二目无神，面色晦暗，表情呆滞，呼吸不匀，反应迟钝，均为有病的表现，且病情较重。

面部望诊是小儿望神色中的重要组成部分，《灵枢·邪气脏腑病形》中说："十二经脉，三百六十五络，其血气皆上于面而走空窍。"望面色可以了解脏腑气血的盛衰，以及邪气之所在。常用的面部望诊方法有五色主病和五部配五脏，临床上主要根据五色主病来判断小儿疾病。

（1）五色主病：所谓五色指红、青、黄、白、黑，又称五色诊。

面呈白色，多为寒证、虚证、吐泻。若面白浮肿为阳虚水泛，常见于阴水；面色惨白，四肢厥冷，多为阳气暴脱，可见于脱证；面白少华，唇色淡白，多为血虚，见于小儿贫血；面色㿠白者，多为滑泄吐利。

面呈红色，多为热证。若面红耳赤，咽痛，脉浮为风热外感；午后红，潮热唇赤则为阴虚内热，虚火上炎；若两颧艳红，面㿠肢厥，冷汗淋漓为虚阳上越，是阳气欲绝的危重证候。新生儿面色嫩红，或小儿面色白里透红，为正常肤色。

面呈黄色，多为虚证或有湿，可见于疳证、积滞、虫证。若面色萎黄，形体消瘦为脾胃功能失调，常见于疳证；面黄无华，咬牙腹痛常为肠寄生虫；面目色黄而鲜，为湿热内蕴之阳黄；面目黄而晦暗，为寒湿阻滞之阴黄；生后不久出现黄疸为胎黄。

面呈青色，多为寒证、疼痛、瘀证、惊痫。若面色青白并见，愁苦皱眉，多为里寒腹痛；面青而晦暗，神昏抽搐，常见于惊风和癫痫发作之时；面青唇紫，呼吸急促，为肺气闭塞，气血瘀阻。大凡小儿面色呈青色，病情均较重，必须加强观察。

面呈黑色，多为寒证、疼痛、惊痫，或内有水湿停饮。若面色青黑，手足逆冷多为阴寒里证；面色黑而晦暗，兼有腹痛呕吐，可为药物或食物中毒；面色青黑惨暗为肾气衰绝，不论新病久病，皆属危重。若小儿肤色黑红润泽，体强无病，是先天肾气充沛的表现。

（2）五部配五脏：五部配五脏是指根据小儿面部不同部位出现的各种色泽变化，结合所属脏来推断病变的部位与性质的望诊方法。五部指左腮、右腮、额上、鼻部、颏部。五部与五脏的关系，最早见于《小儿药证直诀·面上证》："左腮为肝，右腮为肺，额上为心，鼻为脾，颏为肾。"《证治准绳·幼科》中用五行学说对五部的色泽变化做了进一步解释，提出："左颊属肝，东方之位，春见微青者平，深青者病，白色者绝""右颊属肺，西方之位，秋见微白者平，深白者病，赤色者绝""额上属心，南方之位，火性炎上，故居上，夏见微赤者平，深赤者病，黑色者绝""鼻上属脾，中央之位，故居中而四季见，微黄者平，深黄者病，青色者绝""下颏属肾，北方之位，水性润下，故居下，冬见微黑者平，深黑者病，黄色者绝"。

2. 望形态

"形"指形体，"态"指动态。望形态包括观察病儿的形体和姿势动态等变化以推断疾病的性质。

（1）望形体：主要包括头囟、躯体、四肢、肌肤、毛发、指（趾）甲等，检查时应按顺序观察。凡神态活泼，肌丰肤润，毛发黑泽，筋骨强健，发育正常者，为胎禀充足，营养良好，健康的表现；若神态呆滞，肌瘦形瘠，皮肤干枯，毛发枯黄，筋骨软弱，发育落后者，为先天不足，或病态的表现。若头方发少，囟门迟闭可见于佝偻病；头大颌缩，前囟宽大，头缝开解，眼珠下垂，见于解颅；肌肤松弛，皮色萎黄是脾气虚弱的表现，常见于积滞与疳证；皮肤干燥，前囟及眼眶凹陷可见于婴幼儿泄泻脱水。腹部膨大，形体羸瘦，发稀额上青筋显现，多为疳证。"发为血之余"，若毛发枯黄，或发竖稀疏，或容易脱落，均为气血虚亏的表现。某些疾病的变化，也能反映在指（趾）甲上，如指甲菲薄，苍白质脆，为营血虚亏的表现。指甲色紫或呈杵状，为心阳不足，气血瘀滞。

（2）望动态：望动态包括身体各部分的动静姿态变化。正常小儿身体各部分发育正常，活动自如，无痛苦或不适的表现。不同的姿态提示了不同的疾病。若小儿睡卧能自行转侧，面向光亮处，多为阳证、热证、实证；若懒于转侧，面向暗处，精神萎靡，则多为阴证、寒证、虚证；睡时仰面伸足，揭衣踢被，多为热证；蜷卧缩足，喜覆被者，多属寒证。此外，小儿喜伏卧者，为乳食内积；喜侧卧者，多为胸胁疼痛；仰卧少动，二目无神，多为久病、重病；若喜蜷卧，或翻滚不安，呼叫哭吵，两手捧腹，多为腹痛所致；端坐喘促，痰鸣哮吼，多为哮喘；咳嗽鼻扇，胸胁凹陷，呼吸急促，多为肺炎喘嗽。

3. 审苗窍

苗窍是指舌、目、鼻、口、耳及前后二阴。苗窍与脏腑关系密切，舌为心之苗，肝开窍于目，肺开窍于鼻，脾开窍于口，肾开窍于耳及前后二阴。脏有病，每能从苗窍反映出来。

（1）舌象：《素问·阴阳应象大论》中说，"心主舌"，心"在窍为舌"。心的功能正常，则舌体淡红润泽，伸缩活动自如。火上炎则舌红，甚则生疮；心血瘀阻，则舌质紫暗或有瘀斑；心阳不足，则舌质淡白胖嫩；心阴不足，则舌质红绛瘦瘪。临床上望舌，主要观察舌体、舌质、舌苔三方面的变化。

1）舌体：舌体胖嫩，舌边齿痕显著，多为脾肾阳虚，或有水饮痰湿内停；舌体肿大，色泽青紫，可见于气血瘀滞；舌体胖，并有裂纹，多为气血两虚；舌体强硬，多为热盛伤津；急性热病中出现舌体短缩，舌干绛者，则为热甚伤津，经脉失养而挛；舌体肿大，板硬麻木，转动不灵，甚则肿塞满口，称为木舌，由心脾热炽，火热循经上行所致；舌下红肿突起，形如小舌，称为重舌，属心脾火炽，上冲舌本所致；舌体不能伸出外，转动不灵，语言不清，称为连舌，因舌系带过短所致；舌出唇外，来回拌动，掉转不灵，称为弄舌，多为大病之后，心气不足之象，或属于智力低下；舌吐唇外，缓缓收回，称为吐舌，常为心经有热所致。

2）舌质：正常舌质淡红。若舌质淡白为气血虚亏；舌质绛红，舌有红刺，为温热病邪入营血；舌质红少苔，甚则无苔而干，为阴虚火旺；舌质紫暗或紫红，为气血瘀滞；舌起粗大红刺，状如杨梅者，为丹痧的舌象。

3）舌苔：舌苔色白为寒，色黄为热；舌苔白腻为寒湿内滞，或寒痰与积食所致；舌苔黄腻，为湿热内蕴，或乳食内停；热性病而见剥苔，经久不愈，状如"地图"，多为胃之气阴不足所致；若舌苔厚腻垢浊不化，伴便秘腹胀者，为宿食内停，中焦气机阻塞，这种舌苔也称"霉酱苔"。新生儿舌红无苔、乳婴儿的乳白苔，均属正常舌苔。此外，小儿因食某些药品、食物，往往舌苔被染，如食红色糖果可呈红苔，食橄榄、杨梅呈黑苔，食橘子水、蛋黄呈黄苔等，均不属病苔。染苔的色泽比较鲜艳而浮浅，与病苔不同。

观察舌象时要注意伸舌的姿势，舌尖上翘，舌体收缩或舌体只伸一半等，均会影响观察。

（2）目：观察目首先要观察眼神的变化。健康小儿黑睛圆大，神采奕奕，为肝肾气血充沛的表现；反之则目无光彩，两目无神或闭目不视，为病态表现；若见瞳孔缩小或不等，或散大而无反应，病必危重。由于五脏精气皆上注于目，故观察时，还应观察眼睑、内外眦、白睛、瞳仁的变化。

（3）口：察口时应仔细观察口唇的颜色、润燥和外形的变化。唇色淡白为脾虚气血不足；唇色青紫为血瘀或寒证；唇色樱红，为暴泻伤阴；口唇干燥为伤津之征；齿为骨之余，齿龈属胃，齿龈红肿多属胃火上冲；牙齿逾期不出，多为肾气不足；婴儿牙龈有白色斑块，影响吮乳，俗称板牙；咽喉是呼吸与饮食的通道，与肺胃相通，咽红发热，为风热外感；咽红乳蛾肿大，为外感风热或肺胃之火上炎；咽痛微红，有灰白色假膜，不易拭去，为白喉之症。此外，口舌黏膜破溃糜烂，为口腔炎症；若满口白屑，状如鹅口，为鹅口疮；若两颊黏膜有针尖大小的白色小点，周围红晕，为麻疹黏膜斑。

（4）鼻：察鼻主要观察鼻内分泌物和鼻形的变化。鼻塞流清涕，为风寒感冒；流黄涕，为风热感冒；长期流浊涕，气味腥秽，为肺经有伏热；鼻翼翕动，伴呼吸急促，为肺气郁闭，见于肺炎喘嗽；鼻孔干燥，为肺经燥热，或外感燥邪；鼻衄为肺经郁热，迫血妄行；麻疹患儿鼻准部出现疹点，为麻疹向外透发，顺证的表现。

（5）耳：耳的外形是判断小儿体质强弱的一个标志。小儿耳郭丰厚，颜色红润，是先天肾气充沛，健康的表现；反之则属肾气不足或体质较差，如早产儿耳郭软而紧贴两颊，耳舟不清；耳内疼痛流脓，为肝胆火盛，如聤耳；耳背络脉隐现，耳尖发凉，兼壮热多泪，常为麻疹之先兆；以耳垂为中心弥漫肿胀，则是痄腮的表现。

（6）二阴：男孩阴囊不紧不松是肾气充沛的表现，若阴囊松，多为体虚或发热；阴囊时肿时复，啼哭肿大加甚，是疝气的表现，阴囊阴茎均肿，常为肾炎水肿的表现。女孩前阴红赤而湿，多属下焦湿热；潮湿瘙痒，须注意蛲虫病。小儿肛门潮湿红痛，多属尿布皮炎；大便坚硬带鲜血，常为肛裂，便后直肠脱出，多属中气虚亏，见于脱肛。

4. 辨斑疹

凡形态大小不一，不高于皮面，压之不褪色，称之为"斑"；形小如粟米，高出皮面，压之褪色，称之为"疹"。斑和疹每见于小儿时行病过程中，如麻疹、丹痧、风痧等。小儿杂病发斑，可见于紫癜病等。按其形态，有细疹、疱疹、斑疹、风团、白痦等不同名称。

（1）细疹：细小状如麻粒。如麻疹在初热期，口腔颊黏膜处，见有细小的麻疹黏膜斑，高热3～4天后，皮肤可见红色细疹；风痧的皮疹细小，呈浅红色，分布均匀；奶麻多见于乳婴儿，热退疹出，皮疹细小呈玫瑰红色；丹痧的皮疹以颈、胸、背为多，红色细密成片。

（2）疱疹：形态大小不一，高出皮面，中有液体。色白如晶为水痘；若疱疹内有脓液，多为脓疱疮。

（3）斑疹：色红较艳，摸之不碍手，压之不褪色，多为热毒炽盛，病在营血；若斑疹欲出不出，隐隐不显，或斑色紫暗，面色苍白，肢冷脉细，为气不摄血，血溢脉外。

（4）风团：皮肤出现局限性水肿，如云团样，抓痕明显，此起彼伏，反复发生，见于荨麻疹，因风邪客肌，血分有热所致。

（5）白痦：又称"白疿""汗疹"。为细小而表面隆起的含浆液白色疱疹，色泽光亮。白痦以晶亮饱满为顺；枯白无液为逆，也称"枯痦"，属气液耗伤之证。白痦多见于湿温证或其他热性病长期发热出汗后。

5. 察二便

除新生儿及较小乳儿大便可呈糊状，1日3次左右，正常小儿的大便应该色黄而干湿适中。大便燥结，为内有实热或阴虚内热；大便稀薄，夹有白色凝块，为内伤乳食；大便稀薄，色黄秽臭，为湿热内滞；下利清谷，洞泄不止，则为脾肾两虚；大便赤白黏冻，为湿热积滞，常见于痢疾；乳幼儿大便呈果酱色，伴阵发性哭闹，常为肠套叠。初生婴儿的胎粪，是暗绿色或赤褐色，黏稠无臭。母乳喂养儿，大便呈金黄色，稍带酸臭；牛奶喂养儿，大便呈淡黄白色，质地较硬。

正常小儿的小便为淡黄色。夏季因出汗较多，小便可色黄而少。若小便黄赤，短少浑浊而有刺痛，为湿热下注，见于热淋；小便色深红或呈褐色，为血尿之征；小便色深黄，染衣裤不褪色者，为黄疸；夏季小便色清而量多，伴高热不退，口渴多饮，见于夏季热；尿浑浊如米泔水，为脾胃虚弱，饮食不调所致，常见于积滞与疳证。

6. 看指纹

指纹是指虎口直到食指内侧的桡侧浅静脉，可分为风、气、命三关。第一节为风关，第二节为气关，第三节为命关。看指纹是对 3 岁以内的小儿用以代替脉诊的一种辅助诊法，用来辨别婴幼儿疾病的病因、性质以及估计预后等。诊察时用手指轻轻从小儿食指的命关推向风关，使指纹容易显露。观察指纹时将小儿抱向光亮之处，以便于观察指纹的变化。

正常小儿的指纹多数应该是淡紫隐隐而不显于风关之上，若发生疾病，指纹的浮沉、色泽、部位等，都随之发生变化。《幼幼集成》一书中对小儿患病后指纹的变化，用"浮沉分表里、红紫辨寒热、淡滞定虚实、三关测轻重"作为概括。

（1）浮沉分表里：浮主表，沉主里。疾病在表，则指纹浮而显露；病邪在里，则指纹沉而不易显露。

（2）红紫辨寒热：红主寒，紫主热。指纹色泽鲜红为感风寒，淡红不露为虚寒；暗紫色为邪热郁滞；紫黑色为热邪深重，闭郁血络，证属危重。

（3）淡滞定虚实：淡主虚，滞为实。滞指涩滞不活，推之不畅之意。色淡是气血不足；淡青为体虚有风；淡紫为体虚有热；指纹郁滞是病稽留，营卫阻遏，常因痰湿、食滞、邪热郁结所致。

（4）三关测轻重：指纹现于风关，是病邪初入，证尚轻浅；达于气关，为疾病进一步深入加重，是病邪方盛之时，达于命关，则表示疾病危重。

（二）望诊注意事项

1. 望诊时应按顺序进行，先整体望诊后分部望诊。有些望诊会引起小儿不适与反抗，如察口、察舌，应于四诊其他项目完成后再进行。

2. 望诊必须在自然光线下进行，以免影响望诊效果。

3. 看指纹是一种辅助诊法，适用于 3 岁以内小儿，当指纹观察结果与症状、舌象不符合时，可"舍纹从证"。

二、闻诊

（一）闻诊内容、方法及临床意义

闻诊是运用听觉和嗅觉来辅助诊断疾病的方法，闻诊包括听语言声、啼哭、咳嗽、呼吸及嗅气味等方面。

1. 语言声

正常小儿语言以清晰响亮为佳。语声低弱，为气虚；呻吟不休，多为身有不适；高声尖呼，常为剧痛所致；谵语狂言为邪热入营，常见于温热病过程中；语声嘶哑，多为咽喉和声带疾患。

2. 啼哭声

正常健康小儿哭声洪亮而长，并有泪液。健康婴儿啼哭，须注意尿布潮湿和饥饿思食，饥饿哭声多绵长无力，或作吮乳之状。若哭声尖锐，忽缓忽急，时作时止，多为腹痛所致；久病体虚及疳证，哭声绵长而低微。

总之，小儿哭声以洪亮为实证，哭声微细而弱为虚证；哭声清亮和顺为轻，哭声尖锐或细弱无力为重。

3. 咳嗽声

咳嗽以声音畅利，痰易咳出为轻。咳声清扬而流清涕，为外感风寒；咳声重浊，色黄，为外感风热；干咳无痰，多属肺燥，或为咽炎所致；咳嗽阵作，并有回声，常为百日咳；咳声嘶哑，如犬吠声，常见于喉炎或白喉。

4. 呼吸声

呼吸气粗有力，多为外感热证。呼吸急促，喉间哮鸣，为痰邪壅肺，如哮喘症；呼吸急促，气粗鼻扇，每见于肺炎喘嗽；呼吸窘迫，面青不咳，常为呼吸道阻塞；呼吸低微，双吸气如哭泣声，为肺气将绝之危症，如呼吸衰竭；乳儿呼吸稍促，用口呼吸，常为鼻塞所致。

5. 嗅气味

包括嗅口气和大小便的气味。口气臭秽，多属肺胃之热上蒸，浊气上升所致。口气臭腐，牙龈肿胀溃烂，则为牙疳；口气酸腐而臭，多为伤食；口气腥臭，见于血证，如齿衄。大便秽臭，是湿热积滞；大便酸臭而稀，多为伤食；下利清谷，无明显臭气，为脾肾两虚。小便短赤，气味臊臭，为湿热下注；小便清长少臭，常为脾肾虚寒。

（二）闻诊注意事项

听声音中的语言声与啼哭声，应掌握寒热虚实总的原则，如声静属寒，声噪属热，声低属虚，声高属实等。啼哭是小儿的一种语言，除为疾病所致各种啼哭外，还应排除饥饿、口渴、针刺、尿布潮湿等非疾病因素引起的啼哭。

三、问诊

（一）问诊内容、方法及临床意义

1. 病情

（1）问寒热：小儿发热可通过体温计测量，或通过接触的感觉来测知，如手足心热、头额热、授乳时口热等。小儿怕冷可从姿态改变来测知，如依偎母怀、蜷缩而卧等，年龄大的儿童也可直接询问。小儿发热一般早衰暮盛，故询问时要注意时间因素。

（2）问汗：小儿肌肤嫩薄，较成人容易出汗，一般不属于病态。若白天出汗较多，或稍动即出，称为"自汗"，是气虚卫外不固的表现；若夜间睡后汗出，称为"盗汗"，是阴虚或气阴两虚。汗出热不解，为热病邪气由表入里的征象。

（3）问头身：较大儿童大多能诉说头痛与眩晕，一般见于高热、贫血等。发热肢体疼痛，常为风寒湿热之邪外束的表现。此外，一些发疹性疾病和荨麻疹，常有皮肤瘙痒。

（4）问饮食：问饮食包括纳食和饮水两方面，小儿能按时乳食，食量正常而无吐，是正常现象。若不思乳食，所食不多，为脾胃薄弱的表现。若喜饮冷，则为热证；渴喜饮热，或口不渴，则为寒证。频频引饮，口唇干燥，为胃阴不足，津液亏耗。渴不欲饮，常为中焦有湿。

（5）问胸腹：胸部闷窒，哮鸣痰喘，为痰阻肺络，如哮喘；胸痛发热，咳嗽而气促，可为肺炎喘嗽；脘腹饱胀，多为伤食积滞；腹痛阵作，以脐周为主，见于蛔虫证。此外，小儿急性腹痛，痛势剧烈，须注意外科疾患。

（6）问二便：主要询问大便的次数、质地和颜色等。大便次数明显增多，质地薄或有黏冻，为泄泻或痢疾。小便清长，夜尿多，为肾阳虚亏；小便频多，便时疼痛，为湿热下注，如热淋；小便刺痛，滴而不尽，或排出砂石，为石淋之症。

（7）问睡眠：正常小儿睡眠以安静为佳，年龄越小，睡眠时间越长。出现昏睡和嗜睡，在热病中多为邪入心包或痰蒙清窍所致。佝偻病与蛲虫病，睡眠不宁，前者有烦躁盗汗，后者肛门发痒。

2. 年龄

许多儿科疾病与年龄有密切关系。如诊断脐风、胎黄、脐血、脐疮等，多见于1周内初生儿；而鹅口疮、脐突、夜啼等，又以乳婴儿为多；遗尿，则发生在3岁以上小儿。某些时行病也与年龄有密切关系，如麻疹、风痧大多发生在出生后6个月的婴幼儿；水痘、顿咳等在幼童期比较多见。12岁以后，小儿所患疾病的过程，基本上已接近成人。详细询问患儿的实际年龄对诊断疾病和治疗用药都具有重要的意义。

3. 个人史

个人史包括生产、喂养、发育等。生产史要问清胎次、产次，是否足月、顺产或难产，有否流产，以及接生方式，出生地点，出生状况，孕期母亲的营养和健康情况等。喂养史包括喂养方式和辅助食物添加情况，是否已断奶和断奶后的情况。对年长儿还应询问饮食习惯，现在食用的食物种类和食欲等。发育史包括体格和智力发育，如坐、立、语、行等开始的时间，出牙和囟门闭合的时间。对已入学的小儿还应了解学习情况，以推测智力发育情况。

4. 预防接种史

亦称儿童计划免疫，即询问小儿出生后，家长是否已到居住地区基层医疗卫生单位申办预防接种卡。预防接种包括卡介苗、麻疹减毒活疫苗，以及百日咳、白喉、破伤风、乙型脑炎、流行性脑脊髓膜炎、伤寒、副伤寒等，记录接种年龄和反应等。

5. 遗传史

许多疾病的发生和遗传有关，故应询问家庭成员尤其是直系亲属的健康情况，有无家族性或遗传性疾病史，如支气管哮喘，血友病，智能低下等，是否近亲婚配。

（二）问诊注意事项

较小的乳幼儿不会言语，较大儿也不能正确诉说自己的病痛，因此小儿病史的采集主要向家长或与患儿最亲近的成人询问，年长儿可以自己陈述，但仅供参考，问病情还须结合其他临床表现来了解。

四、切诊

（一）切诊内容、方法及临床意义

1. 切脉

小儿脉诊，较成人简单，这与小儿疾病较单纯并少七情影响有关。

（1）健康小儿脉象：健康小儿脉象平和，较成人软而稍数，年龄越小，脉搏越快，因此不同年龄的健康小儿，脉息的至数是不相同的，如按成人正常呼吸定息计算，初生婴儿7～8至（120～140次/分），1岁为6～7至（110～120次/分），4岁为6至（110次/分），8岁为5至（90次/分），14岁与成人相同（76～80次/分）。

（2）切脉的年龄：《幼幼集成·小儿脉法》指出"小儿三五岁，可以诊视"。3岁以后的小儿，切脉比较容易达到要求，不易出现哭吵而影响脉诊的准确性。

（3）切脉的方法：小儿寸口脉位较短，切脉常采用一指定三关的方法，即医者用食指或拇指同时按压寸、关、尺三部。并应取轻、中、重三种不同指力来体会脉象变化，切脉时间一般不少于1分钟。小儿脉搏次数，每因啼哭、走动等而增加，故以入睡和安静时最为准确。

（4）病理脉象：小儿主要有浮、沉、迟、数、有力、无力六种基本病理脉象，以辨别疾病的表里、寒热、虚实。凡轻按即能触及为浮脉，多见于表证。浮而有力为表实，浮而无力为表虚。重按才能触及的为沉脉，多见于里证；沉而有力为里实，沉而无力为里虚。脉搏迟缓，来去较慢，一息五六次以下为迟脉，多见于寒证；迟而有力为寒滞实证，迟而无力为虚寒。脉搏频数，来去急促，一息六七次以上为数脉，多见于热证；数而有力为实热，数而无力为虚热。此外，小儿腹痛或惊风的弦脉、心阳不足或心气受损的结代脉等，也须注意诊察。

2. 按诊

按诊包括按压和触摸头颅、颈腋、四肢、皮肤、胸腹等。

（1）按头颅：检查囟门要注意囟门大小，凹陷或隆起。小儿囟门逾期不闭，则为肾气不足，发育欠佳的表现，常见佝偻病等；囟门凹陷，名"囟陷"，可见于泻甚失水者；囟门高凸，名"囟填"，伴呕吐壮热，为肝风内动之征；囟门不能应期闭合，囟门宽大，头缝开解，则为解颅。

（2）按颈腋：颈项、腋下等处有小的结节（浅表淋巴结），质软不粘连，是正常状态。若结节肿大，伴发热压痛，则为痰毒；病程迁延，结节大小不等，连珠成串，质地较硬，推之不易活动，则为瘰疬。

（3）按四肢：四肢厥冷，多属阳虚；四肢挛急抽动，为惊风之征；一侧或两侧肢体细弱，不能活动，可见于小儿麻痹症的后遗症；温病热退后，手足颤动或拘挛，并见肢体强直等，此为虚风内动。

（4）按皮肤：主要了解寒、热、汗的情况。肢冷汗多，为阳气不足，肤热无汗，为热甚所致；手足心灼热为阴虚内热；皮肤按之凹陷，为水肿之征；皮肤干燥而松弛，常为吐泻失水所致。

（5）按胸腹：胸骨高突为"鸡胸"。脊柱高突，按之不痛为"龟背"。心尖搏动处，古书称为"虚里"，是宗气会聚之处，若搏动太强，或节律不匀，是宗气外泄，病情严重；若动而微弱，触之不甚明显，为宗气内虚；若搏动过速，伴有喘急，为宗气不继，症情危重。胸胁触及串珠，二肋外翻，可见于佝偻病。若左胁肋下按之有痞块，属脾肿大，右胁肋下按之有痞块，明显增大，则属肝大。小儿腹部柔软温和，按之不痛为正常。腹痛喜按，按之痛减为虚痛；腹痛喜热敷为寒痛；腹痛拒按，按之胀痛加剧为里实腹痛；按之有条索状包块，按之痛减者，多属虫瘕证；腹胀形瘦，腹部青筋显露，多为疳证；腹部胀满，叩之鼓声，多为气滞腹胀；腹部胀满，叩之有液体波动之感，多为腹内积水。

（二）切诊注意事项

小儿切脉要取得准确的结果，应以入睡或安静时为宜。腹部按诊必须在不哭时进行，检查手法要轻柔，并注意保暖。在检查过程中，边检查边注意小儿表情，以推测病痛所在。前囟尚未闭合之小儿，患病时应仔细检查囟门，尤其急性热病或吐泻时，一旦囟门出现变化，必须引起重视，加强观察，或做进一步的检查。

第二节　小儿辨证概要

一、八纲辨证

八纲辨证是中医辨证的纲领。它通过四诊掌握辨证资料之后，根据病位的深浅，病邪的性质及盛衰，人体正气的强弱等，加以综合分析，归纳为阴阳、表里、虚实、寒热八类证候，称为八纲辨证。在临床上任何一个疾病出现的症状和体征，都可以用八纲辨证加以分析、归纳，从而把病变的部位分为表证、里证；把疾病的性质分为寒证、热证；以邪正的盛衰分为实证、虚证；并用阴阳法概括之，即表、实、热为阳证；里、虚、寒为阴证。所以阴阳又称八纲中的总纲。

（一）阴与阳

阴阳是八纲中的总纲。在诊断上，根据临床证候所表现的病理性质，将一切疾病分为阴、阳两个方面。所以明代张景岳说："凡诊脉施治，必先审阴阳，乃为医道之纲领。"阴阳又是八纲辨证的总纲，可以统括其余六个方面，故有人称八纲为"二纲六要"。由此可见阴阳辨证在八纲辨证中的重要位置。

阴阳的成因及其表现各有不同。《素问·阴阳应象大论》认为："阴胜则阳病，阳胜则阴病。"《素问·调经论》说："阳虚则外寒，阴虚则内热，阳盛则外热，阴盛则内寒。"《素问·脉要精微论》谓："阳气有余，为身热无汗，阴气有余，为多汗身寒。"《伤寒论》也说："病有发热恶寒者，发于阳也；无热恶寒者，发于阴也。"

1. 阴证

凡符合"阴"的一般属性的证候，称为阴证。如里证、寒证、虚证属于阴证的范围。

临床表现：不同疾病，表现阴性证候不尽相同，各有侧重。一般常见面色暗淡，精神萎靡，倦怠乏力，形寒肢冷，语声低怯，纳差，口淡不渴，大便稀溏，小便清长，舌淡胖嫩，脉沉迟或细弱。

2. 阳证

凡符合"阳"的一般属性的证候，称为阳证。如表证、热证、实证属于阳证的范围。

临床表现：不同疾病，阳性表现证候也不尽相同。一般常见为：面色偏红，发热，肌肤灼热，烦躁不安，语声粗浊，呼吸气粗，喘促痰鸣，口干喜饮，大便秘结或有奇臭，小便短赤，舌质红绛，苔黄或黄黑生芒刺，脉浮数或洪大。

（二）表与里

表里主要是辨别病变的部位，明确病势深浅、轻重。表与里是相对的，是指人体的内、外。一般病在肌表，如皮毛、肌肉、经络等属表，病情轻，病位浅。病在脏腑、血分等属里，临床多为病情重、病位深的患者。小儿由于抗邪能力较成人差，故疾病很快由表入里，临床常以里证为多见。

1. 表证

凡外邪侵犯肌表，病证首先反映在身体浅层而出现以怕冷、发热为主的证候，称为表证。《景岳全书·传忠录》说："表证者，邪气之自外而入者也，凡风寒暑湿燥火，气有不正，皆是也。"

临床表现：恶寒发热，头痛身痛，项强，鼻塞流涕，有汗或无汗，舌苔薄白，指纹不显或隐见鲜红，脉浮。

2. 里证

凡病情发展，病邪侵入身体深层，使脏腑、气血等受病而反映出来的证候称为里证。临床多见于外感病的中、后期或内伤病。

临床表现：高热不怕冷，汗出潮热，神昏烦躁，口渴，胸闷腹痛，大便秘结或泄泻，呕吐，小便短赤或不利，舌质红，苔黄燥，指纹色紫，脉沉数。

（三）寒与热

寒与热主要是辨别两种不同疾病的性质。寒证与热证反映机体阴阳的偏盛偏衰，阴盛或阳虚的表现为寒证，阳盛或阴虚的表现为热证。

1. 寒证

凡由寒邪侵入人体或机体机能代谢活动过度减退而引起的证候，称为寒证。即反映机体处于阴偏盛状态下的一组特定的症状体征。

临床表现：面色苍白，形寒怕冷，四肢逆冷，神疲倦卧，脘腹疼痛，得暖则减，口淡不渴或渴喜热饮，小便清长，大便溏薄，舌淡苔白而润，脉迟。

2. 热证

凡由热邪侵入人体或机体的机能代谢活动过度亢进所引起的证候，称为热证。即反映机体处于阳偏盛状态下的一组特定的症状体征。

临床表现：壮热恶寒，面红目赤，烦躁，口渴喜冷饮，尿少而赤，手足温热，咽喉肿痛，四肢关节红肿，皮肤疮疡掀红肿痛，大便秘结，舌红苔黄，脉洪大而数，或五心烦热，骨蒸潮热，咽燥口干，舌质红，指纹紫红色，脉细数。

（四）虚与实

虚实主要是辨别病体的邪正盛衰。疾病的过程，就是邪正斗争的过程，虚、实是反映邪正斗争双方的力量对比。虚是指正气不足，实是指邪气有余，《素问·通评虚实论》说："邪气盛则实，精气夺则虚。"辨别虚实就是了解人体对疾病反映的强弱以及人体正气和致病邪气之间的力量对比情况。其辨证要点为：身体健壮，外感新病等病程较短的疾病或疾病的初中期属实证；内伤久病等慢性疾病或疾病后期属虚证。

1. 虚证

凡正气虚弱所产生的不足、衰退、松弛的证候，称为虚证。虚证的形成，有先天不足和后天失调两个方面，但多以后天失调为主。

临床表现：气短懒言，神疲乏力，形体消瘦，面色苍白或萎黄，两颧带红，头晕心悸，自汗盗汗，腹痛喜按，食少便溏，小便清长而频数，舌质淡嫩，舌净无苔，脉沉迟或细数无力。

2. 实证

实证是对人体感受外邪或体内病理产物而产生各种临床表现的病理概括。其成因有二：一是外邪侵入人体；二是脏腑功能失调，以致痰饮、水湿等病理产物停留在体内所致。

临床表现：新病急起，高热面赤，烦躁谵语，角弓反张，腹胀痛拒按，大便秘结，或下利，里急后重，小便短赤，舌红苔黄，脉洪大有力。

二、脏腑辨证

脏腑辨证是根据脏腑的生理功能和病理表现，对疾病证候进行分析归纳，借以推究病变的部位、性质，正邪盛衰情况的一种辨证方法。临床上这种方法是根据脏腑间、脏腑与体表间相互关系来说明病变的重点所在以及其转化关系。因此，临床上采用脏腑分证施治，是小儿推拿疗法的治疗基础。

（一）心与小肠

心与小肠互为表里，心的生理活动主要是主血脉，主神明，开窍于舌；小肠分清别浊，具有传化物的功能，所以临床上出现精神障碍，心悸失眠，舌强硬等证与心有关；小便不利，大便泄泻等清浊不分，运输障碍者多与小肠有关。

1. 心阳虚

心阳虚多由久病体虚、暴病伤正、先天禀赋不足等致心脏阳气虚衰、功能减退以及阳气暴脱等。

临床表现：心悸气短，神疲乏力，畏寒肢冷，嗜睡易醒，或自汗出，舌淡苔白，脉细或虚大无力，指纹淡红。

2. 心阴虚

心阴虚多因久病耗损阴血，失血过多或阴血生成不足而致心血不足或心阴亏虚，不能濡养心脏。

临床表现：心悸心烦，体倦无力，面色苍白无华，舌质淡红无苔，脉细。若见阴虚兼内热，则见面色潮红，五心烦热，盗汗，舌红，脉细数，指纹红。

3. 痰火内扰

痰火内扰多因气郁化火炼液为痰，痰火内盛。或因外感热邪，灼熬津液为痰，热痰内扰，致痰火扰乱心神。

临床表现：发热气粗，面红目赤，精神不安或精神痴呆，语言错乱或昏迷不省人事，癫狂，痰黄稠，舌红或干裂少苔，或黄腻，脉滑数，指纹紫蓝。

4. 心火亢盛

心火亢盛多因火热之邪内侵，或嗜肥腻厚味，导致心火内炽。

临床表现：面赤口渴，烦躁，口舌糜烂，小便短赤，大便干，舌尖红，脉细数有力，指纹深紫。

5. 小肠实热

小肠实热多因心热下移小肠，导致小肠里热炽盛。

临床表现：心烦口渴，口舌生疮，咽喉疼痛，小便短赤，尿道灼痛，小腹坠胀，舌红苔黄，脉滑数。

小肠的常见病，除上述小肠实热证外，临床上尚有小肠寒证，表现为小腹隐痛喜按，肠鸣泄泻，小便频数，舌淡苔薄白，脉细缓，往往与脾阳虚症状并见。

（二）肺与大肠

肺与大肠相表里，肺的生理功能是主气，司呼吸和输布水液。肺外合皮毛，开窍于鼻。因肺为娇脏，不耐寒热，故外邪侵入首先侵入肺系，所以临床常见咳嗽气喘，气短，皮肤憔悴，鼻翼扇动等。大肠的作用是传导和排泄糟粕，故其病变主要反映在大便方面，如便秘、腹泻等。

1. 风寒束肺

风寒束肺主要是因感受风寒，肺气被束所表现的证候。

临床表现：恶寒发热，鼻塞流清涕，咳嗽痰稀色白，伴头痛身痛，无汗，舌苔薄白，脉浮紧，指纹鲜红。

2. 痰湿阻肺

痰湿阻肺是因久咳伤肺，或因脾气亏损，或感受寒湿等，导致痰浊阻滞肺系。

临床表现：咳嗽痰多，痰液黏稠色白，胸闷，甚则气喘痰鸣，不能平卧，舌淡苔白腻，脉滑。

3. 风热犯肺

风热犯肺是因风热之邪侵犯肺系，而导致卫气受病。

临床表现：咳嗽痰稠色黄，鼻塞流黄浊涕，身热微恶风寒，伴有口干，咽喉疼痛，舌尖红，苔薄黄。

4. 燥邪犯肺

燥邪犯肺多因秋令感受燥邪，侵犯肺卫而表现的证候。

临床表现：干咳无痰或痰少而黏，不易咳出，唇、舌、咽、鼻干燥，伴身热恶寒，舌红苔白而黄，脉数。

5. 肺阴虚

肺阴虚多因久病伤阴，痨虫袭肺，或热病后期阴津损伤，导致肺阴不足，虚热内生。

临床表现：咳嗽痰少或痰带血丝，口干咽燥，形体消瘦，低热盗汗，五心烦热，午后颧红，夜寐不安，声音嘶哑，舌红少津，脉细数，指纹淡红。

6. 大肠湿热

大肠湿热多是因感受湿热外邪，或饮食不节等，而致湿热侵袭大肠。

临床表现：腹痛，下痢赤白黏冻，里急后重，或暴注下泄，色黄而臭，伴肛门灼热，小便短赤，口渴，或有发热恶寒，舌红苔黄腻，脉濡数或滑数。

7. 大肠液亏

大肠液亏多由素体阴亏，或久病伤阴，或热病后津液未复，致津液不足，不能濡润大肠。

临床表现：大便秘结干燥，难以排出，常数日一排，口干咽燥，伴有口臭，舌红少津，脉细涩。

8. 肠虚滑泻

肠虚滑泻多因久泻、久痢不愈，而致大肠阳气虚衰不能固摄。

临床表现：痢下无度或大便失禁，甚则脱肛，腹痛喜热喜按，舌淡苔白滑，脉沉细而弱。

（三）脾与胃

脾胃共处中焦，经脉互为络属，具有表里关系。脾主运化水谷，胃主受纳和腐熟水谷，脾性宜升，胃性宜降，共同完成食物的消化、吸收和输布，为生化之源，后天之本。脾还具有统血和主四肢、肌肉的功能，脾病以阳气虚衰，运化失调，水湿聚而生痰以及脾虚不能统血为常见。胃病以受纳腐熟功能障碍，胃气上逆为主要病变。

1. 脾阳虚

脾阳虚多因脾气虚弱发展而来，或过食生冷，或肾阳虚，火不生土，导致脾阳虚衰，阴寒内盛。

临床表现：脘腹胀痛，喜温喜按，肠鸣便溏，形体消瘦，少食懒言，四肢不温，舌淡苔白，脉沉迟无力。

2. 中气下陷

中气下陷多因脾气虚衰发展而成，或久泻久痢而致中气不足，升举无力反而下陷。

临床表现：脘腹重坠作胀，食入更甚，便意频数，肛门重坠，久泻或久痢不止，脱肛，小便浑浊如米泔，伴有少气乏力，肢体倦怠，舌淡苔白，脉弱。

3. 寒湿困脾

寒湿困脾多因饮食不节，过食生冷，或内湿素盛，导致寒湿内侵，中阳被困。

临床表现：胃脘胀闷，食少便溏，泛恶欲吐，口淡不渴，头身困重，面色萎黄，或肌肤面目发黄，或肢体浮肿，小便短少，舌淡胖，苔白腻，脉濡缓。

4. 湿热伤脾

湿热伤脾常因感受湿热外邪，或过食肥甘，而导致脾的运化功能障碍，湿热内蕴。

临床表现：胃脘痞满，食欲减退，头身困重，面目身黄，皮肤作痒，小便黄赤，大便溏薄，舌红，苔黄腻，脉濡数。

5. 脾肾阳虚

脾肾阳虚常因脾肾久病，耗阳伤气，或久泻久痢等，致脾阳虚不能充养肾阳，或肾阳虚不能温养脾阳，导致脾肾阳气俱伤。

临床表现：畏寒肢冷，腰酸足软，浮肿便溏，饮食无味，或五更泻，舌淡苔薄白，脉沉或沉迟。

6. 胃寒

胃寒多因腹部受凉，或过食生冷，感受寒邪，而导致阴寒凝滞胃腑。

临床表现：胃脘胀满疼痛，喜热喜按，泛吐清水，呃逆，得热痛减，口淡不渴，舌苔白滑，脉迟或弦。

7. 胃热

胃热多因平时嗜食辛辣肥腻化热生火；或热邪内犯，致胃中火热炽盛。

临床表现：胃脘灼痛，口渴思冷饮。多食易饥，或食入即吐，口臭，牙龈肿痛溃烂，或牙龈出血，大便干结，小便短赤，舌红苔黄，脉滑数。

8. 胃阴虚

胃阴虚多因热病后期，化火伤阴，导致胃阴亏虚。

临床表现：胃脘隐痛，饥不欲食，口燥咽干，或干呕呃逆，大便干结，舌红少苔，脉细数。

9. 食滞胃脘

食滞胃脘多因饮食不节损伤脾胃，或脾胃素弱，运化失健，致食物停留胃脘，不能及时腐熟消化。

临床表现：胃脘胀闷，甚则疼痛，呕吐酸腐食物或未消化食物，吐后痛减，伴口气臭秽，或矢气便溏，泻下物呈酸臭气味，舌苔厚腻，脉滑。

（四）肝与胆

肝位于右胁，胆附于肝，肝胆经脉相互络属，故有表里之称。肝的主要功能是：主疏泄，主藏血，在体为筋，开窍于目，其华在爪。所以抽风、出血、惊厥及眼疾、胸胁等病证均与肝有密切关系，胆具有贮藏和排泄胆汁，以助消化的功能，并与情志活动有关。故临床上出现口苦、发黄、惊悸失眠等症状要考虑到胆的疾患。

1. 肝火上炎

肝火上炎多因情志不遂，肝郁化火或热邪内犯等，致肝经气火上逆。

临床表现：面红灼热，头晕、头痛，两胁肋痛，口干口苦，呕吐黄苦水，心烦易怒，啼哭不安，目赤肿痛，耳鸣如潮，大便秘结，小便黄赤，或耳后肿痛流脓，舌红苔黄，脉弦数，指纹青紫。

2. 肝风内动

肝风内动多因肝肾之阴久亏，肝阳失潜，或因邪热鸱张，燔灼炎上而引动肝风所致。

临床表现：头目昏眩，耳鸣肢麻，轻者四肢颤动，抽搐痉挛，角弓反张，重者出现半侧或肢体瘫痪，舌质红，苔薄黄，脉弦细或弦滑。

3. 寒滞肝脉

寒滞肝脉是因感受寒邪所致。

临床表现：小腹冷痛，胀坠，并牵引睾丸，受寒则甚，得热则缓，或见阴茎阴囊作痛，畏寒肢冷，呕吐清涎，舌质浅淡或青紫，舌苔白润，脉沉弦或沉迟。

4. 肝胆湿热

肝胆湿热多因感受湿热之邪，脾胃运化失常，湿浊内生，湿郁化热，致湿热蕴结于肝胆。

临床表现：巩膜、皮肤发黄，色泽鲜明，右胁部疼痛，或有痞块，厌食腹胀，恶心呕吐，口苦，大便不调，小便深黄，舌红苔黄，脉弦滑或弦数。

（五）肾与膀胱

肾左右各一，位于腰部，其经脉与膀胱相互络属，互为表里。肾为先天之本，是推动人体一切功能活动的本源，能够藏精、生髓，与生殖、泌尿、骨骼有密切关系，并开窍于耳。所以，临床若出现生殖、泌尿系统疾患以及骨软无力，腰部疾患和久病耳聋、耳鸣等症状均与肾有密切联系。膀胱的主要功能是贮存和排泄尿液，而排泄尿液主要依赖于肾的气化，所以因肾的气化功能失常而出现的小便异常变化，亦可归属于肾的病变。

1. 肾阳虚

肾阳虚多因素体阳虚，或久病伤肾，导致肾阳虚衰。

临床表现：腰膝酸软而痛，畏寒肢冷，尤以下肢为甚，头晕目眩，精神萎靡不振，面色淡白，听力下降，或大便久泻不止，完谷不化，五更泄泻，或肢体浮肿，小便频，色清，舌淡苔薄白，脉细弱。

2. 肾阴虚

肾阴虚多由久病伤及肾阴，禀赋不足，或过食温燥劫阴之品，而导致肾阴不足。

临床表现：腰膝酸痛，头晕耳鸣，失眠健忘，形体消瘦，潮热盗汗，五心烦热，伴有口渴，咽干颧红，大便干，小便黄，舌红少苔，脉细数。

3. 肾精亏损

肾精亏损多因禀赋不足，先天发育不良，或后天调养失宜，或久病伤肾，而导致肾精不足。

临床表现：发育迟缓，身材矮小，智力迟钝，动作迟缓，囟门迟闭，骨骼痿软，形体消瘦，疲倦喜卧，活动无力，面色苍白，舌淡苔白。

4. 肾虚水泛

肾虚水泛多由肾阳衰微，不能温化水液，因而导致水液排泄障碍，水湿泛滥。

临床表现：周身浮肿，下肢为甚，按之凹陷，腰重酸痛，腹满膨胀，小便短少不利，舌淡苔白，脉细。

5. 肾气不固

肾气不固多因年幼肾气未充，或久病伤肾，导致肾气亏虚，固摄无权。

临床表现：小便频数而清长，夜尿多，甚至遗尿，或失禁，尿后余沥不尽，伴有面色苍白，神疲乏力，腰膝酸软，舌淡苔白，脉沉细而弱。

6. 肾不纳气

肾不纳气多因久病喘咳，肺虚及肾，导致肾气虚衰，气不归原。

临床表现：久病喘咳，呼多吸少，气不得续，动则喘息加重，自汗神疲，面色淡白，或见痰鸣，小便常随咳嗽而出，舌淡苔白，脉沉细而弱。

7. 膀胱湿热

膀胱湿热多因感受湿热之邪，或饮食不节，湿热内生，下注膀胱。而致湿热蕴结于膀胱。

临床表现：尿频尿急，尿道灼痛，尿黄赤短少，或见血尿，或尿中夹有砂石，并伴有小腹胀痛，舌红苔黄腻，脉数。

第三节　治则

治则是治疗疾病时所必须遵守的总的法则。辨证是确立治则的前提和基础，在辨证过程中，通过辨析症状、体征等来探求病因、病位、病性和邪正斗争的消长盛衰等，从而确立指导治疗疾病的总原则。

一、早治防变

所谓早治防变，是指在疾病发生的初期阶段，应力求做到早期诊断、早期治疗，把疾病消灭于萌芽状态，防止其深入传变或危变。早期治疗的意义十分重要，因为在疾病的初期阶段，病位较浅，病情多轻，病邪伤正程度轻浅，正气抗邪、抗损害和康复能力均较强，因而早期治疗有利于疾病的早日痊愈。早期治疗，首先要求医者掌握不同疾病的发生、发展变化过程及其传变的规律，要求善于发现病变的苗头，及时做出正确的诊断，从而进行及时有效和彻底的治疗。小儿的病理特点是发病容易，传变迅速，所以小儿病的治疗需要做到及早治疗，防止传变。

二、治病求本

治病求本，是指在治疗疾病时，必须寻求出疾病的本质，并针对其本质进行治疗。《素问·阴阳应象大论》说："治病必求于本。""本"当指疾病的病机而言。病因、病性、病位、邪正关系等，均是病机的要素。换言之，病机包含着病原、机体体质因素及其反应性等因素，被看作对疾病本质的某一方面的概括。治本解决了疾病的主要矛盾，其他矛盾亦会随之而解，亦如《景岳全书·求本论》中说："直取其本，则所生诸病，无不随本皆退。"

（一）治标与治本

标本是一个相对的概念，常用来概括说明事物的本质与现象，因果关系，以及病变过程中矛盾的主次关系。

1.标急则先治其标

例如，以原发病与继发病言，在肝病基础上形成胀，则肝病为本，腹水为标，宜先化瘀利水；待腹水减退、病情稳定后，再疗其肝病。以先后病言，则宜先治其

"卒病",后乃治其"痼疾"。若从并发症言,如阴水患者复感外邪而病感冒,则应先治其感冒,以免加重本病,为治本创造条件。以表里同病言,若体表经络病变急重,则应先治其表病,后治脏腑里证,以免病邪复从五体、经络内传脏腑,加重脏腑病情。如果在病程阶段中出现若干危重的症状,如高热、剧烈呕吐、剧痛、大出血、尿闭、抽搐、喘促、昏迷、虚脱等,这些症状虽然属标,但是若不及时解救就会危及生命,故均应先治、急治。

2. 本急则先治其本

如《金匮要略》说:"病,医下之,续得下利清谷不止,身疼痛者,急当救里。"其身体疼痛乃经络受邪,下利清谷不止系脾阳衰微,两者相较,里证为急,故急当救里。说明以表里同病言,本急者急当治其本。

3. 标本俱急则宜标本兼治

例如,以邪正关系言,热性病过程中,大便燥结不通,邪热里结为本,阴液受伤为标。前人多主张泄热攻下与滋阴通便同用,即属于标本兼治。

(二)病证和时间的标本取舍

在急性病的恢复期,或一起病就表现为慢性病者,病证常较缓和,需区别情况灵活运用标本治法。可以先治其本,如风热表证出现头痛,可发散风热而解表,表解则头痛自除。亦可先治其标,如脾虚失运,易致食滞,可先理气消导,后补益脾气。亦可标本兼治,如素体气虚,抗病能力低下,反复感冒,治宜益气解表。又如,表证未除,里证又现,可表里双解,均属于标本兼治。

(三)正治与反治

正治又称逆治,反治又称从治,正治与反治,是从所采用的推拿手法的寒热性质、补泻作用与疾病的本质、现象之间的逆从关系而提出的两种治法,都是治病求本治则的具体运用。

1. 正治

正治是指逆疾病的临床表现性质而治的一种最常用的治疗法则,即是采用与疾病性质相反的穴位性质进行治疗。它适用于疾病的征象(主要指症状及体征)与疾病的本质相一致时的病证。

(1)寒者热之:寒性病证表现寒象,用推拿温热性质的穴位来治疗它,称为"寒者热之"。

(2)热者寒之:热性病证表现热象,用推拿寒凉性质的穴位来治疗它,称为

"热者寒之"。

（3）虚则补之：虚损病证表现虚候，用补益功用的穴位来治疗它，称为"虚则补之"。

（4）实则泻之：邪实病证表现实证的征象，采用攻邪泻实的穴位来治疗它，称为"实则泻之"。

2. 反治

反治是指顺从疾病外在表现的假象性质而治的一种治疗法则。它所采用的方药性质与疾病证候中假象的性质相同，故称为从治，它适用于疾病的征象与其本质不完全一致的病证，由于某些严重的、复杂的疾患，其临床表现与疾病本质相较，常有寒热或虚实的真象、假象并存的情形，因而常用的反治法，主要有以下几种：

（1）寒因寒用：系指用寒凉辛利的药物来治疗其假寒征象的病证，又称为以寒治寒，适用于真热假寒证。例如：热证中，阳热内盛，热邪深伏于里，常表现出恶热，饮冷，小便短赤，舌质绛，苔干黄或灰黄而干等里热征象；同时，由于里热盛极，阻遏阳气不能外达，因而可同时并见若干外假寒之象，如手足冷（胸腹部扪之灼热不除，不近衣被）、脉沉等。此证又概括为阳盛格阴所致的真热假寒证。以寒治寒，亦即是针对其热盛的本质而治。

（2）热因热用：系指用温热性质的药物治疗假热征象的病证，又称为以热治热，它适用于真寒假热证。例如：格阳证中，既存在一系列阴寒内盛的临床表现，如下利清谷，四肢厥逆，脉微欲绝，舌淡苔白等表现，又由于阴寒壅盛于内，逼迫阳气浮越于外，故又可有若干假热征象，如身反不恶寒，其人面赤色如妆等，又称为阴盛格阳所致的真寒假热证。以热治热，即是针对阳虚阴寒盛的本质而治。

（3）塞因塞用：系指使用补益的方法治疗闭塞不通症状的虚证，又称为以补开塞。脏腑气血不足，功能低下，亦可产生闭塞不通的病证，当补之使通。例如：脾气虚，出现纳差，体倦乏力，舌淡脉虚的同时，出现明显的脘腹胀满且大便不畅，但腹胀时重时减，少顷复如故，此乃脾虚，气推动无力所致，当采用健脾益气的方法治疗。因而，塞因塞用，主要是针对其虚损不足的本质而治。

（4）通因通用：系指使用具有通利作用的方法治疗具有通泻症状的实证，又简称为以通治通。例如，宿食内停，阻滞胃肠，致腹痛肠鸣泄泻，泻下物臭如败卵，苔腻垢浊而脉滑，当消食导滞攻下，推荡积滞，使邪有去路。

正治与反治，都是针对疾病的本质而治的，同属于治病求本的范畴。但是，正治与反治的概念有别，并且就各自采用的方法的性质、效用与疾病的本质、现象间的关系而言，方法上有逆从之分；此外，它们的适用病证有别：病变本质与临床表现相符者，采用正治法；病变本质与临床表现的属性不完全一致者，则适于用反治法。由于在临床上，大多数疾病的本质与其征象的属性是相一致的，因而，正治法是最常用的一种治疗法则。

三、扶正祛邪

疾病的过程，从邪正关系来说，是正邪斗争的过程，正邪斗争的消长盛衰决定着该疾病的发生、发展变化及其转归。因而，治疗疾病的一个基本原则，就在于扶助正气，祛除邪气，使疾病早日向好转、痊愈的方面转归，使机体早日康复。

（一）扶正祛邪的基本概念

扶正，是扶助机体的正气，增强体质，提高机体抗邪、抗病能力的一种治疗原则，扶正主要适用于虚证，即所谓"虚则补之"。益气、滋阴、养血、温阳，以及脏腑补法等，均是在扶正指导下确立的治疗方法。

祛邪，是祛除邪气，排除或削弱病邪侵袭和损害的一种治疗原则，祛邪主要适用于实证，即所谓"实则泻之"。在祛邪治则指导下确立的治疗方法很多，如发汗、涌吐、攻下、清热、利湿、消导、祛痰、活血化瘀等。

（二）扶正祛邪的临床运用

1. 运用原则

扶正祛邪治则的临床运用应遵循的原则主要有三：其一是虚证宜扶正，实证宜祛邪，补虚、泻实为其临床运用的特点；其二是应根据邪正盛衰及其在过程中矛盾斗争的地位，决定其运用方式的先后与主次；其三是应注意扶正不留（助）邪，祛邪勿伤正。以扶正与祛邪的关系言，若运用得当，祛除邪气，邪去正自安，扶助正气，正足邪自去，若运用不当，则祛邪可致伤正，扶正可致助邪或留邪。

2. 应用方式

扶正祛邪治则的具体运用方式有：

（1）单独使用：扶正适用于纯虚证，真虚假实证，以及正虚邪不盛等以正虚为矛盾主要方面的病证。祛邪适用于纯实证，真实假虚证，以及邪盛正不虚等以邪盛为矛盾主要方面的病证。

（2）合并使用：扶正与祛邪的合并使用，体现为攻补兼施，适用于虚实夹杂的病证。由于病理矛盾有主次之分，因而在其合并使用时亦有主次之别。

扶正兼祛邪，即以扶正为主，佐以祛邪。适用于以正虚为主（或正虚较急重）

的虚实夹杂证。祛邪兼扶正，即以祛邪为主，佐以扶正。适用于以邪实为主（或邪盛较急重）的虚实夹杂证。

（3）先后使用：扶正与祛邪的先后使用，也主要适用于虚实夹杂证。通常有以下两种使用方式：

1）先祛邪后扶正：它的适应证一般认为以下列两种具体情况为前提。其一，邪盛为主，兼扶正反会助邪，或虽有正虚但尚能耐攻者。其二，正虚不甚，邪势方长，或微实微虚者。此时可先行祛邪，邪气速去则正亦易复。

2）先扶正后祛邪：它的适应证通常有两种情形。其一，正虚为主，机体不能耐受攻伐。其二，病情甚虚甚实，而病邪胶痼不易扩散者。此时，可先扶正补虚，以助正气，正气能耐受攻伐时再予以祛邪，则不至于有正气虚脱之虞。

四、调整阴阳

调整阴阳，系指纠正疾病过程中机体阴阳的偏盛偏衰，损其有余而补其不足，恢复和重建人体阴阳的相对平衡。阴阳的相对平衡维持着人体正常的生命活动过程，阴阳失调是对人体各种功能、器质性病变的病理概括，被认为是疾病发生、发展变化的内在根据。因而调整阴阳是临床上治疗疾病的一条基本原则。

阴阳失调的病理变化，可概括为阴阳偏盛、阴阳偏衰、阴阳互损、阴阳格拒、阴阳亡失和阴阳转化这六个方面。调整阴阳的治则也主要包括损其有余、补其不足和损益兼用这三个方面。其具体运用，则是针对上述六个方面的病理变化，而确立并实施与之相宜的治疗方法。

（一）损其有余

损其有余又称损其偏盛，是指阴或阳的一方偏盛有余的病证，应当用"实则泻之"的方法来治疗。例如阳偏盛，表现出的阳盛而阴相对未虚的实热证，应采用清泄阳热的方法治疗。阴偏盛，表现出的阴盛而阳相对未虚的实寒证，应采用温散阴寒的方法来治疗。

（二）补其不足

补其不足，又称补其偏衰，是指阴阳偏衰不足的病证，应当用"虚则补之"的方法来治疗。补虚的具体方法，主要有以下几个方面的内容。

1. 阴阳互制的补虚方法

滋阴以制阳。对阴虚无以制阳则阳亢的虚热证，采用滋阴的方法以制约阳亢，又称为"阳病治阴""壮水之主，以制阳光"。

扶阳以制阴。对阳虚无以制阴则阴盛的虚寒证，采用扶阳的方法以消退阴盛，又称为"阴病治阳""益火之源，以消阴翳"。

2. 阴阳互济的补虚方法

根据阴阳互根的原理，治疗阳偏衰时，在扶阳过程中适当佐用滋阴，使"阳得阴助而生化无穷"，称为"阴中求阳"，治疗阴偏衰时，在滋阴过程中适当佐用温阳，使"阴得阳升而泉源不竭"，称为"阳中求阴"。

3. 阴阳并补的补虚方法

对于阴阳互损所表现的阴阳两虚证，须分清主次而双补：阳损及阴者，应在充分补阳的基础上配合以滋阴之法；阴损及阳者，则应在充分滋阴的基础上配合以补阳之法。

此外，阴阳亡失者，其亡阳者重在益气回阳固脱，亡阴者又当以益气救阴固脱之法急治。

（三）损益兼用

在阴阳偏盛的病变中，常会引起对方的偏衰，因而在治疗中应损其有余，兼顾其不足。如阴胜则阳病，则宜在温散阴寒的同时佐以扶阳；阳胜则阴病，则宜在清泄阳热的同时佐以滋阴。反之，如果在阴阳失调的病理变化中，以阴阳偏衰为主，同时存在阳或阴偏盛的病机，则应以补其不足为主，兼损其有余。

此外，阴阳格拒的治疗，阳盛格阴所致的真热假寒证，宜清泻阳热，疏导阳气，此属损其有余；阴盛格阳所致的真寒假热证，宜回阳救逆，引火归原，此属补其不足。在阴阳转化过程中，如果是由实转虚，则应补其不足；若系因虚致实者，又当损益兼用。总之，对于在一定条件下所发生的阴阳病理转化，其治疗原则，一般认为应根据转化以后的证候性质，来确立适宜的治法，或补其不足，或损益兼用。

五、调理气血

气血是人体生命活动的基本物质，也是脏腑身形生理活动的物质基础，调理气血是针对气血失调病机而确立的治疗原则。

（一）调气

1. 补气

气虚证宜补气。由于气的生成来源主要是先天之精气、水谷之精气和自然界中的清气，除了先天禀赋、饮食因素、环境因素外，还与肾、脾胃、肺等的生理功能状态有关，因而在补气时，应注意调补上述脏腑的生理功能，调补脾胃尤为治理气虚证的重点。

2. 调理气机

气具有以流通为贵的生理特性，调理气机的原则与方法可概括为以下两个方面：

（1）顺应脏腑气机的升降规律：脏腑有着特定的气机升降出入规律，如脾气主升，胃气主降，肝宜升发，肺气肃降等，调理气机时应针对证候特点而顺应这种规律。如胃气上逆者，宜降逆和胃；脾气下陷者，宜益气升提等。

（2）调理气机紊乱的病理状态：气机紊乱有多种表现形式，应针对其不同的证候性质而予以调理。如气滞者宜行气，气闭者宜开窍通闭，气脱者宜益气固脱等。

（二）理血

1. 补血

血虚证宜补血。由于水谷精微是"化赤"生血的主要来源，营气、津液参与化血，并与脾、心、肾、肝等的生理活动密切相关。因而补血时，应注意调补上述脏的功能，且调补脾胃尤为治疗血虚证的重点。

2. 调理血液的运行

血液对机体周身的营养和濡润作用，必须通过血液的正常运行才得以实现。在多种因素作用下，血的运行失常可呈现出以下三种病理状态，即血瘀、脉流薄疾和血逸脉外，且三者间可互为影响。故调理血液运行的原则可以概括为：血瘀证，治之以活血化瘀；脉流薄疾者，常宜清热凉血或滋阴降火；出血病证，则宜根据导致出血的不同病因病机而予以不同的治疗方法，如清热止血、温经止血、补气摄血、化瘀止血、收涩止血等。

（三）调理气血关系

气与血之间有着互根互用的关系，气血失调常有气病及血或血病及气的病理变化，而且有着因果、先后及主次的不同，因而调理气血关系的具体方法也丰富多彩。

1. 气病及血的调理方法

在气病及血的病理格局中，气病为基础，气病为主，应以调气为主，或先调气，后理血，在临床上以气血双调为常见。例如气虚致血虚者，宜补气为主，辅之以补血；气虚致血瘀者，补气为主，佐以活血化瘀；气滞致血瘀者，行气为主，佐以活血化瘀；气虚不能摄血者，补气为主，佐以收涩止血等。

2. 血病及气的调理方法

在血病及气的病理格局中，血病为基础，血病在先，有的病证应以理血为主，佐以调气。如血虚致气少者，宜以养血为主，佐以益气。但气随血脱者，中医传统上主张先益气固脱止血，病势缓和后再养血。因为有形之血，不能速生，无形之气，所当急固。

此外，气血失调，多与脏的功能失调紧密联系，因此调理气血亦常与调理脏腑结合起来。

六、调理脏腑

（一）调理脏腑的阴阳气血

脏腑的生理功能是阴阳气血等协调配合作用的结果，脏腑的阴阳气血失调是脏腑病理改变的基础。各脏腑阴阳气血各有其不同的病机特点，具体的调理方法亦不尽相同。

1. 调理五脏阴阳气血失调

（1）心：心之阴阳失调，其病机特点主要表现为心阳偏衰与偏盛和心阴不足两方面。心阳不足者宜补益心阳；心阳欲脱者宜益气回阳救脱；心火炽盛者当清心泻火；心阴虚者，则以补心阴、安心神为要。心之气血失调，其病机特点主要表现在心之气血的偏衰和心脉瘀阻方面。心气虚者宜补养心气；心血虚者宜补养心血；心脉瘀阻者又当以活血祛瘀为主进行治疗。

（2）肺：肺之阴阳气血失调，其病机特点主要侧重于肺气与肺阴的失调。肺气虚衰者宜补益肺气；肺气壅滞者宜宣肺散邪；肺阴不足、阴虚火旺者，宜滋养肺阴、清金降火。

（3）脾：脾之阴阳气血失调，主要侧重于脾阳与脾气虚衰。可出现脾不统血，脾气下陷，脾虚湿阻，脾虚水肿等病理变化，其治疗方法宜分别采用补气摄血，补气升提，健脾燥湿，健脾利水等。

（4）肝：肝之阴阳气血失调，主要侧重于肝气、肝阳常有余，肝阴、肝血常不足。肝气郁结者宜疏肝理气；肝火上炎者宜清降肝火；肝血虚者宜补养肝血；肝阴不足者宜滋养肝阴；肝阳上亢化风者，宜滋养肝肾、平肝息风潜阳等。

（5）肾：肾之阴阳气血失调，其病机特点历代医家多持主虚无实说，侧重于精气阴阳之不足。其治法主张肾精亏损者宜填补肾精；肾气不固者宜补肾固摄；肾之阴阳不足，多表现为病理性消长失调。肾阴不足无以制阳则阳亢而形成虚热证，治宜滋阴以制阳；肾阳虚衰无以制阴则阴寒内盛，从而形成虚寒证，治宜扶阳以制阴。

2. 调理六腑阴阳气血失调

（1）胆：胆的阴阳气血失调，其病机亦有侧重，胆湿热宜清热利湿通腑，胆气郁滞者宜疏肝利胆，胆郁痰扰者宜清热化痰解郁。

（2）胃：胃之阴阳气血失调，主要侧重于阳盛、阳虚和阴虚三个方面。阳盛胃热者宜清泻胃火，脾胃虚寒者常宜温补中焦，胃阴不足者宜滋阴益胃。

（3）大小肠：由于"大肠、小肠皆属于胃"（《灵枢·本输》），二肠之病变临床上多从脾胃论治。

（4）膀胱：膀胱的湿热证常宜清利，其虚寒证多治之以温肾扶阳。

（5）三焦：三焦与人体上中下三部相应的脏腑机能密切相关，因而三焦之病变，常可从相应的脏腑来论治，常用疏利上、中、下三部气机的方法以达到调畅三焦水道的目的。

3. 调理奇恒之腑阴阳气血失调

由于奇恒之腑所藏蓄之精源于五脏，其功能状态亦多从属于五脏，因而奇恒之腑的病变，亦多从五脏论治。如骨与髓之病，多从肾论治；脑之病常从肾、脾和心论治；女子胞之病，多从肾、肝、脾或心论治；脉之病，则分十二经脉与奇经八脉论治；至于胆，已在六腑中论及，不再重复。

（二）顺应脏腑的生理特性

1. 根据脏腑的阴阳五行属性确定适宜的治法

例如，心为阳脏而恶热，系心的生理特性之一。心之阳气的充沛与否，关系到心脏正常行血的功能，因而治疗心病时，要注意顾及心之阳气。"心恶热"，且在临床上常表现为心对火热邪气、暑邪等有着特殊易感受性，以及对火热病证、暑热病的易发生性，常宜注意清心泻火、清暑以安其神。又如肝属木，性喜条达，情志之伤易致肝郁，每以疏肝行气之法以解其郁结，亦是顾应其生理特性。

2. 根据脏腑气机规律确定适宜的治法

例如，肺之生理特性，主乎宣而宜乎降。外感诸邪，或内伤所致的诸疾，皆可导致肺之宣降失调而咳喘、胸闷，所以宣肺散邪、降气宽胸常贯穿于肺的疾患治疗的许多方面。再如：脾宜升则健，胃宜降则和。病变多易出现升降反作，在临床上，脾气下陷者治之以益气升提，胃气上逆者治之以降逆和胃，均与其顺应脏性的原则有关。

3. 根据脏腑特性的苦欲或喜恶确定适宜的治法

例如，脾喜燥而恶湿，对脾虚湿阻之证，则常宜甘温燥湿之剂，而阴柔滋润之品用之宜慎。胃喜润而恶燥，当胃阴虚燥热时，宜用甘寒生津清热润燥之剂，忌浪投温燥之品以免复伤其阴等。

（三）调理脏腑之间的关系

由于脏腑之间，在生理联系上存在着互济互制互用的关系，在病理上常互为影响和传变，因而在治疗上应注意调理脏腑之间的关系。

1. 根据五行生克规律确立治则治法

（1）根据五行相生规律确立治则治法：其治则主要有"补母"与"泻子"两个方面。滋水涵木、培土生金、益火补土、生金资水等从属于虚则补其母；肝实泻心、心实泻胃等从属于实则泻其子。

（2）根据五行相克规律确立治则治法：其治则主要有抑强和扶弱两个方面。木火刑金者，采用佐金平木法来泻肝清肺，此属抑强；肝虚影响脾胃，此为木不疏土，治以和肝健脾，以加强双方之功能，此为扶弱。至于抑木扶土、泻南补北等，又属于二者兼施，并根据其在病理矛盾中的地位而有主次之别。

2. 根据脏腑相合关系确立治则治法

《灵枢·本输》曾把五脏与特定的五腑之间的协同促进关系概括为相"合"关系：肺合大肠、心合小肠、肝合胆、脾合胃、肾合膀胱。在病理上也常反映出其互为影响。在临床治疗上，除针对脏腑本身病变治疗外，还可采用下述方法施以间接治疗。

（1）脏病治腑与腑病疗脏

1）脏病治腑：如《灵枢·厥病》载"肾心痛"取足太阳膀胱经的京骨、昆仑针治，张志聪认为是"从腑阳而泻其阴藏之逆气"（《黄帝内经灵枢集注》）。心火上炎者，前贤每用导赤散来通利小肠而心火自降，顾锡在《银海指南》中即明确指出"此治脏先治腑之法也"。

2）腑病疗脏：如《灵枢·厥病》载"胃心痛"取足太阴脾经之大都、太白以降胃逆，张志聪曾指出此是"从脏泻"。膀胱功能障碍，水液代谢失常，"实则闭癃，虚则遗溺"（《灵枢·本输》），遗溺则补之，临床上常从补肾固涩着手，亦属腑病疗脏。

（2）实则泻腑与虚则补脏：由于脏腑的生理功能与特性不同，五脏主藏精气而不泻，以藏为贵。邪客于五脏，祛邪泻实，须经腑而去，邪方有去路。六腑主传化物而不藏，以通为用，以降为和，如六腑病属虚证，则又不宜通泻，当着眼于补脏。此外，脏腑病情属性亦各有特点，"阳道实，阴道虚""阳受之则入六腑，阴受之则入五脏"（《素问·太阴阳明论》），亦即是说，外邪易袭阳分而传入六腑（六腑主表），外邪多病有余，故阳、热、实证常系于六腑；内伤性致病因素易伤阴分而传入五脏（五脏主里），内伤病多不足，故阴、寒、虚证多关乎五脏。这些即是实则泻腑、虚则补脏的理论基础。

1）实则泻腑：五脏六腑病变皆可表现为实证，可泻其相合之腑而令邪有去路。由于"六腑皆出足之三阳，上合于手者也"，在实际运用上，泻腑主要是从胃、胆、膀胱中求之。例如中焦脾胃阳热实证，常宜清胃泻胃；"小肠燥矢，多借胃药治之"，大肠"与胃同是阳明之经，故又多借治胃之法以治之"。

2）虚则补脏：脾为后天之本，肾为先天之本，肾阴肾阳乃人一身阴阳之根本。在慢性病中，四脏相移，穷必归肾。脏之虚证，在临床运用时常以调补脾肾为重点。如中焦脾胃虚寒，通补脾阳，则胃阳亦复；虚寒病证，温补肾阳则虚寒自除；二肠之虚寒病证，临床上每从温补脾肾入手，亦每获效验。

七、三因制宜

三因制宜，包括因时制宜、因地制宜和因人制宜。由于天时气候因素，地域环境因素，患病个体的性别、年龄、体质、生活习惯等因素，对于疾病的发生、发展变化与转归，都有着不同程度的影响。在治疗疾病时，就必须根据这些具体因素区别对待，从而制订出适宜的治法与方药等，这也是治疗疾病所必须遵循的一个基本原则。

（一）因时制宜

根据不同季节的天时气候特点来制订适宜的治法，这种原则称为"因时制宜"。一年之中，由于日照时间长短不同的周期变化，形成了一年中春夏秋冬的时序变化，并伴随着温热凉寒的气候特点和不同的物候特点，对人体的生理活动与病理变化带来一定的影响，要注意在不同天时气候条件下的治疗宜忌。例如：炎夏季节，阳盛之时，人体腠理疏松开泄，易于汗出，若系伤暑，则宜清暑益气生津，即夏感风寒而致病，辛温发散亦不宜过用，免致伤津耗气。若夏日阴雨潮湿，或暑邪影响脾功能而致湿阻，即可佐用芳香化浊或淡渗利湿之法。至于寒冬时节，阴寒大盛，人体阳气内敛，腠理致密，感受风寒，辛温发表或助阳发表之法无碍。若非大热之证，自当慎用寒凉之法，以防损伤阳气。《素问·六元正纪大论》说："用热远热，用温远温，用寒远寒，用凉远凉，食宜同法。"古人已经提出了四时用药远寒远热的戒律，并指出食品的食用原则亦当按四时寒热变化而制订。

（二）因地制宜

根据不同的地域环境特点，来制订适宜的治法，这种原则称为"因地制宜"。生活、工作环境，生活习惯与方式各不相同，其生理活动与病理变化亦各有特点，因而在治疗疾病时要因地制宜，即便是同一种疾病，地域不同，亦常可采用不同的治法，这种原则《黄帝内经》概括为"异法方宜"。从临床实际看，江南及两广一带，温暖潮湿，人们腠理开疏，感受风邪而致感冒，以风热为多，常用辛凉解表；而西北地区，天寒地燥，人们腠理闭塞，感受风邪而致感冒，则以风寒居多，辛温发汗以解表多属寻常。

（三）因人制宜

根据病人的年龄、性别、体质等不同特点，来制订适宜的治法，这种原则称为"因人制宜"。

1. 年龄

小儿生机旺盛，但脏腑娇嫩，气血未充，患病后易寒易热，易虚易实，病情变化较快。因而治疗小儿疾患，忌用峻剂，药量宜轻。此外，小儿易病外感，易生胃肠疾患，故又当重视宣肺散邪和调理脾胃功能。

2. 性别

男女性别不同，各有其生理、病理特点，治疗用药亦各有不同。

3. 体质

由于先天禀赋与后天因素的不同，人群中的个体，其体质有强弱、阴阳、寒热等的区别，或表现为不同的病理性体质，患病之后机体的反应性不同，病证的属性有别，治法也应当有所不同。

一般说来，体质强壮者，或偏阳热之体质者，患病后多表现为实证、热证，其体耐受攻伐，泻实清热，手法稍重亦无妨。体质羸弱者，或偏阴寒之体质者，患病后多表现为虚证、寒证或虚中夹实，其体不耐攻伐，故应注意采用补益或温补之法。此外，人感受同一病邪，因个体体质因素不同可以有从寒化、从热化、从实化、从虚化的不同，名为病理"从化"。从化与体质因素密切相关。由于"从化"后病证性质各有不同，因而治法也应不一样。

三因制宜的原则，具体地反映出了辨证论治的原则性与灵活性，体现了中医学的整体观念。只有全面地看问题，把天时气候、地域环境、患者的年龄性别体质因素，同疾病的病理变化结合起来具体分析，用不同性质的适宜的方法去解决，方能提高诊疗水平。

第四节　治法

治法是在一定治则指导下制订的针对证候的具体治疗方法，治法较具体，灵活多样。不同的疾病，或同一疾病过程中的不同阶段，治法有所不同；不同疾病的病变阶段中，如果出现了相同的证候，又可采用相同的治法。治法总是从属于一定的治疗原则的。

1. 疏风解表法

本法主要适用于外邪侵袭肌表所致的表证。可用疏散风邪的穴位，使郁于肌表的邪毒从汗而解。风寒外感可用疏散风寒的穴位及手法，如推三关，四大手法，风池，黄蜂入洞等；风热外感可用辛凉解表的穴位及手法，如清天河水，四大手法等。

2. 止咳平喘法

本法主要适用于邪郁肺经，痰阻肺络所致的咳喘。如顺运八卦，揉乳根，揉乳旁，揉天突，飞经走气。

3. 清热解毒法

本法主要适用于邪热盛的实热证。清肝经，清心经，清脾经，清肺经，清肾经，清大肠，清小肠，清胃经，主清本脏腑之实热，脾肾两经少用清法；清天河水，退六腑，掐揉小天心，掐揉内劳宫，水底捞明月都可清热解毒。

4. 凉血止血法

本法主要适用于有出血的证候，如鼻衄、齿衄、尿血、便血、紫癜等。常用清肺经，清胃经，清肝经，清心经，捣小天心，清天河水。

5. 消食导滞法

本法主要适用于小儿饮食不节，乳食内滞之证。可用顺摩腹，分腹阴阳，分阴阳，摩神阙，清补脾经，运八卦，运板门，揉足三里等。

6. 镇静安神法

本法主要用于小儿夜啼，惊吓，惊风，烦躁等。可用掐山根，开天门，推囟门，捣小天心，掐揉五指节，猿猴摘果，凤凰展翅等。

7. 醒神开窍法

本法主要用于小儿神昏，惊风，抽搐，癫痫，脑瘫等。可用掐印堂，掐人中，掐山根，掐老龙，掐精宁，掐威灵，拿仆参等。

8. 利水消肿法

本法主要适用于水湿停聚，小便短少而致的水肿证。可用清肾经，清小肠，推箕门，揉膀胱，运水入土等穴。

9. 健脾开胃法

本法主要用于脾胃虚弱，脾运功能失常所致的泄泻、疳证、厌食等证。可用补脾经，清胃经，运板门，摩腹，分腹阴阳，揉脾胃俞，足三里。

10. 培元补肾法

本法主要适用于小儿胎禀不足，肾气虚弱及肾不纳气之证，如解颅、五迟、五软、遗尿、哮喘等。可用补肾经，揉二马、涌泉、太溪，摩丹田。

11. 活血化瘀法

本法主要适用于各种血瘀之证。如肺炎喘嗽等病证时，口唇青紫，肌肤有瘀斑、瘀点，以及腹痛如针刺，痛有定处等。可用按肩井，掐四横纹，飞经走气，摇肘肘。

12. 回阳救逆法

本法主要适用于小儿元阳衰脱之危重证。临床可见面色㿠白，神疲肢厥，冷汗淋漓，气息奄奄，脉微欲绝等，此时可用掐人中，摩丹田，揉外劳宫，凤凰展翅法。

13. 养阴生津法

本法主要适用于小儿阴液虚亏，津液耗损之证。小儿脏腑娇嫩，肌肤疏薄，卫外不固，易于感受外邪，时行疾病如麻疹、丹痧、暑温等，发病率也较高，热病后耗伤津液，易出现阴液虚亏之证。常用揉二马，揉涌泉，水底捞明月，揉太溪等。

14. 固肠止泻法

本法主要用于小儿腹泻，小儿脾虚，或惊吓，寒湿侵袭，湿热浸渍肠道等导致泄泻。可用补大肠，运土入水，推上七节骨，逆摩腹，揉龟尾，板门推向横纹，掐左端正等。

15. 理肠通便法

本法主要用于小儿便秘，小儿或肠道有热，或津亏，或气不足推动无力，都会导致便秘。可用揉膊阳池，顺摩腹，摩神阙，推下七节骨，揉龟尾等。

16. 降气止呕法

本法主要用于小儿呕吐，或因寒、因热、因食积导致胃气上逆而致呕吐。可用分腹阴阳，逆运八卦，横纹推向板门，掐右端正。

17. 温阳散寒法

本法主要用于小儿虚寒性的疾病。小儿体弱，畏寒怕冷，腹痛等寒证，可用推三关，揉外劳宫，揉一窝风，摩丹田，揉腰阳关。

第四章　小儿推拿常用手法

第一节　小儿推拿手法特点

由于小儿在生理、病理上的特点，小儿推拿在进行手法治疗时，有它固有的特点，现分述如下。

一、手法基本要求

小儿推拿手法的基本要求为轻快、柔和、平稳、着实。

1. 轻快

"轻"指手法操作时所用的力度轻，"快"指手法操作时所用的频率快。小儿肌肤柔弱，脏腑娇嫩，不耐重力，因此手法要轻，要在有限时间内达到有效刺激量，因此手法要快。轻手法虽然刺激弱，但频率快，连续作用于经穴，最终达到阈上刺激，发挥治疗作用。

2. 柔和

"柔和"是指手法要轻柔缓和，不使用蛮力、暴力。但柔和不等于手法轻，重手法同样可以柔和。小儿最喜柔和，手法柔和是小儿推拿得以进行的基本保证，只有熟练掌握了手法操作方法，并长期训练运用后才可获得。

3. 平稳

"平稳"一是指在单一手法操作时，手法的力度、频率、幅度要基本一致；二是指手法和手法之间转换不能太突然。平稳是保证某种刺激尽快达到并恒定在某一水平上的基本要求。小儿推拿手法常常运用不同形式的手法及力度组合，做到刚中有柔，柔中有刚，但整体上仍是平稳的。

4. 着实

"着"为吸附，"实"指实在，着实是指手法操作时要紧贴穴位的表面，做到"轻而不浮，重而不滞"。手法是否着实，可以根据推拿时局部皮肤温度、皮肤柔软度、皮肤色泽及指下感觉等综合判断。

二、手法顺序

小儿推拿常用的穴位，除常用的少数经穴奇穴和成人相同外，多数为特定穴，这些特定穴不仅呈"点状""线状""面状"，并多分布在头面和两肘以下的部位，所以在进行手法治疗时，在先后顺序上，一般是先头面，次上肢，再胸腹、腰背，最后是下肢。也有根据病情缓急、取穴的主次或患儿的体位而定，可以灵活掌握。但在手法操作时，也须考虑轻柔在先，如推法、揉法的次数多，而摩法的时间长。刺激重、快、次数少的掐、拿、捏等法则应在最后进行。如遇到急救时，则考虑病情需要，可先用强刺激类手法。

三、手法补泻

由于小儿推拿的手法，大部分在特定穴上进行，而这些特定穴在手法操作的方向、刺激量的大小、速度的快慢等方面都能体现出手法的补泻作用。一般认为用力轻柔，速度缓慢，顺经方向的为补，反则为泻，而用力和速度在两者之间的，往返方面又均衡的为平补平泻。

我们在临床上常施法于年龄大小不同的患儿，因此年龄的差异也是我们必须考虑的因素，一般情况下根据患儿年龄的不同来掌握手法在穴位上作用的强度、次数。具体见表4-1。

表4-1 "清、补五经穴"不同年龄的手法次数表

	1～12月	1～3岁	4～6岁	7～9岁	10～12岁
补法	150～250	300～600	600～800	800～1000	1000～2000
泻（清）法	20～60	50～150	100～300	150～300	200～400

四、手法操作注意事项

1. 医者态度和蔼可亲，指甲修剪清洁，冬天保持双手温暖。

2. 操作时以患儿左手为宜，必要时可考虑右手，手法轻重适宜，熟练运用。

3. 操作时一般取润滑剂为介质，如冬春用姜汁类温热药物，夏秋取酒精、滑石粉之类，退热时取温水。一则可保护皮肤，二则可增强疗效。应根据病情，灵活掌握。

4. 操作时要尽量保持患儿安静，在利于手法操作的前提下应让患儿体位尽可能舒适。

5.室内要光线充足，空气流通，温度适宜。

6.手法一般一日一次，也可一日二次、三次，慢性疾病隔日一次。

7.手法后患儿注意避风，忌食生冷。

五、手法禁忌

1.局部出血或有出血倾向的患者。

2.治疗部位皮肤有异常的患者，如局部有破损、感染、过敏、痈、疥、瘊等。

3.怀疑有骨折、脱位等急性骨伤疾病者。

4.心、肝、肾脏衰竭，高热，哮喘发作期，昏厥，休克等危急重症不宜单独使用推拿。

第二节　单式手法

一、推法

在临床常用直推法、旋推法、分推法和合推法。

直推法：以拇指桡侧或指面，或食中二指面在穴位上做直线推动（图4-1，图4-2）。

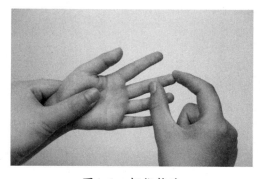 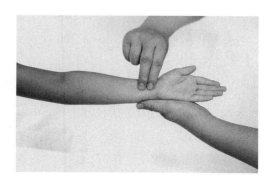

图4-1　拇指推法　　　　　　　　图4-2　食中指推法

旋推法：以拇指指面在穴位上做顺时针或逆时针方向的旋转推法（图4-3）。

分推法：用两手拇指指面或桡侧，或食、中指指面，自穴位向两旁做分向推动，或做"八"形推动。分推法又称分法（图4-4）。

合推法：合推法又称合法。用两拇指螺纹面自穴位两旁向穴中推动合拢，此法动作方向与分法相反（图4-5）。

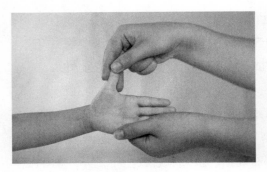

图4-3　旋推法

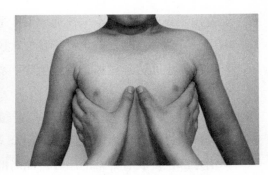

图4-4　分推法

[动作要领]

1. 推法操作时上肢放松，肘关节自然屈曲，直推时拇指或食、中指指间关节要自然伸直，不要有意屈曲；旋推时拇指接触面用力要均匀，不要左右不稳。总之，主要是腕、肘、肩关节和掌指关节活动要协调，方能达到轻柔着实的效果。

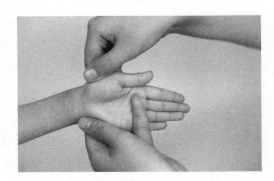

图4-5　合推法

2. 直推和分推时必须要始终如一，呈直线单方向；旋推时着力面要呈螺旋形。

3. 推动穴位时，动作须有节律性，用力均匀柔和，动作协调深透。

4. 操作频率每分钟120～200次。

[临床应用]

1. 本法具有祛风散寒、清热止痛的双重功效，且能通经活络，广泛应用于小儿的头面、上肢、胸腹、腰背和下肢部位的"线"状和"面"状穴位。

2. 操作时，一般都辅以葱姜汁、酒精等为介质，以防在操作过程中小儿皮肤破损，并能加强推拿手法的疗效。

3. 根据病情需要，注意掌握手法的方向、轻重、快慢，以求手法的补泻作用，达到预期的疗效。

4. 推法是从摩法中演变而出，但比摩法运法为重，而较揉法轻，所以旋推法与指摩法极为相似，但有区别，须严格分开。而分推法又不同于摩法，操作时需准确掌握运用。

【文献选录】

《小儿推拿广意》："凡推法必似线行，毋得斜曲，恐动别经而招患也。""春夏用热水，秋冬用葱姜水，以手指蘸水推之，过于干则有伤皮肤，过于湿则难于着实，以干湿得宜为妙。"

《幼科铁镜》："大指面属脾……曲者，旋也。手指正面旋推为补，直推至指甲为泻。"

《保赤推拿法》："分者，医以两手之指，由儿经穴划向两边也。""和者，医以两手之指由儿两处经穴，合于中间一处也。"

二、拿法

捏而提起谓之拿。用拇指与食、中指相对捏住某一部位或穴位，逐渐用力内收，并持续地揉捏动作称拿法。拿法可单手进行，也可双手同时进行（图4-6）。

［动作要领］

1. 操作时，肩臂要放松，腕掌要自然蓄力，用拇指面着力。

2. 拿时，提拿揉捏动作要连绵不断，用力要由轻到重，再由重到轻。

［临床应用］

1. 拿法刺激较强，本法具有疏通经络，解表发汗，镇静止痛，开窍醒神的作用。临床上多用于急救和急性病证。常用于颈项、

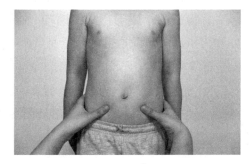

图4-6　拿法

肩部和四肢穴位，治疗外感头痛，项强，四肢关节及肌肉酸痛。

2. 拿法是从按法演变而来，但与按法不同，按法是按之不动，而拿法是多指端相对用力而揉动。

【文献选录】

《秘传推拿妙诀》："拿者，医人以两手大指或各指于病者应拿穴处，或掐或捏或揉，皆谓之拿也。"

《推拿指南》："按者，此法亦名拿法……一用右手中二指，相对着力合按之。"

三、按法

按法是医者用拇指或中指指端或掌心（根）在选定的穴位上用力向下揿压，一压一放地反复进行的手法。用指压称指按法（图4-7），用掌压称掌按法。

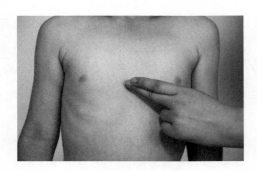

图4-7　指按法

［动作要领］

1. 指按时，手握空拳状，四肢自然屈曲或放松，拇指或中指伸直，指端着力在穴位逐渐向下揿压。

2. 掌按时，腕关节微背曲，蓄力于掌，掌心或掌根向下揿压。本法用力必须缓和渐进，切忌粗暴，本法常与揉法配合应用。

［临床应用］

本法具有通经活络，开通闭塞，祛寒止痛的作用。

1. 指按法常用于"点"状穴，如屈中指指间关节，以指端叩击穴位，以指代针，亦称为指针法。此法适用于全身各部和穴位。

2. 掌按法常用于"面"状穴。

3. 为了加强按法的效应，提高临床效果，按法常与揉法组合，形成按揉法，成为复合性手法，一般都需要润滑剂。而按法单独使用时，不需加润滑剂。

【文献选录】

《素问·举痛论》："按之则热气至，热气至则痛止矣。"

《厘正按摩要术》："周于蕃谓按而留之者，以按之不动也，按字从手从安，以手探穴而安于其上也……以言手法，则以右手大指面直按之，或用大指背屈而按之，或两指对过合按之，其于胸腹则以掌心按之，宜轻宜重，以当时相机而行之。"

四、摩法

医者用食、中、无名、小指指面或掌面放在穴位上，以腕关节屈伸，前臂旋转为主动，连同前臂做顺时针或逆时针方向的环旋抚摩动作，称摩法。以各指面着力称指摩法，以掌面着力称掌摩法（图4-8，图4-9）。

［动作要领］

1. 肩臂放松，肘关节微曲，指掌着力部分随腕关节主动屈伸、旋转，动作要协调。

2. 指掌在体表做环旋抚摩时，不要带动皮下组织。

3. 根据病情和体质，注意掌摩顺时针或逆时针方向，以达到预期的补泻疗效。

4. 用力柔和自然，速度均匀协调，压力要大小适当。

5. 操作频率每分钟 120 ～ 160 次。

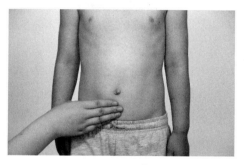

图4-8　指摩法

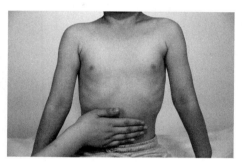

图4-9　掌摩法

［临床应用］

本法具有理气活血，消肿退热，消积导滞，温中健脾作用。

1. 摩法是小儿推拿基本手法之一，常用于胸腹部"面"状穴。一般指摩适用于头面等部位，掌摩适用于胸腹胁肋等部位。摩法对肠胃疾患最为有效，对急性扭挫伤，可用摩法消肿。

2. 本法与揉法有严格区别，轻而不浮，但不吸定体表穴位。它与旋推法和运法动作相似，较旋推法为轻，而比运法则重，主要是按旋穴位面积较大。

3. 该手法操作时间较长。

4. 前人在使用摩法时，常配合药膏之类，故有膏摩之称。文献中有缓摩为补，急摩为泻之说，今人使用亦有参考顺时针或逆时针方向而用。

【文献选录】

《医宗金鉴》："摩者，谓徐徐揉摩之也……摩其壅聚，以散瘀结之肿。"

《厘正按摩要术》："周于蕃曰：按而留之，摩以去之。又曰：急摩为泻，缓摩为补。摩法较推则从轻，较运则从重。或用大指，或用掌心。宜遵《石宝秘录》摩法，不宜急，不宜缓，不宜轻，不宜重，以中和之义施之。""摩法，前人以药物摩者多……其后推揉运搓摇等法皆从摩法体会而出之。"

五、揉法

医者用中指或拇指指端，或掌根，或大鱼际吸定于穴位，以腕关节和掌指关节屈伸旋转为主动，或以腕关节回旋活动为主动，带动前臂做顺时针或逆时针方向旋转活动，称揉法。以指端吸定于穴位为指揉（图4-10，图4-11），大鱼际吸定于穴位为鱼际揉（图4-12），掌根吸定于穴位为掌根揉（图4-13）。

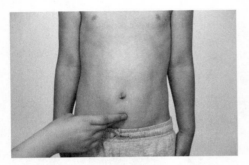

图4-10　食指揉法

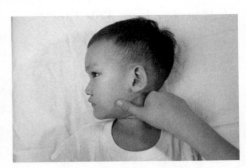

图4-11　拇指揉法

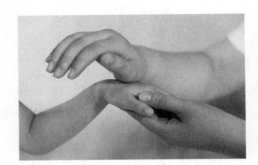

图4-12　鱼际揉法

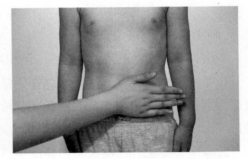

图4-13　掌根揉法

［动作要领］

1. 操作时，压力要均匀着实，动作宜轻柔而有节律性。

2. 指揉时，以腕关节和掌指关节屈伸做旋转为主动；鱼际揉和掌揉时，则以腕关节的回旋活动为主动来带动前臂，肩和上臂宜放松，吸定于穴位而不在皮肤上摩擦，要使该处皮下组织随着揉动而逐步产生微热感。

3. 不同于旋推、摩法和运法，着力面用劲要大些。

4. 操作频率每分钟 160 ～ 200 次。

［临床应用］

本法能消肿止痛，祛风散热，又可调和气血，理气消积。

1. 指揉法常用于"点"状穴，操作时可配合使用润滑剂作为介质，既可保护患儿皮肤，又可加强疗效。根据病情需要，可二指并揉和三指同揉。适用于全身各部位。主治脘腹胀满，便秘泄泻等肠胃系统疾患，对急性软组织损伤疗效尤佳。

2. 鱼际揉和掌揉法用于"面"状穴。

3.操作时，根据病情需要，掌握揉动时的顺时针、逆时针方向，以达到补泻的疗效。

【文献选录】

《保赤推拿法》："揉者，医以指按儿经穴不离其处而旋转之也。"

《厘正按摩要术》："周于蕃曰：揉以和之。揉法以手宛转回环宜轻宜缓，绕于其上也，是从摩法生出者。可以和气血，可以活筋络，而脏腑无闭塞之虞矣。"

六、运法

医者用拇指或食、中指指端在穴位上做由此及彼的弧形或环形运动，称运法。（图4-14）。

［动作要领］

1.运法操作时，指面一定要贴紧施术部位，宜轻不宜重，宜缓不宜急，是用指端在体表穴位上做旋转摩擦移动，不带动皮下组织。

2.操作频率每分钟 80 ～ 120 次。

［临床应用］

本法能理气和血，舒筋活络，常用于小儿的头面及手部。

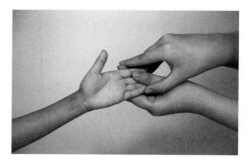

图4-14　运法

1.运法是小儿推拿手法中最轻的一种，常用于面或线状穴，一般可配合使用润滑剂作为介质，也可用于点状穴。

2.运法的方向常与补泻有关，使用时可视病情而定。

3.手法操作较推法和摩法轻而缓慢。

【文献选录】

《推拿仙术》："运者医人用右手大指推也……周环旋转故谓之运。"

《厘正按摩要术》："运则行之，谓四面旋绕而运动之也。宜轻不宜重，宜缓不宜急。俾血脉流动，筋络宣通，则气机有冲和之致。而病自告痊矣。"

七、掐法

医者用拇指垂直用力，或用指甲重刺激患儿某处或穴位，称掐法（图4-15）。

［动作要领］

1.手握空拳，伸直拇指，指腹紧贴于食指桡侧。

2.用拇指指甲逐渐用力，垂直掐压穴位，掐时缓缓用力，切忌爆发用力。

［临床应用］

本法具有定惊醒神，通关开窍的作用，适用于头面部、手足部穴位，以救治小儿急性惊证，如掐人中、掐十王等。

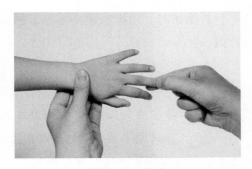

图4-15　掐法

1.掐法是强刺激手法，可以指代针，常用于"点"状穴，是急救时常用的手法。

2.应用时，可重刺激穴位，但次数少，一般可不用润滑剂，但注意不要掐破皮肤。掐后常在穴位上继用指揉法，缓解不适之感。

【文献选录】

《幼儿推拿秘书》："掐者，用大指甲将病处掐之，其掐数亦如推数。"

《厘正按摩要术》："掐由甲入，用以代针，掐之则生痛，而气血一止，随以揉继之，气血行而经络舒也。"

八、捏法

医者用拇指桡侧缘顶住皮肤，食、中两指前按，三指同时用力提拿皮肤，双手交替捻动向前（图4-16）；或食指屈曲，用食指中节桡侧顶住皮肤，拇指前按，两指同时用力提拿皮肤、双手交替捻动向前。

［动作要领］

1.拇食二指或拇、食、中三指提拿皮肤，次数以及用力大小要适当，且不可带有拧转。提拿皮肤过多，则手法不易捻动向前，提拿过少，则易滑脱停滞不前。

2.操作时两手交替进行，不可间断，捻动须直线进行，不可歪斜。

3.捏脊方向须根据病情，或由上而下，或由下而上。

［临床应用］

本法具有调和阴阳，健脾和胃，疏通经

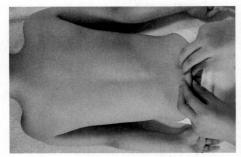

图4-16　捏法

络，行气活血，镇惊安神的作用。

捏法俗称"翻皮肤"。主要用于背脊"线"状部位，因为能在脊背部治疗疳积等，故称为"捏脊疗法"，对疳积有显著疗效，又称为"捏积疗法"，治疗小儿积滞、疳积、厌食、腹泻、呕吐等有特效。操作时，可捏三下提拿一下，称之为"捏三提一法"，是临床上治疗小儿疾病常用的方法。根据病情需要，在捏脊过程中，可以一一提拿膀胱经的有关腧穴，则可取得更为满意的疗效。

【文献选录】

《小儿捏脊》："将皮肤捏起来叫捏……双手拇、食两指将皮肤捏起，随捏，随提，随放，随着向前推进。这时皮肤一起一伏，好像后浪推前浪似的。捏起皮肤的多少要适中……"

九、搓法

医者用双手掌心夹住一定部位，相对交替用力做相反方向的来回快速搓动；同时做上下往返移动，称搓法（图4-17）。

［动作要领］

1.操作时两掌相对用力，前后交替摩动。

2.动作要协调，柔和，均匀，摩动快，由上向下移动缓慢，但不要间断。

［临床应用］

本法有疏通经络，行气活血，放松肌肉的作用。主要用于四肢、躯干和两胁肋部。

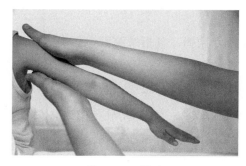

图4-17 搓法

【文献选录】

《厘正按摩要术》："周于蕃曰：搓以转之谓两手相合而交转以相搓也，或两指合搓，各极运动之妙，是以摩法生出者。"

十、摇法

用左手托扶关节近端，右手握住关节远端，做较大幅度转运或摇动，称为摇法（图4-18）。

［动作要领］

1.操作时动作要缓和稳定，用力宜轻松。

2.摇动的方向和幅度须在生理许可范围之内。

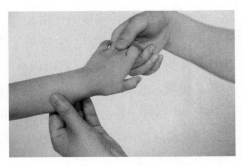

图4-18　摇法

［临床应用］

1.摇法主要用于人体各关节处，有舒通经络，促使关节功能恢复的作用。

2.是临床上常用的小儿推拿手法，有掐（摇）总筋，摇肘肘法也属于摇法的范畴。文献中有寒证往里摇，热证往外摇的记载。

【文献选录】

《推拿捷径》："摇者，活动之谓也，手法宜轻不宜重……"

《厘正按摩要术》："周于蕃曰：摇则动之。又曰：寒证往里摇，热证往外摇，是法也，摇动宜轻，可以活经络，可以和气血，亦摩法中之变化而出者。"

十一、捻法

用拇、食指螺纹面捏住一定部位，做相对用力捻动，称为捻法（图4-19）。

［动作要领］

1.沉肩，垂肘，腕端平。

2.拇、食指面相对用力，捻动时要灵活，用劲不可呆滞。

［临床应用］

一般适用于四肢小关节。具有滑利关节、消肿止痛的作用，常与其他手法相配合，治疗指（趾）间关节的扭伤而引起的疼痛、肿胀，或者屈伸不利等症。

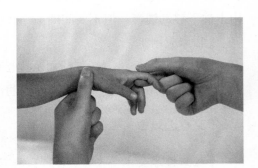

图4-19　捻法

【文献选录】

《医宗金鉴》："……再捻筋结，令其舒平。"

十二、拍法

医者五指并拢，用屈曲的掌面拍打体表，称为拍法（图4-20）。

［动作要领］

1.肩、肘、腕关节放松，掌指关节微屈。

2.腕关节做轻微屈伸动作。

3.拍时须轻重适度，有节奏感。

［临床应用］

拍法适用于肩背、腰臀及下肢部，对小儿烦躁不安，哭闹不休，具有调和气血的作用，对肩部知觉迟钝或肌肉痉挛等症，有促进血液循环，消除肌肉疲劳和缓解肌肉痉挛的作用。

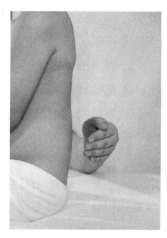

图4-20　拍法

十三、捏挤法

医者以两手拇、食指在选定部位（穴位处），固定捏住，然后使两手拇、食指一齐用力向里挤，再放松，反复操作，使局部皮肤变为红色或紫红色，甚至紫黑色为度。称为捏挤法（图4-21）。

［动作要领］

两手捏住的皮肤要着实，动作要灵活，避免剧痛，两手相距1cm左右再向里挤。

［临床应用］

本法多用于散发郁热，治疗中暑、痧证、痰食郁结之证均有较明显疗效。治疗小儿乳蛾、肿胀、恶心、呕吐可捏挤天突、清板门，有显著疗效。本法属重刺激，有一定痛苦，每穴或部位捏挤一次，接以揉法缓解疼痛，一般放在最后操作。

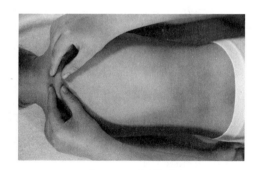

图4-21　捏挤法

十四、擦法

用手掌面、大鱼际或小鱼际着力于选定部位上进行直线来回摩擦称为擦法（图4-22）。

［动作要领］

1.使用擦法时，不论上下方向还是左右方向，都应直线往返，不可歪斜，往返距离要拉得长些。

2.着力部分要紧贴皮肤，但不要硬用力压，以免擦破皮肤。

3.用力要稳，动作要均匀连续，呼吸自然，以透热为度。

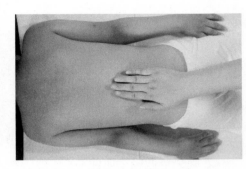

图4-22　擦法

［临床应用］

本法是一种柔和温热的刺激，具有温经通络，行气活血，消肿止痛，健脾和胃，提高局部体温，扩张血管，加速血液和淋巴液循环的作用。其中掌擦法的温热度较低，多用于胸胁及腹部，对于脾胃虚寒引起的腹痛及消化不良等多用本法治疗。小鱼际擦法的温度较高，多用于肩背腰臂及下肢部，对风湿酸痛、肢体麻木、伤筋等都有较好的疗效。大鱼际擦法的温度中等，在胸腹、腰背、四肢等部均可应用，适宜治疗外伤、瘀血、红肿、疼痛剧烈者。三种方法可以配合变化使用，不必拘泥。

治疗部位要暴露，并涂些润滑油，既可防止皮肤擦破，又可增高局部皮温，擦法使用后一般不要在该部再用其他手法，否则容易引起皮肤破损，所以一般擦法治疗放在最后进行。

十五、捣法

用中指指端，或食、中指屈曲的指间关节着力，做有节奏的叩击穴位的方法，称捣法（图4-23）。

［动作要领］

1.捣击时指间关节要自然放松，以腕关节屈伸为主动。

2.捣击时位置要准确，用力要有弹性。

［临床应用］

本法相当于"指击法"，或相当于"点法"中轻点一类的手法。常用于小天心、承浆等以安神宁志。

【文献选录】

《推拿三字经》："自天庭至承浆各捣一

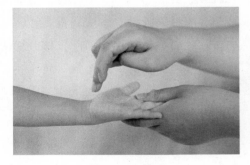

图4-23　捣法

下，以代针法。""眼翻者，上下僵，揉二马，捣天心，翻上者，捣下良，翻下者，捣上强……"

第三节　复式手法

复式手法在小儿推拿文献中，或称"大手法""大手术""复合手法"等，是小儿推拿中所特有的一些操作方法。这些方法既有一定的姿势，又有特定的名称，还有其特定的主治作用。简言之，就是用一种或几种手法，在一个或几个穴位上进行特定的操作，我们将其称为"复式手法"。

复式手法中的名称都是特定的，这些名称有的是根据操作形象而定的，如"二龙戏珠""凤凰展翅""水底捞月"等；有的是依其手法名称和操作的穴位而定的，如"运土入水""运水入土""打马过天河"等；也有根据其操作功能、主治而定的，如"按弦搓摩""飞经走气"等。

孙重三勤求古训，博采众家，不但继承了复式操作的动作要领，并整理出"十三大手法"沿用至今。该套手法动作优美，利落大方，规范严谨，是最能代表该流派操作手法的特色手法，孙重三小儿推拿技能的精华之一。

一、摇䏐肘

［操作］医者先以左手拇指、食指拖患儿䏐肘，再以右手拇指、食指插入虎口，同时用中指按定天门穴，然后屈患儿手上下摇之（图4-24）。

［次数］20 ～ 30次。

［功效］顺气，和血，通经活络。

［主治］用于脘腹痞满，腹痛，肝脾肿大等。

治疗急慢性惊风常与十宣、五指节等合用，亦可治疗上肢麻痹不用。

【文献选录】

《按摩经》："䏐肘走气：以一手托儿䏐肘运转，男左女右，一手捉儿手摇动，治痞。"

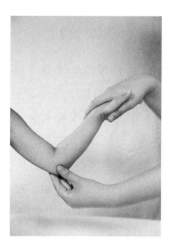

图4-24　摇䏐肘法

二、打马过天河

［操作］医者先用右手中指运内劳宫，再用右手食、中二指指腹沾凉水，由总筋穴起，食、中二指交替弹打至洪池（曲泽穴），或用食、中指弹至肘弯处，边弹打边吹凉气（图4-25）。

［次数］20～30次。

［功效］清热，活经络，通关节。

［主治］恶寒发热，高热，神昏，麻木。

打马过天河法，通经络，行气血，临床上常用于高热大热，神昏谵语，上肢麻木抽搐等实热证。

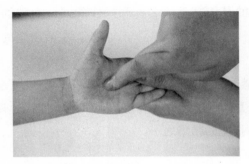
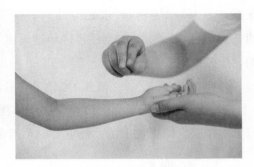

图4-25　打马过天河法（1）　　　　图4-25　打马过天河法（2）

【文献选录】

《按摩经·手诀》："打马过河：温凉。右运劳宫毕，屈指向上，弹内关、阳池、间使、天河边，生凉退热用之。"

《厘正按摩要术》："打马过天河法，法主凉，能祛热病。"

三、黄蜂入洞

［操作］医者一手扶患儿头部，一手食、中两指指端在患儿两鼻孔做上下揉动（图4-26）。

［次数］20～50次。

［功效］发汗，宣肺，通鼻窍。

［主治］外感风寒，鼻塞不通，发热无汗，流涕。

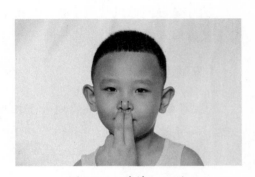

图4-26　黄蜂入洞法

本法在文献中均作复式手法介绍，功能主要是开肺窍，通鼻息，发汗解表。临床上常用于治疗外感风寒，发热无汗及急慢性鼻炎，鼻塞流涕，呼吸不畅等上呼吸道疾患。术者两指蘸葱姜水再揉，治疗鼻塞效果更好。

【文献选录】

《幼科推拿秘书·十三大手法推拿注释》："黄蜂入洞，此寒重取汗之奇法也。洞在小儿两鼻孔，我食将二指头，一对黄蜂也。其法屈我大指，伸我食将二指，入小儿两鼻孔揉之，如黄蜂入洞之状。"

四、水底捞明月

[操作] 医者用凉水滴于掌心内劳宫处，在掌心做旋推或由小指尖推运起，经小指根、小鱼际、小天心至内劳宫，边推运边吹凉气（图4-27）。

[次数] 30～50次。

[功效] 清热凉血，宁心除烦。

[主治] 发热，心烦及各种热证。

水底捞明月为清热大法，此法大寒大凉，该法形象地表示：水底为小指根，明月为手掌心内劳宫穴。在临床上对一切高热神昏，烦躁不安，属于邪入营血的各类高热实证，疗效尤佳，但虚热证不宜用。

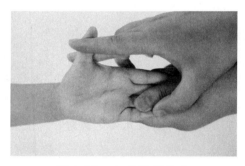

图4-27　水底捞明月法

【文献选录】

《幼科推拿秘书·十三大手法推拿注释》："水底捞明月：此退热必用之法也。水底者，小指边也。明月者，手心内劳宫也。其法以我手拿住小儿手指，将我大指，自儿小指旁尖推至坎宫，入内牢轻拂起，如捞明月之状。"

《按摩经》："水底捞月最为良，止热清心此是强。"

五、飞经走气

[操作] 医者右手握患儿四指不动，左手食、中、无名、小指从曲池穴起，按之、跳之，至总筋穴处数次；然后左手拇、食二指拿住阴池、阳池两穴，右手将患儿左手四指向上向外，一伸一屈（图4-28）。

[次数] 20～50次。

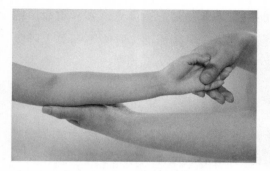

图4-28　飞经走气法（1）

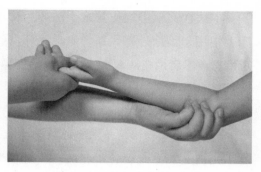

图4-28　飞经走气法（2）

［功效］行气活血，清肺化痰。

［主治］咳嗽痰多，胸闷气喘等。

患儿咳嗽痰多时，医者可用飞经走气推拿9遍，跳穴时力度要适中，手肘皮肤稍有指印即可。

【文献选录】

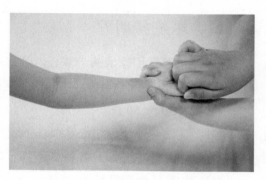

图4-28　飞经走气法（3）

《厘正按摩要术·取穴》："飞经走气法：法主温。医用右手拿儿手，四指不动。左手四指从儿曲池边起，轮流跳至总经上九次。复拿儿阴阳二穴，将右手向上向外，一伸一缩，传送其气，徐徐过关也。"

六、按弦走搓摩

［操作］医者在患儿身后，或让患儿仰卧，患儿两手上举至头部，医者用双掌在患儿两腋下至肚角处自上而下做搓摩（图4-29）。

［次数］50～100次。

［功效］顺气化痰，除胸闷，开积聚。

［主治］胸闷气促，咳嗽痰滞。

本法能理气消滞，主要用于积痰积滞引起的胸下不畅，咳嗽气急，痰喘积聚等。

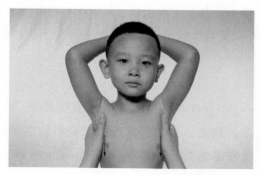

图4-29　按弦走搓摩法

【文献选录】

《幼科推拿秘书·十三大手法推拿注

释》："按弦走搓摩，此法治积聚，屡试屡验。此运开积痰、积气、痞疾之要法也。弦者，勒肘骨也，在两胁上。其法着一人抱小儿坐在怀中，将小儿两手抄搭小儿两肩上，以我两手对小儿两胁上搓摩至肚角下，积痰积气自然运化。若久痞则非一日之功，须久搓摩方效。"

七、二龙戏珠

［操作］医者左手持患儿手部，使其前臂伸直并掌心朝上，以右手食、中二指端自患儿总筋穴起，相互交替向上点按，直至曲池穴（图4-30）。

［次数］20～30次。

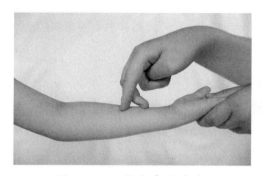 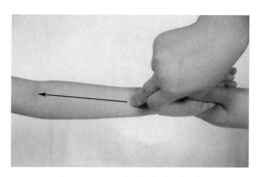

图4-30　二龙戏珠法（1）　　　　　图4-30　二龙戏珠法（2）

［功效］镇惊定搐，调和气血。

［主治］寒热不和，四肢抽搐。

该法性温和，能调理阴阳，既能通阳散寒，又能退热镇惊，临床上常用于四肢抽搐、惊厥等症。

【文献选录】

《幼科推拿秘书·十三大手法推拿注释》："二龙戏珠：此止小儿四肢掣跳之良法也。其法性温，以我食将二指，自儿总经上，参差以指头按之，战行直至曲池陷中，重揉。其头如圆珠乱落，故名戏珠，半表半里。"

八、苍龙摆尾

［操作］医者用左手托患儿之肘肘，右手握患儿食指、中指、无名指、小指，左右摇动如摆尾之状（图4-31）。

［次数］摇20次。

［功效］开胸，通便，退热。

［主治］发热，烦躁不安。

该法临床上用于发热，躁动不安，有开胸除烦、退热的功效。

【文献选录】

《小儿推拿广意》："苍龙摆尾：医右手一把拿小儿左食中名三指，掌向上，医左手侧尝从总经起搓摩天河及至肘，略重些，自肘又搓摩至总经，如此一上一下，三四次，医又将左大指食中三指搓肘，医右手前拿摇动九次。此法能退热开胸。"

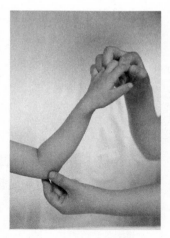

图4-31 苍龙摆尾法

九、猿猴摘果

［操作］以双手食、中指侧面分别夹住患儿耳尖向上提，再捏两耳重向下扯，如猿猴摘果之状（图4-32）。

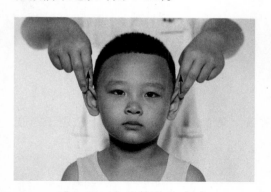

图4-32 猿猴摘果法（1）

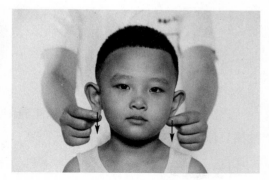

图4-32 猿猴摘果法（2）

［次数］向上提 10 ～ 20 次，向下扯 10 ～ 20 次。

［功效］利气，健脾和胃，镇静安神。

［主治］食积，寒疾，疟疾。

该操作法既除寒又能祛热，故在临床上常用于寒热往来、疟疾、寒痰、食积等。

【文献选录】

《幼科推拿秘书·十三大手法推拿注释》："猿猴摘果：此剿疟疾，并除犬吠人喝之症之良法也，亦能治寒气除痰退热。其法以我两手大食二指提孩儿两耳尖，上往若干数，又扯两耳坠，下垂若干数，如猿猴摘果之状。"

十、揉脐及龟尾并擦七节骨

［操作］先令患儿仰卧，医者一手揉脐，一手揉龟尾。揉毕再令患儿俯卧自龟尾推至七节骨为补，反之为泻（图4-33）。

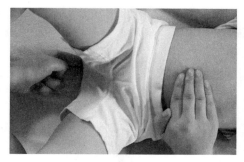
图4-33　揉脐及龟尾（1）

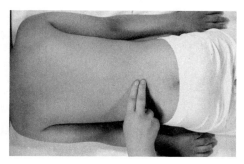
图4-33　擦七节骨（2）

［次数］各1～3分钟。

［功效］止泻利，通大便。

［主治］腹泻，痢疾，便秘。

若治赤白痢疾，必先泻后补，首先去大肠热毒，然后方可用补。

【文献选录】

《幼科推拿秘书·十三大手法推拿注释》："揉脐及龟尾并擦七节骨：此治泻痢之良法也。龟尾者，脊骨尽头闾尾穴也。七节骨者，从头骨数第七节也。其法以我一手，用三指揉脐，又以我一手，托揉龟尾。揉讫，自龟尾擦上七节骨为补，水泻专用补。若赤白痢，必自上七节骨擦下龟尾为泄，推第二次再用补。盖先去大肠热毒，然后可补也。若伤寒后骨节痛，专擦七节骨至龟尾。"

十一、赤凤点头

［操作］医者左手拿患儿肘肘，右手拿患儿中指上下摇之，如赤凤点头之状（图4-34）。

［次数］摇20～30次。

［功效］消胀，定喘，通关顺气，补血宁心。

［主治］疳证，腹胀，惊惕，咳喘胸闷等。

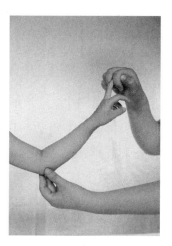
图4-34　赤凤点头法

此法针对虚寒性腹痛，操作时要轻柔和缓，以起到通关顺气、温中祛寒的作用。针对热吐，操作时可加大摆动幅度，且要用力，频率要快，以达到消积除胀、通关泄热的功效。

【文献选录】

《小儿推拿方脉活婴秘旨全书·十二手法诀》："赤凤摇头：此法将一手拿小儿中指，一手五指攒住小儿肘肘，将中指摇摆，补脾、和血也（中指属心，色赤，故也）。"

十二、凤凰展翅

[操作]医者以两手食、中二指，固定患儿之腕部，同时以拇指掐患儿之精宁、威灵二穴，并上下摇动如凤凰展翅之状（图4-35）。

[次数]按30次，摇20～30次。

[功效]救暴亡，舒喘胀，除噎，定惊。

[主治]寒证，寒喘，惊悸，噎膈，暴亡。

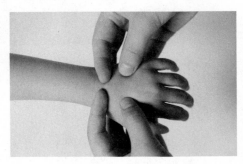

图4-35 凤凰展翅法

该操作方法能宣通气机，祛寒解表。临床上常用于因风寒困扰而致的呃逆等症。

【文献选录】

《小儿按摩经·手诀》："凤凰鼓翅：掐精宁、威灵二穴，前后摇摆之，治黄肿也。"

十三、按肩井法（总收法）

[操作]医者以左手中指，掐按患儿肩井穴，再以右手紧拿患儿食指及无名指，使患儿上肢伸直摇之（图4-36）。

[次数]摇20～30次。

[功效]通行一身之气血。

[主治]气虚易感，多汗等。

一般治疗结束必操作此法5～10次，

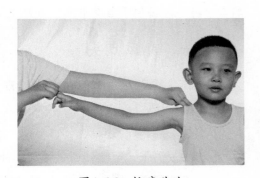

图4-36 按肩井法

关闭津门以防汗复出。

【文献选录】

《幼科推拿秘书·十三大手法推拿注释》："总收法：诸症推毕，以此法收之，久病更宜用此，永不犯。其法以我左手食指，掐按儿肩井陷中，乃肩膊眼也。又以我右手紧拿小儿食指、无名指，伸摇如数，病不复发矣。"

第五章　小儿推拿常用穴位

腧穴是人体脏腑经络之气输注聚集于体表之所，是治病的关键所在。小儿推拿的穴位不仅有经穴、经外奇穴、经验穴、阿是穴等，还有部分穴位是推拿学所特有的，称为特定穴，这些特定穴的形状有呈点、面和线状分布，是一般针灸书籍中未载入的，如《厘正按摩要术》中提到的："第高骨，脑空，在风池、风府上，龟尾在尾闾处，以补铜人所未载也。"又如"阳掌正面也，掌心为内劳宫。前离、后坎、左震、右兑……皆补铜人所未载也"。小儿推拿特定穴分布特点以双肘、膝以下为多，这些穴位是古人在长期实践中逐步探索出来的，历代医家的见解各有不同，因此一个穴名的位置互有出入，或者一个穴有几个穴名，穴名的含义与操作方法亦众说纷纭，我们根据文献考证，以穴名通用者为主，别名在后，重点介绍。

特定穴位命名特点，有其一定的依据，如《厘正按摩要术》中说："人身之有脐，犹天之有北辰也，故名天枢，又曰神阙，是神气之穴，为保生之根"，这说明此穴位在人体中的重要性；有的穴则是以脏腑命名的，如心经、脾经、大肠、膀胱等，这说明这些穴位同相应脏腑的密切关系；有的是根据解剖部位命名的，如五指节、四横纹、脊，这样的命名方式指出了精确的部位；还有的依据五行命名，如脾土、肺金、肾水；有的依据其形态命名，如山根、洪池等；也有以动物特点命名的，如老龙、百虫等。了解这些穴位的命名特点，不仅有助于记忆，也有利于对症治疗。

小儿推拿特定穴的治病原理是受经络学说指导的，如《灵枢·九针十二原》中说："五脏有六腑，六腑有十二原。十二原出于四关，四关主治五脏，五脏有疾，当取之十二原……"四关泛指四肢肘膝关节以下的部位与五脏六腑之气表里相通，有十二原穴，十二原穴经气输注，多出自两肘、两膝的四肢关节以下的部位，因此四肢关节以下的穴位都可以主治五脏的疾病。《灵枢·本脏》说："经脉者，所以行血气而营阴阳，濡筋骨，利关节者也。"因为经脉内属于脏腑，外络于肢节，将头面躯干、四肢百骸与五官九窍、五脏六腑联成统一整体结构，通过手法对经脉的刺激作用，促进经脉的运行，完成荣润周身的功能。

小儿推拿穴位呈面状分布为多，操作大部分是直接作用于皮肤，因此与十二皮部的关系密切。十二皮部是十二经脉机能活动反映于体表的部位，也是络脉之气所输注和布散的地方。人体皮肤的分布各有所属和所主，如《素问·皮部论》中说："皮有分部，脉有经纪……欲知皮部以经脉为纪者，诸经皆然。"故凡阳明经脉循行和到达人体的各部，不论是手阳明经或足阳明经，其皮肤的部位就属于阳明经皮部，凡手足三阴经的皮部所属同手足三阴经，如手厥阴经脉止于皮肤的部位就属厥阴经。皮部和经脉、络脉的关系相当密切，是通过经脉、络脉联系的，并输送经气达于经筋和皮部，从而保证了全身组织器官以及皮部的正常功能活动。十二经络所行止的皮肤部位也是十二经络在皮部的分属部位。皮部属于人体的最外层，所以它是保护机体，防御外邪的第一道屏障。在病理上，外部的邪气可通过皮部而侵入络脉、经脉，以至脏腑。如《素问·缪刺论》说："夫邪之客于形也，必先舍于皮毛，留而不去，入舍于孙脉，留而不去，入舍于络脉，留而不去，入舍于经脉，内连五脏，散于肠胃，阴阳俱感，五脏乃伤，此邪之从皮毛而入，极于五脏之次也。"同样的道理，内脏有病，亦可通过经脉、络脉而反映于皮部，由此可见皮部和经络、脏腑有密切的关系，《素问·皮部论》中说："是故百病之始生也，必先于皮毛。"凡外邪侵入脏腑都是先从皮毛开始的，在邪气侵入皮部的时候，如能及时治疗，病就会很快痊愈。《素问·阴阳应象大论》中指出："故善治者治皮毛，其次治肌肤，其次治筋脉，其次治六腑，其次治五脏。"当病邪侵入皮部，尚未到达经脉、脏腑时，抓住此时机治皮部，就会收到事半功倍的效果。

　　小儿推拿就是根据以上的原理和古人实践经验的总结，运用正确的推拿手法，在体表人体经络皮部系统所到达的部位，加上一种有规则的刺激来达到治病的目的。这种对体表的刺激，通过经络作用，使其所属的各有关脏腑受滞的气血得以畅通，人体的各机能得以恢复与增强，这就是小儿推拿的治病基本原理。

一、小儿推拿取穴定位的方法

　　人体腧穴的位置在体表是固定的，取穴的准确与否，可以直接影响推拿保健的效果，历代医家非常重视腧穴的定位与取法，如《千金要方》所说："肌肉文理节解缝会宛陷之中，及以手按之，病者快然。"肌肉和骨节就成为腧穴在体表定位的主要标志，可作为取穴的标准。《灵枢·骨度》就是以这些体表标志为依据，将人体各部的长度和宽度测量为一定的分寸，来确定腧穴的位置，此法不仅适用于成年人，也同样适用于小儿。

1. 体表解剖标志法

　　本法以人体体表骨节和肌肉的突起和凹陷、皮肤的皱纹、乳头、发际、脐窝以及唇眉等作为定穴的主要标志。这些标志附近的穴位，就可以直接根据标志来定位。

如两眉间定印堂穴，两乳间定膻中穴等。

2. 折量寸法

这种方法是将小儿不同部位之间的长度或宽度折为若干等分，每一等分标为一寸，以此作为量度穴位的标准。此法是以患儿本人一定部位为折量依据，所以不论高矮、胖瘦、男女，均可按照这个标准测量，此法为腧穴定位的基本原则。

3. 中指同身寸法

此法以患儿的中指中节屈曲时内侧两端纹之间作为一寸，本法多用于度量穴位的纵横距离间的标准。

4. 横指同身寸法

又名"一夫法"，本法是将患儿的食、中、无名、小指并拢，以中指中节横纹处为准，四指横量作为三寸，经常用于下肢、腹部。

5. 简便取穴法

此法也是小儿推拿中常用的一种取穴方法，如：两耳尖直上交会处取百会，中指末节取心经，握拳中指尖下取劳宫，拇指螺纹面取脾经等。

小儿推拿取穴方法，主要是用脏腑、经脉、五行相配。

二、小儿推拿穴位取法基本规律

1. 局部取穴

病在何经就取该经的腧穴治疗，如胃痛取中脘、腹泻取天枢等。

2. 邻近取穴

在患处的邻近部位选取有关的腧穴治疗，如遗尿取次髎，目疾取风池。这种方法除了加强疗效，也可单独使用。

3. 远道取穴

就是在发生疾病部位的远端取穴。如腹泻取大肠，血虚取脾经，腰背疾患取委中，发热取涌泉等。

三、常用配穴法

1. 俞募配穴法

俞穴在背部，是经气输转的部位，募穴在胸腹，是经气聚集的处所，五脏六腑各有俞穴、募穴，凡一脏腑有病，即可同时取该脏腑的俞穴和募穴进行治疗。例如：积证，可捏脊，重提背部的脾俞、胃俞，配合摩中脘；咳嗽捏脊，可重提肺俞，配合揉膻中等。

2. 五行配穴法

这种方法是按照五行生克的原理，结合虚则补其母，实则泻其子的原则进行配穴，如肺虚证，多汗少气，则可用补脾经、揉肾顶，因脾属土，土能生金，土为金母，这就是虚则补其母的意思。《幼科铁镜·卷二》中提出："脾土为一身之母也，有脾土而生肺金，肺金生肾水……此五脏相生之序也。"又指出："肝木克脾土，脾土克肾水……此五脏相克之序也。""不明五脏生克之定理，则治病兼补、兼泻之法，从何而施？"五行配穴法目前在临床上仍为常用之法。

四、小儿推拿穴位处方基本规律

穴位通过一定的组合形式，即成穴位处方，一般只用单独一个穴治病的可称为"独穴方"，如《推拿三字经》中提到的"独穴治，有良方"，即辨明病证后，只选用一个穴位，给予较长时间的推拿就能治愈疾病。如用推补脾经穴，促使麻疹透发；治腹泻单用推大肠穴等。由两个以上穴位组成的就为"复穴方"。通常的处方是在辨证立法的基础上，根据病情的需要，选择适宜的穴位，指定必要的次数，配以相应穴位组成。如《幼科推拿秘书·按穴却病手法论》曰："左旋右揉，推拿掐运，诸穴手法，至妙至精，苟缺一穴，而众穴不灵。"

主穴和辅穴有一定的区别。主穴是对主病主证起主要治疗作用的穴位，一个处方中首先必须选定最有针对性的穴位作为主穴，以解决主要矛盾。如风寒咳嗽、痰清稀、色白，可取推补肺经为主穴，其次揉膻中、肺俞、运内八卦等相辅。膻中、肺俞等功能与肺经相似为辅穴，这样配合组成，既可相辅相成，又可增强疗效。

本章中讲述了小儿推拿穴位位置、操作方法、次数、作用及临床应用，还引录了一些有关著作原文。其中"次数"一项仅作为6个月至1周岁小儿临证参考，临床应用时尚要根据小儿年龄大小、体质强弱、病情轻重等情况灵活变通。

第一节 头面颈项部穴位

一、天门（攒竹）

［位置］两眉中至前发际成一直线。

［操作］用两拇指自眉心向额上交替直推至天庭，称推攒竹，此法又称开天门（图5-1）。

［次数］30～50次。

［功效］祛风散寒，醒脑，明目。

［主治］感冒发热，头痛，精神萎靡，惊惕不安等。

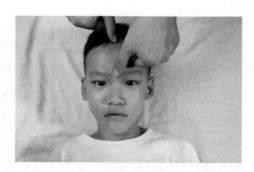

图5-1　开天门

［临床应用］开天门能疏风解表，开窍醒脑，镇静安神，外感内伤均宜。常用于外感发热见头痛等症，多与推太阳、推坎宫等合用；若惊惕不安，烦躁不宁，多与清肝经、按揉百会等配伍应用。对体质虚弱出汗较多、佝偻病患儿慎用。

【文献选录】

《小儿推拿广意》："推攒竹，医用两手大指自儿眉心交替往上直推是也。"

《保赤推拿法》："开天门法，凡推，皆用葱姜水，浸医人大指，若儿病重者，须以麝香末粘医人指上用之，先从眉心向额上，推二十四数，谓之开天门。"

二、坎宫（眉弓）

［位置］自眉心起至眉梢成一横线。

［操作］用两拇指自眉心向两侧眉梢做分推，称推坎宫或推眉弓，亦称分头阴阳（图5-2）。

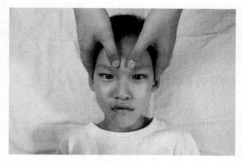

图5-2　推坎宫（1）

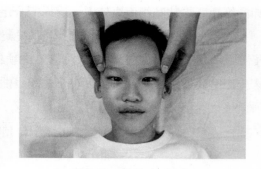

图5-2　推坎宫（2）

［次数］30～50次。

［功效］醒脑，明目，散风寒，止头痛。

［主治］感冒发热，头痛，惊风，目赤痛。

［临床应用］推坎宫能疏风解表，醒脑明目，止头痛。常用于外感发热，头痛。多与推攒竹、揉太阳等合用；若用于治疗目赤痛，多和清肝经，掐揉小天心，清天

河水等合用。亦可推后用掐按法，以增强疗效。

【文献选录】

《小儿推拿广意》："推坎宫医用两大指自小儿眉心分过两旁是也。"

《厘正按摩要术》："推坎宫法：法治外感内伤均宜。医用两大指，春夏蘸水，秋冬蘸葱姜和真麻油，由小儿眉心上，分推两旁。"

三、太阳

[位置]眉后凹陷处。

[操作]用两拇指桡侧自眼向耳直推，称推太阳。用中指端揉或运，称揉太阳或运太阳（图5-3）。向眼方向揉运为补，向耳方向揉运为泻。

[次数]直推约30次，揉30～50次，运约30次。

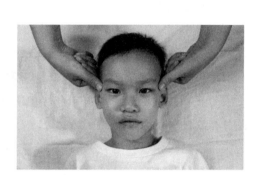

图5-3　运太阳

[功效]祛风散寒，明目。

[主治]感冒发热，有汗、无汗之头痛，目赤痛等。

[临床应用]推揉太阳能疏风解表，清热明目止头痛。推太阳主要用于外感发热。若外感表实头痛用泻法；若外感表虚，内伤头痛用补法。

【文献选录】

《幼科推拿秘书》："额角，左为太阳，右为太阴。"

《小儿推拿广意》："运太阳，往耳转为泻，往眼转为补……"

四、印堂（眉心）

[位置]两眉连线之中点。该穴为经外奇穴。

[操作]用拇指甲掐法或用指端做揉法（图5-4）。

[次数]掐3～5次，揉20～30次。

[功效]醒脑，提神，祛风通窍。

[主治]昏厥抽搐，慢惊风，感冒，头痛。

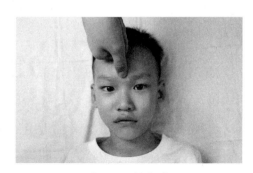

图5-4　掐印堂

[临床应用]治疗惊厥用掐法，多与掐人中、掐十宣合用。治疗感冒和头痛均用推法，常与推攒竹、推坎宫、揉太阳等配伍应用。印堂穴亦可作为望诊用。

【文献选录】

《小儿推拿方脉活婴秘旨全书》："慢惊风……掐住眉心良久……香油调粉推之。"

《小儿推拿广意》："印堂青色皆人惊，红白皆由水火侵，若要安然无疾病，镇惊清热即安宁。"

《厘正按摩要术》："印堂青，主惊泻。"

五、山根（山风、二门）

[位置]两目内侧之中，鼻梁上低洼处。

[操作]医者用拇指甲掐，称掐山根（图5-5）。

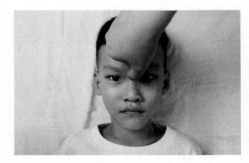

图5-5　掐山根

[次数]掐3～5次。

[功效]开窍，醒脑。

[主治]慢惊风，抽搐。

[临床应用]掐山根有开窍，醒目定神的作用。对惊风昏迷、抽搐等症多与掐人中、掐老龙等合用。本穴除用于治疗疾病外，还可作望诊用。如见山根处青筋显露为脾胃虚寒或惊风。

【文献选录】

《幼科推拿秘书》："山根在两眼中间，鼻梁骨，名二门。"

《幼幼集成》："山根青黑，每多灾异。山根，足阳明胃脉所起，大凡小儿脾胃无伤，则山根之脉不现，倘乳食过度、胃气抑郁，则青黑之纹，横截于山根之位，必有延绵啾唧，故曰灾异。"

六、人中（水沟）

[位置]人中沟上1/3与下2/3交界处。

[操作]用拇指甲掐，称掐人中（图5-6）。

[次数]掐3～5次或醒后即止。

[功效]开窍醒脑。

［主治］惊风，昏厥，抽搐，唇动。

［临床应用］掐人中能醒脑开窍，主要
用于急救。对于人事不省、窒息、惊厥或
抽搐时，掐之有效。多与掐十王、掐老龙等
合用。

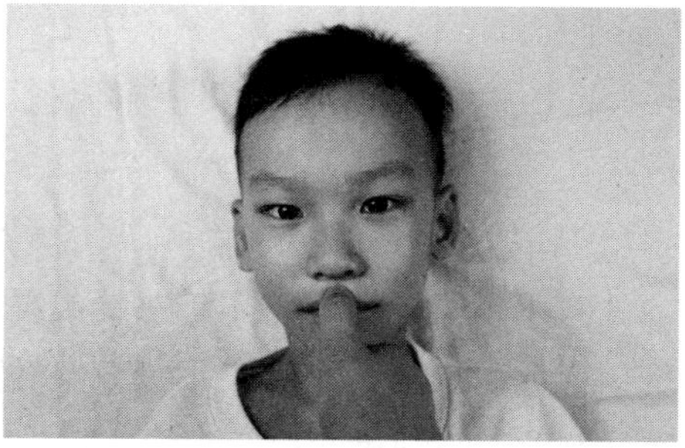

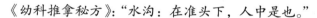

图5-6　掐人中

【文献选录】

《肘后备急方》："令爪其病人人中，
取醒。"

《幼科推拿秘方》："水沟：在准头下，人中是也。"

七、承浆

［位置］颐前唇下之陷中。

［操作］用拇指甲做掐法，或用拇指面做揉法，称掐承浆（图5-7），或揉承浆。

［次数］掐3～5次，揉20～30次。

［功效］安神镇惊，开窍还阳。

［主治］惊风抽搐，牙疳面肿，口眼㖞
斜，暴哑不语，中暑，消渴等症。

图5-7　掐承浆

［临床应用］承浆为足阳明胃经与任脉
的交会穴，与掐人中相配，可以交通任督，
升阳提神，用于一切昏厥。如能治疗惊风抽
搐，牙疳面肿。本穴配合谷、地仓、颊车则
可治疗口眼㖞斜、暴哑不语。揉承浆与推脾
经、揉肺俞相配合，可以治疗上消。

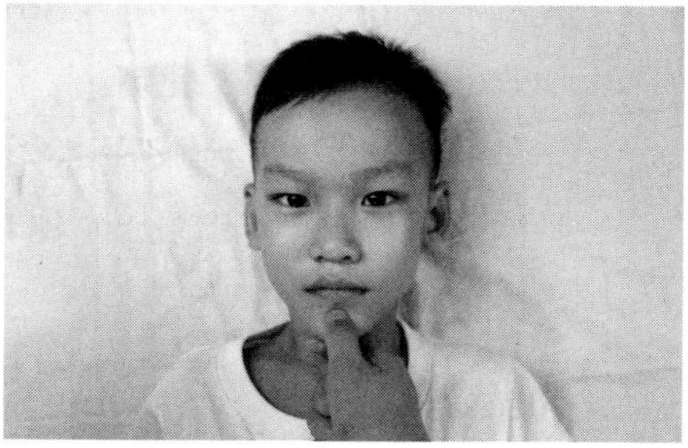

【文献选录】

《厘正按摩要术》："承浆：唇下陷中。"

八、迎香（宝瓶）

［位置］鼻翼旁0.5寸，鼻唇沟中。

［操作］用食、中二指按揉，称揉迎香（图5-8）。

［次数］按3～5次，揉20～30次。

［功效］通鼻窍。

［主治］鼻塞流涕，口眼㖞斜，急、慢性鼻炎。

［临床应用］鼻为肺窍，穴居两侧，揉之能宣肺气，通鼻窍。用于感冒或慢性鼻炎等引起的鼻塞流涕、呼吸不畅效果较好。多与清肺经、拿风池等合用。

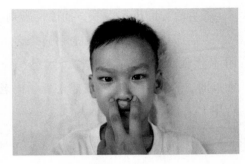

图5-8　揉迎香

【文献选录】

《按摩经》："口眼俱闭，迎香泻。"

九、牙关（颊车）

［位置］耳垂下1寸，下颌骨陷中。

［操作］以拇指按或中指揉，名按牙关或揉牙关（图5-9）。

［次数］按10～20次，揉约30次。

［功效］开窍，疏风，止痛。

［主治］牙关紧闭，口眼㖞斜，牙痛。

［临床应用］按牙关主要用于牙关紧闭；若口眼㖞斜则多用揉牙关。

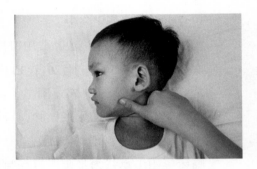

图5-9　揉牙关

【文献选录】

《按摩经》："牙关紧，颊车泻。"

《厘正按摩要术》："按牙关。牙关在两牙腮尽耳处，用大中二指对过着力合按之，治牙关闭者即开。"

十、囟门（信风、囟会）

［位置］前发际正中上2寸，百会前骨陷中。

［操作］医者两手四指扶儿头，两拇指自前发际向该穴轮换推之（囟门未合时，仅推至边缘），称推囟门。拇指端或中指端轻揉本穴，称揉囟门（图5-10）。

［次数］摩、推或揉50～100次。

［功效］祛风，定惊，开窍醒神。

［主治］头痛，惊风，鼻塞，衄血，解颅，神昏烦躁等。

［临床应用］推、揉囟门能镇惊安神通窍，多用于头痛、惊风、鼻塞等症。正常前囟在 12 ～ 18 个月之前闭合，故临床操作时手法需注意，不可用力按压。囟门也可用作保健，如用特制的中药膏摩囟门可预防感冒等症。

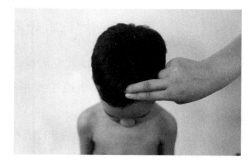

图5-10　揉囟门

【文献选录】

《幼科推拿秘书》："囟门穴；在百会前，即泥丸也。"

《千金要方》："小儿虽无病，早起常以膏摩囟上及手足心，甚避寒风。"

十一、百会

［位置］头顶正中线与两耳尖连线之交点。

［操作］医者用拇指或食、中、无名三指的指腹按或揉，称按百会或揉百会（图5-11）。

［次数］按 30 ～ 50 次，揉 100 ～ 200 次。

［功效］升阳举陷，安神镇惊，开窍明目。

［主治］头痛，惊风，目眩，惊痫，脱肛，遗尿，慢性腹泻，痢疾等症，常与补脾经、补肾经、推三关、揉丹田等合用。

［临床应用］百会为诸阳之会（手足三阳经、督脉），按揉之能安神镇惊，升阳举陷。治疗惊风、惊痫、烦躁等症，多与清肝经、清心经、掐揉小天心等合用。用于遗尿、脱肛等症，常与补脾经、补肾经、推三关、揉丹田等合用。

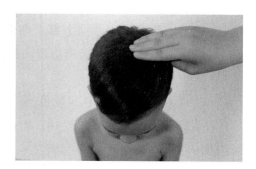

图5-11　按揉百会

【文献选录】

《幼科铁镜》："百会由来在顶心，此中一穴管通身，扑前仰后歪斜痫……腹痛难禁还泻血，亦将灸法此中寻。"

十二、耳后高骨（耳背高骨）

［位置］耳后入发际，乳突后缘高骨下凹陷中。

［操作］医者用两拇指或中指指腹揉，称揉耳后高骨（图5-12），或用掐拿、运法等。

［次数］揉约30次，运约30次，拿、掐各3～5次。

［功效］清热息风，镇惊安神。

［主治］感冒，头痛，惊风，痰涎，烦躁不安。

［临床应用］揉耳后高骨主要能疏风解表，治感冒头痛，多与推攒竹、推坎宫、揉太阳等合用；亦能安神除烦，治神昏烦躁等症。

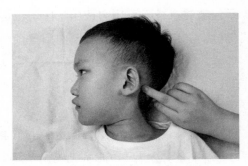

图5-12 揉耳后高骨

【文献选录】

《推拿仙术》："拿耳后穴：属肾经能去风。"

十三、风池

［位置］后发际（颈项上部）两侧凹陷处。

［操作］用拇指、食指指腹着力揉之或用拿法（图5-13）。

［次数］5～10次。

［功效］发汗解表，祛风明目。

［主治］感冒，头痛，发热，目眩，颈项强痛。

［临床应用］拿风池能发汗解表，祛风散寒。尤其对发汗效果显著，往往立见汗出；若再配合推攒竹、掐揉二扇门等，发汗解表之力更强，多用于感冒头痛，发热无汗等表实证。表虚者不宜用本法，拿揉风池还可治疗项背强痛症。

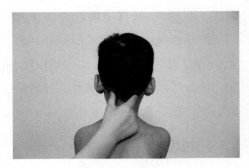

图5-13 拿风池

【文献选录】

《厘正按摩要术》："风池：耳后发际陷中。"

十四、天柱骨

［位置］颈后发际正中至大椎成一直线。

［操作］医者用拇指或食、中二指指面自上向下直推，称推天柱骨（图5-14），又称推天柱。亦可用酒盅或汤匙边蘸水自上向下刮，称刮天柱。

［次数］推100～500次，刮至皮下轻度瘀血即可。

［功效］顺气降逆，清热祛痛。

［主治］后头痛，项强痛，呕吐，发热。

［临床应用］推、刮天柱骨能降逆止呕，祛风散寒。主要用于治疗呕吐、恶心和外感发热、项强等症。治疗呕恶多与横纹推向板门，揉中脘等合用，单用本法亦有效，但推拿次数须多才行。治疗外感发热、颈项强痛等症多与拿风池、掐揉二扇门等同用。用刮法多用汤匙边蘸姜汁或清水自上向下，刮至局部皮下呈红色，可治暑热发痧等症。

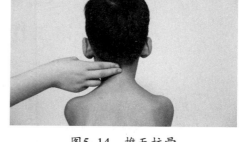

图5-14　推天柱骨

【文献选录】

《幼科推拿秘书》："天柱，即颈骨也。"

十五、桥弓

［位置］在颈部两侧沿胸锁乳突肌成一线。

［操作］用拇指或食、中、无名指做揉法，或用拇、食两指提拿，或用食、中二指做推法（图5-15）。

［次数］揉50～100次，提拿3～5次，抹3～5次。

［功效］舒筋活血，调和气血。

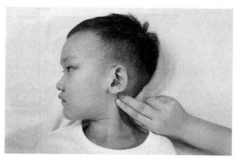

图5-15　推桥弓

［主治］斜颈，项强，高血压，惊风等。

［临床应用］在临床上常按、揉、提、捏、拿、抹此处治疗小儿肌性斜颈、小儿惊风、癫痫、高血压等症。

临证备要

1. 推攒竹、推坎宫、揉太阳、揉耳后高骨、拿风池五法均为治疗外感表证所常用，前四法多用于疏风解表，常相互配伍应用；拿风池主发汗，祛风寒。

2. 按揉百会、推揉囟门均能安神镇惊，通窍。按揉百会兼有升阳举陷的作用，常用于脱肛、遗尿等症。

3. 牙关、承浆均能治疗口眼㖞斜，前者主治牙关紧闭，后者主治流涎。

4. 天柱骨有降逆止呕、祛风散寒的作用；桥弓治疗肌性斜颈。

第二节　胸腹部穴位

一、天突

［位置］在胸骨切迹上缘，凹陷正中，属任脉。

［操作］

（1）按揉天突：用中指端按或揉，称按天突或揉天突（图5-16），或先按继而揉之称按揉天突。

（2）点天突：以食指或中指端微屈，向下用力点之。

（3）捏挤天突：用两手拇、食指捏挤天突穴，至皮下瘀血成红紫色为止。

［次数］按揉约30次，点3～5次。

［功效］理气化痰，降逆止呕，止咳平喘。

［主治］痰壅气急，咳喘胸闷，咳痰不爽，恶心呕吐，咽痛等。

［临床应用］按揉、点或捏挤天突可有效治疗由气机不利、痰涎壅盛或胃气上逆所致之痰喘、呕吐；若配推揉膻中、揉中脘、运八卦、清胃经等法则效更佳。对由中暑引起的恶心、呕吐、头晕等症，捏挤本穴，再配捏挤大椎、膻中、曲池等穴，亦有良效。

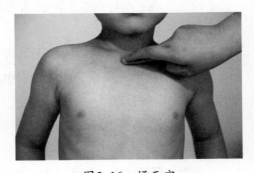

图5-16　揉天突

若用中指端微屈向下，做快速下按则有催吐之功。

【文献选录】

《厘正按摩要术》："天突：璇玑上一寸六分。"

二、璇玑

［位置］在天突下 1 寸，胸骨柄中央，属任脉。

［操作］以中指指腹揉之，称揉璇玑（图 5-17）；若先从璇玑穴处，沿胸肋自上而下向左右旁分推，再从鸠尾穴向下直推至脐部，再由脐部向左右推摩，最后从脐中推至小腹，称为开璇玑。

［次数］揉 20 ～ 50 次；开璇玑 50 ～ 100 次。

［功效］理气化痰，降逆止呕。

［主治］发热，气急，痰喘，胸闷，呕吐，厌食，腹泻。

［临床应用］开璇玑涉及胸腹多个穴位，可起到宽胸、理气化痰、降逆止呕、消食止

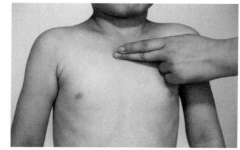

图5-17　揉璇玑

泻的作用，对于治疗发热、气急、痰喘、胸闷、呕吐、厌食、腹泻等呼吸系统和消化系统疾病均有良好效果。

【文献选录】

《幼科集要》："开璇玑：璇玑者，胸中，腹中，气海穴是也。凡小儿气促胸高，风寒痰闭，夹食腹痛、呕吐泄泻、发热抽搐、昏迷不醒，一切危险急症，置儿于密室中，解开衣带，不可当风，医用两手大指蘸姜葱热汁，在病儿胸前左右横推至两乳上近胁处，三百六十一次……再从心坎推下脐腹六十四次，次用热汁入右手掌心合儿脐上，左揿六十四次，右揿六十四次，揿毕，用两手自脐中推下小腹，其法乃备虚人泄泻者，逆推尻尾穴至命门两肾门，切不可顺推。"

三、膻中（心演）

［位置］在胸骨上，平第四肋间隙处，相当于两乳头连线的中点，属任脉。

［操作］用中指端行揉法称为揉膻中；自穴中向两旁分推至乳头，名分推膻中（图 5-18）；用食指、中指自胸骨切迹向下推至剑突，名推膻中。

[次数] 100～300 次。

[功效] 宽胸理气，宣肺止咳。

[主治] 胸闷，喉鸣，气喘，咳嗽，恶心，呕吐，呃逆，嗳气。

[临床应用] 膻中穴为气之会穴，居胸中，胸背属肺，推揉之能宽胸理气，止咳化痰。对各种原因引起的胸闷、吐逆、痰喘咳嗽均有效。治疗呕吐、呃逆、嗳气常与运内

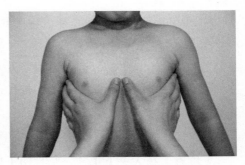

图5-18　分推膻中

八卦、横纹推向板门、分腹阴阳等合用。治疗喘咳常与推肺经、揉肺俞等合用；治疗痰吐不利则常与揉天突、按弦走搓摩、按揉丰隆等合用。

【文献选录】

《幼科推拿秘书》："膻中穴，在人迎下正中，与背后风门相对，皆肺家华盖之系。"

《幼科推拿秘书》："揉膻中风门：膻中在胸前堂骨洼处，风门在脊背上，与膻中相对。揉者，以我两手按小儿前后两穴。齐揉之，以除肺家风寒邪热，气喘咳嗽之症。"

四、乳根

[位置] 第五肋间隙，乳头直下 0.2 寸。属足阳明胃经。

[操作] 医者用两手拇指或食、中指端揉，称揉乳根（图 5-19）。

[次数] 揉 50～100 次。

[功效] 化痰止咳，消食化滞。

[主治] 胸闷，胸痛，咳嗽，气喘。

[临床应用] 用于胸闷、胸痛、咳喘等症，多与揉乳旁、推揉膻中等合用。

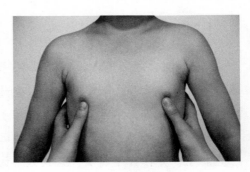

图5-19　揉乳根

【文献选录】

《幼科推拿秘书》："乳穴：在两乳下。"

五、乳旁（奶旁）

［位置］乳头外侧旁开 0.2 寸。

［操作］医者以两手拇指或食、中指端揉之，称揉乳旁（图 5-20）；或用两手拇指和食、中指拿之，称拿乳旁。

［次数］揉 30～50 次，拿 3～5 次。

［功效］理气，化痰，止咳。

［主治］胸闷，咳嗽，痰鸣，呕吐。

［临床应用］通常以拇指或食、中二指

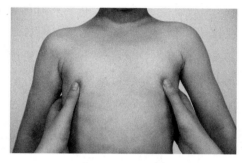

图5-20　揉乳旁

分置于乳根和乳旁同时揉之，能加强理气化痰止嗽的作用。本穴配推揉膻中、肺俞、中府、云门对由痰涎壅塞而致之肺不张有效。

【文献选录】

《小儿推拿广意》正形图注："奶旁止吐。""及至奶旁尤属胃，去风止吐力非轻。"

《厘正按摩要术》："奶旁，奶旁即乳旁，用右手大指按之治咳嗽，止呕吐，左右同。"

六、胁肋

［位置］从腋下两胁至天枢处。

［操作］令患儿两手抬起，或放于头上，医者以两手掌从患儿两胁腋下搓摩至天枢处，称搓摩胁肋（图 5-21），又称按弦走搓摩。

［次数］100～300 次。

［功效］顺气，化痰，除胸闷，消积聚。

［主治］胸闷，胁痛，痰喘气急，疳积，肝脾肿大等。

［临床应用］搓摩胁肋，性开而降，能顺气化痰，除胸闷，开积聚，对小儿由于食积、痰涎壅盛、气逆所致的胸闷、腹胀、气喘等有良效。若肝脾肿大，则须久久搓摩，非一日之功。但对脾胃虚弱，中气下陷，肾不纳气者慎用。

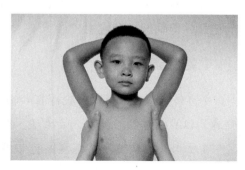

图5-21　搓摩胁肋

【文献选录】

《幼科推拿秘书》："按弦走搓摩，此法治积聚屡试屡验，此运开积痰积气痞疾之要法也，弦者，肋肘骨也，在两胁上。其法着一人抱小儿坐在怀中，将小儿两手抄搭小儿两肩上，以我两手对小儿两胁上搓摩至肚角下，积痰积气自然运化。若久痞则非一日之功，须久搓摩方效。"

《厘正按摩要术》："摩左右胁：左右胁在胸腹两旁肋膊处，以掌心横摩两边，得八十一次，治食积痰滞。"

七、中脘（胃脘、太仓）

［位置］脐上4寸，胸骨下端剑突至脐连线的中点，属任脉，又指中脘部。

［操作］用拇指、中指、无名指指腹或掌根按揉，称揉中脘（图5-22）；用掌面或四指指面着力环形摩动，称摩中脘；自中脘向上直推至喉下或自喉往下直推至中脘，称推中脘，又称推胃脘；自中脘推向鸠尾处，称"推三焦"；若沿季肋处做分推法，称分推腹阴阳。

［次数］揉或推100～300次；摩5分钟。

［功效］健脾和胃，消食和中。

［主治］胃脘痛，腹痛，腹胀，食积，呕吐，泄泻，食欲不振，嗳气等。

［临床应用］中脘为胃之募穴，专治消化系统疾病。

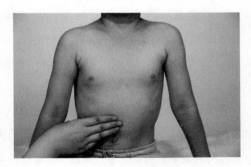

图5-22　揉中脘

（1）揉、摩中脘能健脾和胃，消食和中，临床多与按揉足三里、推脾经等合用治疗泄泻、呕吐、腹胀、腹痛、食欲不振等病证。

（2）自上而下推胃脘，主治胃气上逆、嗳气呕恶。自下向上推胃脘，有使儿吐的记载，但临床少有应用。

【文献选录】

《幼科推拿秘书》："中脘：在心窝下，胃腑也，积食滞在此。揉者，放小儿卧倒仰睡，以我手掌按而揉之，左右揉，则积滞食闷，即消化矣。"

《厘正按摩要术》："推胃脘：由喉往下推，止吐，由中脘往上推，则吐。均须蘸汤。"

八、腹

[位置] 胸腔与骨盆之间。

[操作] 两手拇指或两手食、中、无名和小指并拢，指腹同时自中脘穴斜下分推至腹两旁，称分推腹阴阳；掌或四指摩，称摩腹，逆时针摩为补，顺时针摩为泻，往返摩之为平补平泻（图5-23）。

[次数] 分推100～300次；摩5分钟。

[功效] 消食化滞，降逆止呕，健脾止泻，通便。

[主治] 腹痛，腹胀，食积，消化不良，恶心，呕吐，厌食，疳积，便秘。

[临床应用] 分腹阴阳与按弦走搓摩均有理气降逆的作用，但按弦走搓摩主疏泄肝胆，而分腹阴阳则主调理脾胃。分腹阴阳

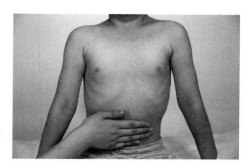

图5-23　掌摩腹

善治乳食停滞，胃气上逆引起之恶心、呕吐、腹胀等症，临床多与运八卦、推脾经、按揉足三里等配用。与清板门、运八卦、摩腹、捏脊等配合可治疗小儿厌食症。但脾虚泄泻者慎用本法。

摩腹能健脾和胃，理气消食。逆时针摩腹能健脾止泻，用于脾虚、寒湿型的腹泻；顺时针摩腹能消食导滞通便，用于便秘、腹胀、厌食、伤乳食泻等，多与分腹阴阳同用；双向摩腹则能和胃。久摩之有消乳食、强壮身体的作用，常与补脾经、按揉足三里、捏脊作为小儿保健手法应用。

【文献选录】

《厘正按摩要术》："摩腹，用掌心团摩满腹上，治伤乳食。"

《秘传推拿妙诀》："凡遇小儿不能言者，若偶然恶哭不止，即是肚痛，将一人把小儿置膝间，医人对面将两手搂抱其肚腹，着力久久揉之，如搓揉衣服状，又用手掌摩揉其脐，左右旋转数百余回，每转三十六，愈多愈效……"

《厘正按摩要术》："腹为阴中之至阴，食积痰滞瘀血，按之拒按之不拒，其中虚实从此而辨……验腹以神阙。"

九、脐（神阙）

[位置] 在脐中，属任脉，又指脐周腹部。

［操作］用中指指腹或掌根揉，称揉脐（图5-24）；以食、中、无名三指指面或手掌面摩称摩脐；用拇指和食、中二指抓住肚脐抖揉，亦可称揉脐，逆时针方向揉为补，顺时针方向揉为泻，往返揉之为平补平泻。捏挤肚脐指以拇、食指捏挤脐四周，至轻度瘀血为止。

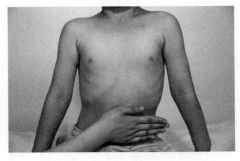

图5-24　掌根揉脐

［次数］100～300次。

［功效］温阳散寒，补益气血，健脾和胃，消食导滞。

［主治］泄泻，呕吐，腹胀腹痛，消化不良，厌食，疳积，肠鸣，痢疾，便结，脱肛。

［临床应用］此穴能补能泻，补之能温阳补虚，治疗寒湿、脾虚、肾虚，见泄泻、慢性消化不良、慢性痢疾、气虚脱肛等。泻之能消能下，治疗湿热型泄泻、痢疾、便秘、实热型脱肛等。平补平泻左右摩之则能和，有消乳食、强健身体的作用，多用于先天不足，后天失调或寒湿凝聚、乳食停滞、伤乳食泻、厌食等，亦可作为儿童保健法应用。

临床上揉脐、摩腹、推上七节骨、揉龟尾常配合应用，治疗腹泻收效显著。捏挤肚脐与揉天枢合用对治疗腹泻、腹痛亦有良效。

【文献选录】

《幼科推拿秘书》："揉脐及龟尾并擦七节骨；此治泻痢之良法也，龟尾者，脊骨尽头间尾穴也，七节骨者，从头骨数第七节也。其法以我一手，用三指揉脐，又以我一手，托揉龟尾，揉讫，自龟尾擦上七节骨为补，水泻专用补，若赤白痢，必自上七节骨擦下龟尾为泄，推第二次再用补，盖先去大肠热毒，然后可补也。若伤寒后，骨节痛，专擦七节骨至龟尾。"

十、天枢

［位置］脐旁2寸，左右各一，属足阳明胃经。

［操作］以一手食、中二指或两手拇指指腹着力揉之称揉天枢（图5-25）；以两手拇、食指捏挤至皮下轻度瘀血为止，称捏挤天枢。

［次数］揉100～200次，捏挤至局部瘀血为度。

［功效］理气消滞，疏理大肠。

［主治］腹胀，腹痛，腹泻，痢疾，便秘，食积不化。

［临床应用］天枢为大肠之"募穴"，能疏调大肠，理气消滞。用于治疗急慢性胃肠炎、痢疾及消化功能紊乱引起的腹泻、呕吐、食积、腹胀、大便秘结等症。与拿肚角相配伍可有效缓解腹痛。操作时，以拇指、食指八字分开，按而揉之。

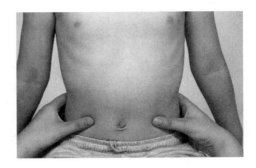

图5-25　揉天枢

【文献选录】

《幼科推拿秘书》："揉天枢，天枢穴在膻中两旁两乳之下，揉此以化痰止嗽，其揉法以我大食两指八字分开，按而揉之。"

十一、丹田

［位置］小腹部，在脐下 2.5 寸。

［操作］用掌面着力于丹田施与摩法，称摩丹田；以拇指或四指指腹吸定于局部体表揉动，称揉丹田（图 5-26）。

［次数］摩 2 ～ 3 分钟，揉 100 ～ 300 次。

［功效］培肾固本，温补下元，泌别清浊。

［主治］小腹胀痛，腹泻，便秘，遗尿，小便短赤，小便闭，脱肛，疝气。

［临床应用］本穴多用于泌尿、生殖系统疾病，常与补肾经、推三关、揉外劳宫等配合应用，治疗小儿先天不足，寒凝少腹所致的腹痛、疝气、遗尿、脱肛等症。如用于遗尿，则与补肾经、揉二马合用，取其温补下元的功效。若用于尿闭、小便赤，多配清小肠、推箕门等，取其分利之功。

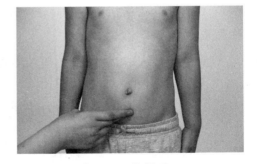

图5-26　指揉丹田

【文献选录】

《幼科推拿秘书》："丹田穴，即气海也。"

《厘正按摩要术》："搓脐下丹田处，以右手周围搓摩之，一往一来，治膨胀腹痛。"

十二、气海

［位置］脐下 1.5 寸，属任脉。

［操作］以拇指、中指或掌根施与揉法，称揉气海（图 5-27）；用拇指或中指端点、按，称点气海或按气海。

［次数］揉 100～300 次，点、按均 3～5 次。

［功效］散寒止痛，引痰下行。

［主治］腹痛，腹泻，遗尿，脱肛，疝气，胸膈不利，痰涎壅结不降。

［临床应用］本穴为腹部止痛要穴，尤对虚寒腹痛效果更佳。临床多与按揉大肠俞、足三里等配用，治疗肠痉挛和肠功能紊乱引起的腹痛。亦可与运内八卦配合，用于治疗胸膈不利，痰涎壅结不降。

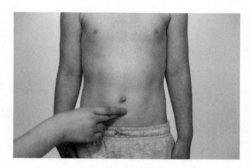

图5-27　指揉气海

【文献选录】

《厘正按摩要术》："气海：脐下一寸五分。"

十三、关元

［位置］脐下 3 寸，肚脐下缘和耻骨上缘连线的中点。

［操作］用中指指腹或掌面着力施与揉法，称揉关元（图 5-28）。若用艾条灸之称灸关元。

［次数］揉 100～300 次；用艾条灸 3～5 分钟，或以局部红润为度。

［功效］培补元气，温肾壮阳。

［主治］腹痛，腹泻，痢疾，小便不通，遗尿，五迟，五软等证。

［临床应用］本穴为小肠的"募穴"，揉关元、补肾经、揉足三里常用于治疗虚寒性腹痛，腹泻，痢疾等；与揉百会、肾俞、命门等合用可治疗遗尿。以上诸穴若用艾条灸之，则效果更佳。此外，关元具有强健身体的作用，在防病保健中常用本穴。

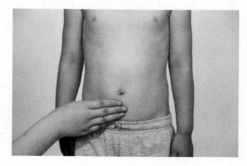

图5-28　揉关元

【文献选录】

《幼科推拿秘书》："关元穴：脐下宽平处，与下气海相连。"

十四、肚角

［位置］脐下2寸，旁开2寸两大筋。

［操作］用拇、食、中三指向深处拿之，称为拿肚角（图5-29）。用中指端或掌心按之，称按肚角。

［次数］拿、按各3～5次。

［功效］健脾和胃，理气消滞。

［主治］腹痛，腹泻，腹胀，痢疾，便秘。

［临床应用］按、拿肚角是止腹痛之要法。其对各种原因引起的腹痛均可应用，对寒痛、伤食痛效果尤其显著。临床常配揉一窝风以增强止痛效果。但拿肚角刺激性较强，一般操作3～5次即可，且为防止患儿哭闹影响手法进行，通常在诸手法推毕，再拿此穴。

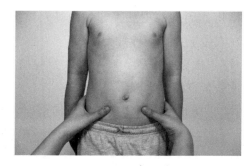

图5-29　拿肚角

【文献选录】

《小儿推拿广意》："……肚痛太阴脾胃络，肚疼泄泻，拿停。"

《厘正按摩要求》："按肚角，肚角在脐之旁，用右手掌心按之，治腹痛亦止泄泻。"

临证备要

1. 按揉天突、开璇玑、推揉膻中、推八道、揉乳根、揉乳旁、按弦走搓摩七法均能宽胸理气，治疗上焦气机不利，但前四法主降逆平喘，止咳化痰，多用于痰喘气急，咳嗽呕吐；揉乳旁、揉乳根主止咳化痰；按弦走搓摩主疏肝消积，顺气化痰。

2. 揉中脘、摩腹、揉脐、分腹阴阳、揉天枢、拿肚角六法均能健脾和胃，理气消食，为临床治疗消化系统疾病所常用。揉中脘主要用于脾胃虚弱或胃脘胀满，食积不化等症；摩腹、揉脐主要用于消化功能紊乱、腹泻、便秘等症；分腹阴阳能和胃理气，降逆止呕；揉天枢、拿肚角主要能止腹痛、除腹胀，用于各种原因引起的腹痛、腹胀。

3. 揉丹田、揉气海、按揉关元能温阳散寒，泌别清浊，治下焦虚寒。用于消化系统病证，如腹痛、腹泻、便秘；用于泌尿系统病证，如遗尿、尿闭、脱肛等。

第三节　腰背部穴位

一、大椎

［位置］在第七颈椎与第一胸椎棘突之间。属督脉。

［操作］医者用中指端按或揉，称按大椎和揉大椎（图5-30）。用双手拇指、食指将其周围的皮肤捏起，向其穴挤去，称捏挤大椎，或用屈曲的食、中两指蘸水，在穴位上提拧，称拧大椎。

［次数］按揉30～50次，捏挤至局部皮肤紫红瘀斑为度。

［功效］清热解表，通经活络。

［主治］发热，项强，咳嗽，感冒，百日咳。

［临床应用］揉大椎有清热解表的作用，主要用于感冒、发热、项强等症，此外用提拿法对治疗百日咳有一定的疗效。

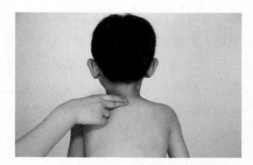

图5-30　按揉大椎

【文献选录】

《厘正按摩要术》："大椎：第一节上。"

二、肩井（膊井）

［位置］在大椎与肩峰连线之中点，肩部筋肉处。属足少阳胆经。

［操作］用拇指与食、中二指对称用力提拿肩筋，称拿肩井。用指端按其穴，称按肩井（图5-31）。

［次数］拿3～5次，按揉10～30次。

［功效］解表发汗，通窍行气。

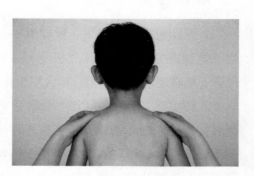

图5-31　按肩井

［主治］感冒，惊厥，上肢抬举不利。

［临床应用］按、拿肩井能宣通气血，发汗解表，临床常与四大手法相配合，多用于治疗外感发热无汗、肩臂疼痛、颈项强直等。本法为诸法推毕的结束动作，称为总收法。

【文献选录】

《幼科铁镜》："肩井穴是大关津，掐此开通血气行，各处推完将此掐，不愁气血不周身。"

《厘正按摩要术》："按肩井，肩井在缺盆上，大骨前寸半。以三指按，当中指下陷中是。用右手大指按之，治呕吐发汗。"

《幼科推拿秘书》："总收法，诸症推毕，以此法收之，久病更宜用此，永不犯。"

三、风门

［位置］第二胸椎棘突下（第二胸椎与第三胸椎间）旁开 1.5 寸。

［操作］用拇指或食、中指端揉，称揉风门（图 5-32）。

［次数］20 ～ 30 次。

［功效］解表通络。

［主治］感冒，咳嗽，气喘，鼻塞，骨蒸潮热，盗汗及腰背部病证。

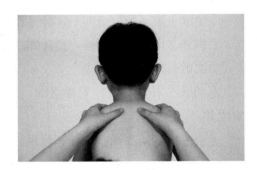

图5-32　揉风门

［临床应用］揉风门主要用于外感风寒，咳嗽气喘，临床上多与清肺经、揉肺俞、推揉膻中等配合应用。治骨蒸潮热，盗汗与揉二马、揉肾顶、分手阴阳等相配合；治疗背腰肌肉疼痛，与拿委中、承山、昆仑等穴相结合应用。

【文献选录】

《幼科推拿秘书》："风门穴，在脊骨二节下……咳嗽揉之，取热。"

四、肺俞

［位置］第三胸椎棘突下，即身柱穴旁开 1.5 寸。

［操作］用两拇指或食、中二指端揉，称揉肺俞（图 5-33）；两拇指分别自肩

胛骨内缘从上向下推动，称推肺俞或分推肩胛骨。

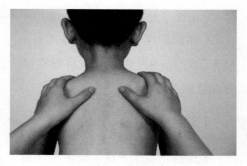

图5-33　揉肺俞

［次数］揉50～100次，推100～200次。

［功效］止咳化痰，益气补肺。

［主治］咳嗽，痰鸣，胸闷，胸痛，发热等。

［临床应用］揉肺俞、分推肺俞能调肺气，补虚损，止咳嗽，多用于呼吸系统疾病。如久咳不愈时加推补脾经以培土生金，效果更好。

【文献选录】

《推拿仙术》："肺俞穴，一切风寒用大指面蘸姜汤旋推之，左右同。"

《厘正按摩要术》："推肺俞：肺俞在第三椎下，两旁相去脊各一寸五分，对乳引绳取之。须蘸葱姜汤。左旋推（顺时针）属补，右旋推（逆时针）属泻，但补泻须分四六数用之，治风寒。"

五、心俞

［位置］第五胸椎棘突下，旁开1.5寸。

［操作］用揉法，称揉心俞（图5-34）。

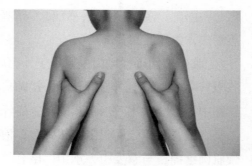

图5-34　揉心俞

［次数］50～100次。

［功效］补益心气，安神益智；散发心室之热。

［主治］胸闷心悸，盗汗，惊风，烦躁，智力障碍，遗尿，脑瘫等。

［临床应用］揉心俞、璇玑、膻中、乳旁，和运八卦、分阴阳、清心经等合用可宽胸理气，调整阴阳，定惊安神。揉心俞与补肺经，揉肾顶、风门同用具健脾益气、扶正固表、益气养阴之功。配七节骨、肺经、肾经、外劳宫、百会、丹田等穴可温补肾阳，养心安神，固涩小便。

【文献选录】

《幼科推拿秘书》："穴在脊背者……心俞穴（在七节骨左寸许）。"

六、肝俞

［位置］第九胸椎棘突下，旁开 1.5 寸。

［操作］用揉法，称揉肝俞（图 5-35）。

［次数］50 ～ 100 次。

［功效］疏肝利胆，理气明目，平抑肝脏之阳。

［主治］黄疸，胁痛，目赤肿痛，近视，斜视，烦躁，惊风等。

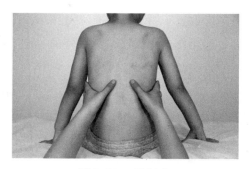

图5-35　揉肝俞

［临床应用］揉肝俞和清肺经，揉心俞、小天心、二马、涌泉，清天河水，分阴阳等并用具滋阴除烦、理气镇静之功。用于近视、斜视等眼科病证需选用睛明、瞳子髎、承泣等眼周穴位配合肝俞、光明以柔肝养血明目。

【文献选录】

《厘正按摩要术》："肝俞：九椎旁一寸五分。"

七、脾俞

［位置］第十一胸椎棘突下，旁开 1.5 寸。

［操作］用揉法，称揉脾俞（图 5-36）。

［次数］50 ～ 100 次。

［功效］健脾和胃，消食祛湿。

［主治］呕吐，腹泻，疳积，食欲不振，黄疸，水肿，慢惊风，四肢乏力等。

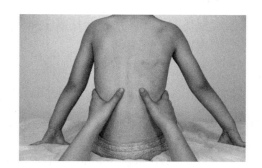

图5-36　揉脾俞

［临床应用］揉脾俞能健脾胃，助运化，祛水湿。常用于治疗脾胃虚弱、乳食内伤、消化不良等，多与推脾经、按揉足三里合用。

【文献选录】

《厘正按摩要术》："脾俞：十一椎旁一寸五分。"

八、胃俞

［位置］第十二胸椎棘突下，旁开 1.5 寸。

［操作］用揉法，称揉胃俞（图 5-37）。

［次数］50 ～ 100 次。

［功效］和胃助运，消食导滞，清利胃

腑之热。

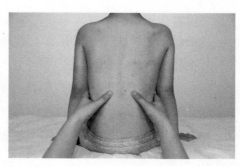

图5-37　揉胃俞

［主治］胸胁痛，胃脘痛，呕吐，腹胀，

疳积，肠鸣等。

［临床应用］揉胃俞和揉中脘、梁丘常

用于治疗胃脘痛。与推脊柱、补脾经、清胃经、运八卦、分阴阳、揉拇腮、横纹推

向板门等并用可用于治疗呕吐。

【文献选录】

《厘正按摩要术》："胃俞：十二椎旁一寸五分。"

九、肾俞

［位置］第二腰椎棘突下，旁开 1.5 寸。

［操作］用揉法，称揉肾俞（图 5-38）。

［次数］50 ～ 100 次。

［功效］滋阴壮阳，补益肾元。

［主治］腹泻，便秘，少腹痛，下肢痿

软乏力，慢性腰背痛，肾虚气喘等。

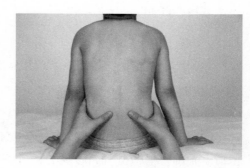

图5-38　揉肾俞

［临床应用］揉肾俞能滋阴壮阳，补益

肾元，常用于肾虚腹泻或阴虚便秘，或下肢

痿痪等，多与揉二马、补脾经或推三关等合用；治慢性腰背痛常与腰俞、委中等配

合，治疗肾虚气喘与揉肺俞、脾俞等配合应用。

【文献选录】

《厘正按摩要术》："肾俞：十四椎旁一寸五分。"

十、大肠俞

［位置］第四腰椎棘突下，旁开 1.5 寸。

［操作］用揉法，称揉大肠俞（图 5-39）。

［次数］50 ～ 100 次。

［功效］调肠通腑，通便止泻，外散阳明腑实之热。

［主治］腹痛，腹胀，腹泻，便秘。现代常用于治疗小儿肠炎、痢疾、痔疮、阑尾炎等。

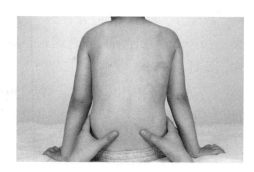

图5-39　揉大肠俞

［临床应用］揉大肠俞与推下七节骨、清大肠、掐揉四横纹、揉板门、分阴阳等并用具调肠通腑之效，可消除腹胀。本穴与推七节骨、三关，补脾经、肾经，揉龟尾、外劳宫、足三里、止痢、天枢、摩腹等配合，可温补肾阳，益气健脾，助运止泻。

【文献选录】

《厘正按摩要术》："大肠俞：十六椎旁一寸五分。"

十一、腰俞

［位置］第十五椎下旁开 3 寸凹陷中。

［操作］按揉本穴，称按腰俞或揉腰俞（图 5-40）。

［次数］15 ～ 30 次。

［功效］通经活络。

［主治］腰痛，下肢瘫痪。

［临床应用］按揉腰俞能通经活络，多用于下肢瘫痪等。

【文献选录】

《幼科推拿秘书》："腰俞穴：对前两腰旁。"

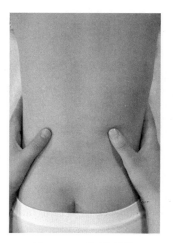

图5-40　按揉腰俞

十二、脊柱

［位置］大椎至长强成一直线。

［操作］用食、中、无名三指面自上而下做直推，称抚脊（图5-41）；用捏法自下而上称捏脊。每捏三下将背脊提一下，称为捏三提一法。在捏前先在背部轻轻按摩几遍，使肌肉放松。

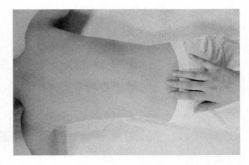

图5-41　抚脊

［次数］推100～300次，捏3～5遍。

［功效］调阴阳，理气血，和脏腑，通经络。

［主治］发热，惊风，夜啼，疳积，腹泻，呕吐，便秘等。

［临床应用］

（1）脊柱穴属督脉经，督脉贯脊属脑络肾，督率阳气，统摄真元。用捏脊法自下而上能调阴阳，理气血，和脏腑，通经络，培元气，具有强健身体的功能，是小儿保健常用主要手法之一。临床上多与补脾经、补肾经、推三关、摩腹、按揉足三里等配合应用，治疗先天和后天不足的一些慢性病证均有一定的效果。本法单用名捏脊疗法，不仅常用于小儿疳积、腹泻等病证，还可以用于成人失眠，肠胃病，月经不调等病证。本法操作时亦旁及足太阳膀胱经脉，临床应用时可根据不同的病情，重提或按揉相应的背部腧穴，能加强疗效。

（2）推脊柱，自上而下，能清热，多与清天河水、退六腑、推涌泉等合用，并能疗腰背强痛，角弓反张，下焦阳气虚弱等。

【文献选录】

《肘后备急方》："拈取其脊骨皮，深取痛行之，从龟尾至顶乃止。未愈更为之。"

《推拿仙术》："伤寒骨节疼痛，从此用指一路旋推至龟尾。"

十三、七节骨

［位置］第四腰椎至尾椎骨端（长强穴）成一直线。

［操作］用拇指桡侧面或食、中二指面自下而上或自上而下做直推，分别称推上七节骨和推下七节骨（图5-42）。

［次数］100～200次。

［功效］温阳止泻，泄热通便。

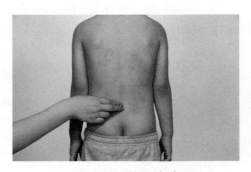

图5-42　推七节骨

［主治］泄泻，便秘，脱肛。

［临床应用］

（1）推上七节骨能温阳止泻，多用于虚寒腹泻或久痢等症。它常与按揉百会、揉丹田等合用，治疗气虚下陷的脱肛、遗尿等症。若属实热证，则不宜用本法，用后多令儿腹胀或出现其他变证。

（2）推下七节骨能泄热通便，多用于肠热便秘或痢疾等症。若腹泻属虚寒者，不可用本法，防止滑泄。

【文献选录】

《幼科推拿秘书》："七节骨，水泻，从龟尾向上擦如数，立刻即止，若痢疾，必先从七节骨往下擦之龟尾，以去肠中热毒，次日方自下而上也。"

十四、龟尾

［位置］在尾椎骨端。

［操作］用拇指端或中指端揉，称揉龟尾（图5-43）。

［次数］100～300次。

［功效］通调大肠。

［主治］泄泻，便秘，脱肛，遗尿。

［临床应用］揉之能通调督脉之经气，调理大肠的功能。穴之性能平和，能止泻，也能通便，多与揉脐、推上七节骨配合应用，以治腹泻、便秘等症。

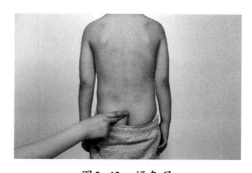

图5-43 揉龟尾

【文献选录】

《小儿按摩经》："掐龟尾：掐龟尾并揉脐，治儿水泻、乌痧、膨胀、脐风、月家盘肠等惊。"

临证备要

1.揉肺俞、脾俞、肾俞三法主要能调治肺、脾、肾本脏疾病，如本脏虚损能补其不足；若邪实，则能泻其有余。

2.推脊柱、揉大椎和风门均能清热。推脊柱清热作用较大，揉大椎和风门兼能祛风解表治喘嗽。

第四节　上肢部穴位

一、脾经（脾土）

［位置］在拇指桡侧自指尖至指根处（或在拇指末节螺纹面）。

［操作］推脾经分为补脾经、清脾经、清补脾经三法（图5-44）。使患儿微屈拇指，自指尖推向指根（或旋推螺纹面）称补脾经；若使患儿拇指伸直自指根推向指尖（或在拇指正面自指尖直推向指根）为清，称清脾经；来回推为平补平泻，称清补脾经。

［次数］100～500次。

［功效］健脾胃，补气血，清湿热，消食积，化痰涎。

［主治］体质虚弱，食欲不振，肌肉消瘦，精神萎靡，呕吐，泄泻，伤乳食，便秘，痢疾，黄疸，湿痰，咳嗽，便血及斑、疹、痧隐而不透等。

［临床应用］

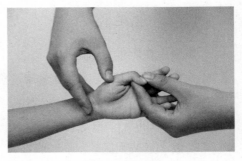

图5-44　推脾经

（1）用补法能健脾胃，补气血。用于脾胃虚弱，气血不足而引起之食欲不振、肌肉消瘦、消化不良等，以补脾经为主。多与推三关、捏脊、运八卦、推大肠等法合用。

（2）用清法能清热利湿，化痰涎。凡湿热熏蒸，皮肤发黄，身热不扬，恶心呕吐，腹泻，下痢等，以清脾经为主。多与清天河水、清肺经、揉小天心、推箕门、推小肠等清热利尿法合用。

（3）用清补法能和胃消食，增进食欲。用于饮食停滞，脾胃不和而引起之胃脘痞滞、吞酸、纳呆、腹泻、呕吐等症，以清补脾经为主，与运八卦、揉板门、分腹阴阳等合用。用于湿热留恋久而不退或外感发热兼湿者，可用清补脾经推20～30分钟，至微汗出，效果较好。小儿脾胃薄弱，不宜攻伐太过，在一般情况下，脾经穴多用补法，体壮邪实者方可用清。

（4）小儿体虚，正气不足，患斑疹热病时推补本穴，可使瘾疹透出，但手法宜快，用力宜重，实具补中有泻之意。

【文献选录】

《小儿按摩经》："掐脾土，曲指左转为补，直推之为泻。饮食不进、人瘦弱，肚起青筋、面黄、四肢无力用之。"

《幼科铁镜》："大指面属脾……曲者，旋也。手指正面旋推为补，直推至指甲为泻。"

二、肝经（肝木）

［位置］在食指掌面末节。

［操作］推肝经分为清肝经、补肝经二法，用推法自食指掌面末节指纹起向指尖推称清肝经，亦称平肝（图5-45）；反之为补，称补肝经。

［次数］100～500次。

［功效］平肝泻火，解郁除烦，养阴平肝，和气生血。

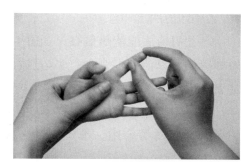

图5-45 清肝经

［主治］惊风，目赤，烦躁不安，五心烦热，口苦咽干，头晕头痛，耳鸣等。

［临床应用］

（1）用清法能平肝泻火，解郁除烦。用于惊风、抽搐、烦躁不安、五心烦热等，以清肝经为主，多与清心经、掐揉小天心、补肾经、退六腑合用。

（2）肝经宜清不宜补，若肝虚应补时则补后加清或以补肾经代之，为滋肾养肝法。

【文献选录】

《厘正按摩要术》："推肝木，肝木即食指端，蘸汤，侧推之直入虎口，能和气生血。""食指端肝，三节大肠。"

《幼科推拿秘书》："大拇指下一指，名为食指，属肝，肝气通于目，络于食指，通于小天心穴，足太溪穴。"

三、心经（心火）

［位置］在手中指掌面末节。

［操作］推心经，分清心经、补心经两法。用推法自中指掌面末节指纹起推向指

尖为清，称清心经（图5-46）；反之为补，
称补心经。

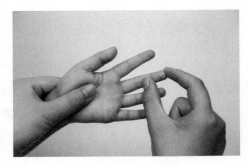

图5-46 清心经

［次数］100～500次。

［功效］清热退心火，补益心血，养心
安神。

［主治］五心烦热，口舌生疮，小便赤
涩，惊惕不安，心血不足，汗出无神，目眦
红赤等。

［临床应用］

（1）用清法能清热退心火。用于心火旺盛而引起之高热神昏、面赤口疮、小便
短赤等症，以清心经为主，多与退六腑、清天河水、清小肠合用。清心经临床可以
清天河水代之。

（2）用于气血虚弱，心烦不安，睡卧露睛等，以补心经为主，多与补脾经、推
三关、揉二马等合用。本穴宜用清法，不宜久用补法，需补时可补后加清，恐动
心火。

【文献选录】

《保赤推拿法》："推掐心经穴法，心经，即中指尖。向上推至中指尽处小横纹，
行气通窍，向下掐之能发汗。""从中指尖推到横门穴，止小儿吐。""掐中指甲法：
掐儿中指甲上面轻轻掐之，止儿泻。"

《厘正按摩要术》："中指端心，三节小肠。"

四、肺经（肺金）

［位置］在无名指掌面末端。

［操作］推肺经，分补肺经、清肺经两
法。用推法，自无名指掌面末节指纹起推
至指尖为清，名清肺经（图5-47）；反之为
补，名补肺经。

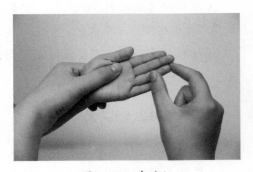

图5-47 清肺经

［次数］100～500次。

［功效］补益肺气，清肺泄热，止咳化痰。

［主治］感冒，咳嗽，气喘，呕吐，痰鸣，
面白，自汗，盗汗，脱肛，遗尿，大便秘

结，麻疹不透。

［临床应用］

（1）用清法能清肺泄热，化痰止嗽。用于肺热痰喘、痰鸣等，以清肺经为主，配清天河水、退六腑、推揉膻中、运八卦等。

（2）用补法能补益肺气。用于肺气虚损，见咳嗽、气喘、面白、自汗、畏寒等，以补肺经为主，与补脾经、推三关、揉二马等合用。

【文献选录】

《厘正按摩要术》："无名指端肺，三节包络。"

《儿科推拿疗法简编》："向上推为清，向下为补。"

五、肾经（肾水）

［位置］在小指掌面稍偏尺侧，自小指尖直至指根（或在小指掌面末节）。

［操作］推肾经，分补肾经、清肾经两法。用推法，自指根推至小指尖（或旋推螺纹面）为补，称补肾经（图5-48）；反之，自指端向指根方向直推为清，谓清肾经。

［次数］100～500次。

［功效］滋肾壮阳，强筋健骨，温养下元，清热利尿。

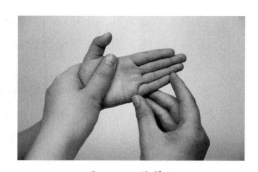

图5-48 补肾经

［主治］先天不足，久病体虚，五更泄泻，遗尿，咳嗽，喘息，癫痫，目赤，膀胱湿热，小便淋浊刺痛。

［临床应用］

（1）用补法，能滋肾壮阳，强筋健骨。用于先天不足、久病体虚、肾虚久泻、喘息等，多与补脾经、揉二马、推三关等合用。

（2）用清法，能清利下焦湿热。用于膀胱蕴热、小便赤涩、腹泻等，配掐揉小天心、清小肠、推箕门等。

（3）推脾经、推心经、推肝经、推肺经、推肾经五法统称推五经，专治五脏病变，据脏腑虚实，或用清法，或用补法，灵活应用。

【文献选录】

《推拿仙术》："眼不开，气血虚，推肾水为主。"

《小儿推拿广意》："肾水，推之退脏腑之热，清小便之赤，如小便短，又宜补之。""小便黄赤，可清之。治宜清肾水，自肾指尖推往根下为清也。"

六、大肠

[位置] 在食指桡侧缘，由指尖至虎口成一直线。

[操作] 推大肠，分补大肠、清大肠、清补大肠三法。用右手拇指桡侧面，自指尖直推至虎口为补，称补大肠（图5-49），亦称侧推大肠；反之为清，称清大肠；来回推为调，名清补大肠。

[次数] 100～500次。

[功效] 调理肠道，止寒热泻痢，退肝胆之火，通便。

[主治] 泄泻，痢疾，便秘，腹痛，脱肛，肛门红肿。

[临床应用]

（1）用补法能调理肠道，止寒热泻痢。用于寒热泄泻、痢疾、大便秘结、脱肛等，以推补大肠为主，多与补脾经、推三关、补肾经、分阴阳等合用。如治痢疾，色红者配推肾经、清天河水；色白者配推三关。水泻严重时，宜利小便，不可推补本穴，如推补之，则止泻过急，往往使患儿发生呕吐。

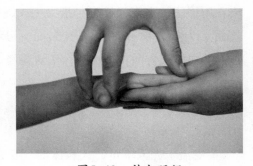

图5-49　补大肠经

（2）用清法能清热，除湿，导滞，退肝胆之火。用于湿热滞留肠道，身热腹痛，痢下赤白等，以清大肠为主，配清天河水、分阴阳、清脾经、清肺经等。

在临床上治痢疾、便秘常用大肠一穴，但需推30分钟左右，才能收到较好的效果。对急性痢疾里急后重者，应先用清肺经，待里急后重减轻，或消失之后，再用大肠穴。

（3）用清补法能调理肠道功能。用于虚实相兼之便秘、泄泻、腹胀、纳呆等，多与运八卦、清补脾经等合用。

【文献选录】

《小儿按摩经》："搯大肠，倒推入虎口，止水泻痢疾肚膨胀用之。红痢补肾水，白痢多推三关。"

《小儿推拿方脉活婴秘旨全书》："大肠侧推倒虎口，止泻止痢断根源。"

《幼科推拿秘书》："大肠筋在食指外边，络联虎口，直到食指侧巅。""向外正推泄肝火，左向内里推补大肠。"

七、小肠

［位置］在小指尺侧边缘，自指尖至指根。

［操作］推小肠，分清小肠、补小肠两法。用推法，自指尖向指根直推为补，称推补小肠；反之为清，称清小肠（图5-50）。

［次数］100～500次。

［功效］滋阴补虚，清热利尿，泌别清浊。

［主治］小便赤涩，水泻，午后潮热，口舌糜烂等。

［临床应用］本穴多用清法，有清热利尿，泌别清浊的作用，主要用于小便短赤不利或尿闭，泄泻等。若心经有热，移热于小肠，以本法配清天河水，能加强清热利尿的作用。若阴虚水亏，小便短赤，可用补法。

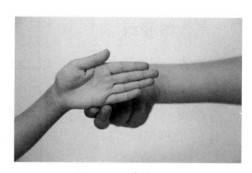

图5-50　清小肠经

【文献选录】

《幼科推拿秘书》："小肠穴，在小拇指外边。"

《推拿三字经》："小便闭，清膀胱，补肾水，清小肠（小肠心之府，心气一动，肺气一行，化物出事）。"

八、十王（十宣）

［位置］在两手十指尖，靠近指甲处。

［操作］搯十王（图5-51），以拇指甲依次搯之。

［次数］3～5次。

［功效］清热，醒神，开窍。

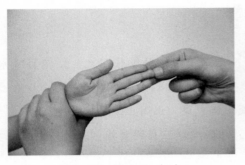
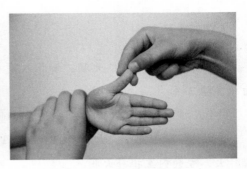

图5-51　掐十王（1）　　　　　图5-51　掐十王（2）

[主治] 急热惊风，抽搐，心热，烦躁不安，神呆，精神恍惚。

[临床应用] 本穴主要用于急救，多与掐人中、少商、中冲等合用。

【文献选录】

《小儿推拿广意》："五指甲伦为十王穴。""十王穴，掐之则能退热。"

九、四横纹

[位置] 手掌面，第二至第五指节第一指间关节之横纹。

[操作]

（1）掐四横纹：以拇指甲依次掐之，继而揉之（图5-52）。

（2）推四横纹：以拇指桡侧在四横纹穴左右推之。

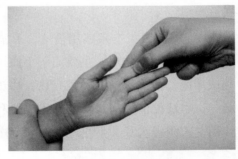

图5-52　掐四横纹

[次数] 掐3～5次，推100～300次。

[功效] 退脏腑之热，调和气血，消胀散结。

[主治] 气血不畅，腹痛，腹胀，疳积，消化不良，气喘，口唇破裂。

[临床应用] 本穴掐之能退热除烦散结，推之能调中行气，和气血，消胀。用于胸闷痰喘，多与运八卦、推肺经、推膻中等合用。可用于伤乳食，消化不良，腹胀等，用推四横纹与捏脊、推脾经、运板门合用。

临床用于营养不良、泄泻、疳积等，亦可用毫针或三棱针点刺本穴，再配捏脊法效果较好。

【文献选录】

《小儿按摩经》："推四横纹，和上下之气血，人事瘦弱，奶乳不思，手足常掣，头偏左右，肠胃湿热，眼目翻白者用之。""推四横纹：以大拇指往来推四纹，能和上下之气，气喘腹痛可用。"

《小儿推拿广意》："四横纹，掐之退脏腑之热，止肚痛，退口眼歪斜。"

十、小横纹

[位置] 手掌面，第二至第五指指掌关节之横纹。

[操作]

（1）推小横纹：以拇指桡侧，在小横纹推之。

（2）掐小横纹：以拇指甲依次掐之，继以揉之（图5-53）。

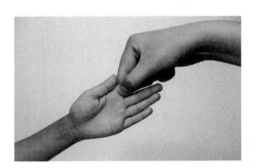

图5-53 掐小横纹

[次数] 推100～500次，掐3～5次。

[功效] 退热，消胀，散瘀结。

[主治] 口唇破裂，口疮，发热，烦躁，腹胀等。

[临床应用] 本穴主要用于腹胀及口唇破裂。因脾虚作胀者，兼补脾经；因食损者，兼揉脐、清补脾经、运八卦；口唇破裂、口舌生疮者，兼清脾经、清胃经、清天河水。

【文献选录】

《小儿推拿广意》："小横纹：掐之退热除烦，治口唇破烂。"

《厘正按摩要求》："三节根为小横纹。"

《小儿推拿广意》："本穴治口唇破裂及肚胀效果最好，如因脾虚作胀者，兼补脾土穴，疗效更好。"

十一、掌小横纹

[位置] 掌面，小指根下，尺侧掌纹头。

[操作] 揉掌小横纹，以拇指或食指揉之（图5-54）。

[次数] 100～500次。

［功效］开胸散积，消郁热，化痰涎。

［主治］口舌生疮，流涎，肺炎，百日咳及一切痰壅喘咳。

［临床应用］本穴为治口舌生疮、喘咳的效穴，对婴儿流涎剧烈者，有良效。此外，肝区疼痛时，揉之亦有效果。

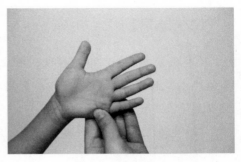

图5-54　揉掌小横纹

四横纹、小横纹、掌小横纹均能退热，散结。四横纹善和气血，消食积，治体虚消化不良；小横纹善清脾胃之热，调中消胀，治气与痰结而产生之腹胀、口唇破裂；掌小横纹善清心肺之郁热，治口舌生疮、喘咳等。

【文献选录】

《小儿推拿学概要》："本穴为治喘咳、口舌生疮等症的效穴，肝区疼痛时，揉之亦有效果。"

十二、肾顶

［位置］小指掌面末端处。

［操作］揉肾顶，以拇指着力揉之（图5-55）。

［次数］100～500次。

［功效］收敛元气，固表止汗。

［主治］自汗，盗汗，解颅等。

［临床应用］本穴为止汗要穴。对自汗、盗汗或大汗淋漓者，有良效。阴虚盗汗配揉二马，阳虚自汗配补脾经。

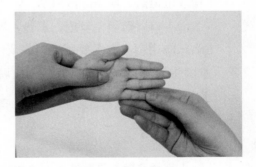

图5-55　揉肾顶

【文献选录】

《小儿推拿学概要》："功用收敛元气，固表止汗。"

十三、肾纹

［位置］手掌面，小指第二指间关节横纹处。

［操作］揉肾纹，用拇指或食指着力揉之（图5-56）。

［次数］100～500次。

［功效］祛风明目，散结退热。

［主治］目赤肿痛，鹅口疮，热毒内陷，瘀结不散，高热惊厥。

［临床应用］本穴主要用于目赤肿痛及热毒内陷，瘀热不散所致之高热、呼吸气凉、四肢逆冷等症，多与揉小天心、退六腑、清天河水、分阴阳等合用。

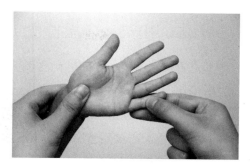

图5-56　揉肾纹

【文献选录】

《小儿推拿学概要》："功用：散瘀结，善能由内引外。"

十四、内劳宫（牢宫）

［位置］掌心中央，屈指时中指、无名二指所着之处的中间。

［操作］以拇指甲掐揉之，称掐揉内劳宫；以中指端做运法，称运内劳宫（图5-57）。

［次数］揉运100～300次，掐3～5次。

［功效］清热除烦，息风凉血。

［主治］发热，烦渴，口疮，便血，齿龈糜烂，虚烦内热。

［临床应用］本穴属心包络，为清热除烦的效穴。用于五心烦热、口舌生疮、便血等，多与清天河水、清心经合用。若推拿时在内劳宫穴滴一滴凉水，用口吹之，则清热力更强。

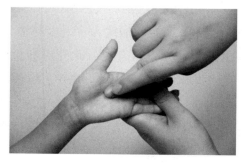

图5-57　运内劳宫

【文献选录】

《小儿推拿辑要》："一擦心经，二揉劳宫，推上三关，发热出汗，用之引开毛发孔窍。"

《小儿按摩经》："揉劳宫，动心中之火热，发汗用之，不可轻动。""丹凤摇尾，以一手掐劳宫，以一手掐心经摇之，治凉。"

《小儿推拿广意》："内劳宫，属火，揉之发汗。"

十五、小天心（鱼际交）

［位置］在掌根、大小鱼际交接之凹陷中。

［操作］

（1）掐揉小天心：用拇指甲掐揉之（图5-58）。

（2）捣小天心：用食指或中指屈曲，以指尖或指间关节捣之。

［次数］100～500次。

［功效］清热，镇惊，利尿，明目。

［主治］惊风，抽搐，烦躁不安，夜啼，小便赤涩，目斜视，目赤痛，疹痘欲出不透等。

［临床应用］

（1）本穴性寒，为清心安神的要穴。用于心经有热、惊风、夜寐不安，常以掐揉小天心为主，与清天河水、揉二马、清肝经等合用。若惊风眼翻、斜视宜用捣法；眼上翻，向下捣；右视左捣，左视右捣。

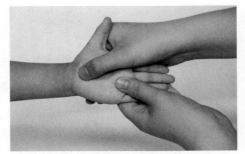

图5-58　揉小天心

（2）心经热盛，移热于小肠而致口舌生疮、小便黄赤以掐揉为主，多与清天河水、揉二马、清小肠合用。此外对新生儿硬皮症、黄疸、遗尿、水肿、疮疖、痘疹欲出不透等均有效。

（3）本穴与内劳宫同属心包络，均能清心经之热，镇惊安神，但内劳宫清热力强，小天心则安神力强，并能利尿、透疹。

【文献选录】

《小儿按摩经》："掐小天心，天吊惊风，眼翻白偏左右，及肾水不通用之。"

《幼科铁镜》："儿眼翻上者，将大指甲在小天心向掌心下掐即平，儿眼翻下者，将大指甲在小天心向总筋上掐即平。"

《保赤推拿法》："小天心穴，在儿手掌尽处。"

十六、八卦（手掌八穴、内八方、内八卦）

［位置］以手掌中心为圆心，以圆心至中指根横纹约2/3处为半径，画一圆圈，八卦穴即在此圆圈上（对小天心者为坎，对中指者为离，在拇指侧离至坎半圆的中

点为震，在小指侧半圆的中点为兑），共八
个方位。

［操作］

（1）顺运八卦，又称运内八卦。用拇指
面自乾向坎运至兑为一遍，在运至离时轻轻
而过（图5-59）。

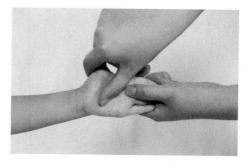

图5-59　运内八卦

（2）逆运八卦，能降气平喘，用于痰
喘、呕吐等症，多与推天柱骨、推揉膻中
合用。

（3）分运八卦

乾震顺运：自乾经坎、艮掐运至震。

巽兑顺运：自巽经离、坤掐运至兑。

离乾顺运：自离经坤、兑掐运至乾。

坤坎顺运：自坤经兑、乾掐运至坎。

坎巽顺运：自坎经艮、震掐运至巽。

巽坎逆运：自巽经震、艮掐运至坎。

艮离顺运：自艮经震、巽掐运至离。

水火既济：自坎至离、自离至坎来回推运。

揉艮宫：用指腹在艮宫揉运。

［次数］运100～500次，掐运7～14次，揉100～200次。

［功效］宽胸理气，止咳化痰，行滞消食，降气平喘，止呕止泻，清热发汗，平
衡阴阳。

［主治］咳嗽，气喘，胸闷，呕吐，泄泻，腹胀，食欲不振，恶寒，发热，惊惕
不安等症。

［临床应用］

（1）顺运八卦性平和，善开胸膈，除气闷胀满。胸膈不利、伤乳食、胸闷、腹
胀等症均可用之。多与推脾经、掐揉四横纹、运板门、推揉膻中、分腹阴阳、按弦
走搓摩等法合用。本法用于痰喘、咳嗽等症，多与揉膻中、推脾经、推肺经合用。

（2）逆运八卦能降气平喘，用于痰喘、呕吐等症，多与推天柱骨、推膻中合用。

（3）分运八卦多与顺运或逆运八卦合用。乾震顺运能安魂；巽兑顺运能定魄；
离乾顺运能止咳；坤坎顺运能清热；坎巽顺运能止泻；巽坎逆运能止呕；艮离顺运
能发汗；水火既济能调济水火，平衡阴阳；揉艮宫能健脾消食。

【文献选录】

《小儿按摩经》："运八卦，除胸肚膨闷，呕逆气吼意，饮食不进用之。"

《保赤推拿法》："运内八卦法，从坎至艮，左旋推，治热，亦止吐。从艮到坎右旋推，治凉，亦止泻。掌中离南、坎北、震东、兑西、乾西北、艮东北、巽东南、坤西南。男女皆推左手。"

十七、板门（胘门）

[位置] 在手掌大鱼际之平面。

[操作]

（1）揉板门：用拇指或食指指腹着力在大鱼际中间点上做揉法（图5-60）。

（2）板门推向横纹：以右手拇指桡侧自拇指根推向腕横纹。

（3）横纹推向板门：以右手拇指桡侧自腕横纹推向拇指根。

[次数] 推100～300次，揉30～50次。

[功效] 消食化滞，健脾和胃，除鼓胀，止呕吐。

[主治] 食欲不振，伤乳食，呕吐，泄泻，腹胀，气喘，嗳气。

[临床应用]

（1）揉板门具健脾和胃、消食化滞、运达上下之气之效。用于乳食停积、食欲不振、嗳气、腹胀、泄泻、呕吐等症。一般多与推脾经、运八卦、分腹阴阳等合用，亦可单用板门一穴治腹泻、呕吐等，推揉次数宜多。

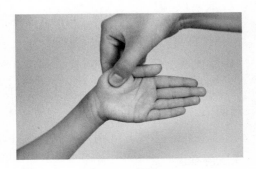

图5-60 揉板门

（2）板门推向横纹，功专止泻。用于脾阳不振，乳食停滞引起之泄泻，多与推大肠、推脾经等合用。

（3）横纹推向板门，功专止呕。用于胃气受伤，失于和降，推之能和胃降逆而止呕吐，多与推脾经、分腹阴阳、运八卦等合用。

【文献选录】

《小儿按摩经》："揉板门，除气促气攻，气吼气痛，呕胀用之。"

《小儿推拿方脉活婴秘旨全书》："板门，在大指节下五分，治气促，气攻，板门推向横纹，主吐；横纹推向板门，主泻。"

《小儿推拿广意》："板门穴，揉之除气吼，肚胀。""推板门止小肠之寒气。"

十八、胃经（胃）

[位置] 在大鱼际肌桡侧赤白肉际，成一直线。

[操作] 用拇指或食、中二指自掌根推向拇指根，称清胃经（图5-61），反之为补。

[次数] 100～500次。

[功效] 清脾胃湿热，消食积，降逆止呕。

[主治] 恶心，呕吐，呃逆，嗳气，泄泻，吐血，衄血等。

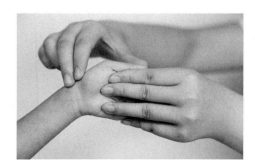

图5-61　清胃经

[临床应用]

（1）清胃经能清脾胃之湿热，和胃降逆，泻胃火，除烦止渴。亦可用于胃火上亢引起的衄血等症。临床上可独穴用，亦可与其他穴位合用。

（2）补胃经能健脾胃，助运化，临床上常与补脾经、揉中脘、摩腹等合用。

【文献选录】

《厘正按摩要术》："大指端脾，二节胃。"

十九、运土入水、运水入土

[位置] 手掌面，大指根至小指根，沿手掌边缘一条弧形曲线。

[操作] 自拇指端的桡侧沿手掌边缘，经小天心运至小指端的尺侧，称运土入水，反之称运水入土（图5-62）。

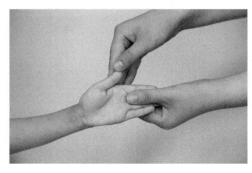

图5-62　运土入水（1）

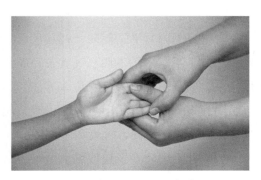

图5-62　运水入土（2）

［次数］100～300 次。

［功效］消热祛湿，健脾润燥。

［主治］小便赤涩，腹胀，痢疾，吐泻，便秘，食欲不振等。

［临床应用］

（1）运土入水能清脾胃湿热，利尿止泻。常用于新病、实证，如因湿热内蕴而见少腹胀满、小便赤涩、泄泻、痢疾等症。

（2）运水入土能健脾而助运化，润燥而通大便。多用于因脾胃虚弱而见完谷不化、腹泻痢疾、疳积、便秘等症。

【文献选录】

《小儿推拿广意》："运水入土，身弱肚起青筋，为水盛土枯，推以润之。""运土入水，丹田作胀，眼睁，为土盛水枯，推以滋之。"

《保赤推拿法》："运水入土，从小儿指梢肾经推去……至大指梢脾经按之，补脾土虚弱。""运土入水，从儿大指梢脾经推去……至小指梢肾经按之，治小便赤涩。"

二十、阴阳

［位置］在手掌根，小天心穴两侧，拇指侧为阳池，小指侧为阴池。

［操作］

（1）分阴阳：用两手拇指指腹，从小天心穴向两侧分推（图 5-63）。

（2）合阴阳：以两手拇指从阴池、阳池向小天心穴合推。

［次数］100～300 次。

［功效］平衡阴阳，调和气血，消食积，行痰散结。

［主治］寒热往来，腹泻，呕吐，食积，身热不退，烦躁不安，惊风，抽搐，痰涎壅盛。

［临床应用］

（1）分阴阳具平衡阴阳、调和气血、消食积之效。用于阴阳不调、气血不和而致寒热往来、烦躁不安、腹胀、泄泻等症，均以分阴阳为主；实热证阴池重分，虚寒证阳池重分，以达阴阳平衡，气血和调。

（2）合阴阳功专行痰散结，用于痰结喘嗽、胸闷等症，以合阴阳为主，配揉肾纹、

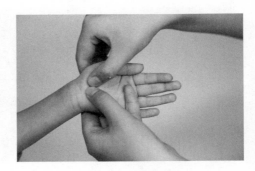

图5-63　分手阴阳

清天河水等清热散结的穴位。

【文献选录】

《小儿推拿方脉活婴秘旨全书》："横纹两旁，乃阴阳二穴，就横纹上，以两大指中分，望两旁抹，为分阴阳。肚胀，腹膨胀，泄泻，二便不通，脏腑虚，并治。"

《幼科推拿秘书》："阳池穴阴池穴，在小天心两旁。""大横纹在手掌下一道横纹。""分阴阳……推此不特能和气血。凡一切鼓胀泄泻，如五脏六腑有虚，或大小便不通，或惊风痰喘等疾，皆可治之。至于乍寒乍热尤为对症。热多则分阳从重，寒多则分阴从重。""合阴阳……盖因痰涎涌甚，先掐肾经取热。"

二十一、总筋

［位置］在手腕掌后横纹中点。

［操作］

（1）揉总筋：以拇指或中指指端着力按揉之。

（2）拿总筋：以拇指指腹着力于穴位上，以食指按手腕背部对合拿之，另一手握其四指摆动（图5-64）。

［次数］揉100～300次，拿3～5次。

［功效］清心热，退潮热，通调周身气机。

［主治］心经热，口舌生疮，潮热，牙痛，肠鸣吐泻，惊风抽搐。

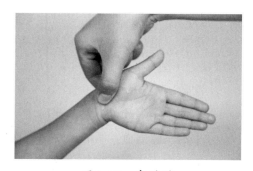

图5-64　拿总筋

［临床应用］本穴能清热，亦能通调周身气机。用揉法操作宜快，稍用力，对实热、潮热皆有疗效。若口舌生疮、潮热、夜啼用掐揉法，配清天河水能加强其清热的作用。

【文献选录】

《小儿按摩经》："掐总筋，过天河水，能清心经，口内生疮，遍身潮热，夜间啼哭，四肢常掣，去三焦六腑五心潮热病。""诸惊风，总筋可治。"

《幼科推拿秘书》："总筋穴，在大横纹下，指之脉络皆总于此，中四指脉皆总于此。"

《小儿按摩经》："诸惊风，总筋可治。"

二十二、左端正

[位置]中指桡侧,指甲根旁1分许。

[操作]掐揉左端正,以拇指指甲掐之,继以揉之(图5-65)。

[次数]掐3～5次,揉50～100次。

[功效]止泻痢。

[主治]痢疾,霍乱,水泻,眼右斜视。

[临床应用]本穴能升提中气,止泻痢。用于水泻、痢疾,多与推脾经、推大肠合用。

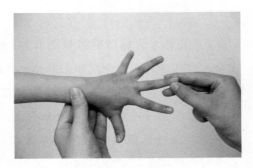

图5-65　掐左端正

【文献选录】

《小儿推拿广意》:"右视掐左端正。"

二十三、右端正

[位置]中指尺侧,指甲根旁1分许。

[操作]掐揉右端正,以拇指指甲掐之,继以揉之(图5-66)。

[次数]掐3～5次,揉50～100次。

[功效]止呕吐,降逆,止血。

[主治]鼻出血,呕吐,眼左斜视。

[临床应用]用于胃气上逆而致恶心、呕吐,多与运八卦、推脾经、横纹推向板门等

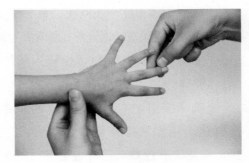

图5-66　掐右端正

合用。本穴对鼻衄有良效,法用细绳由中指第三节横纹起扎至指端(不可过紧),扎好患儿静卧。

【文献选录】

《小儿推拿广意》:"眼左视,掐右端正穴……中指中节外边是。"

《厘正按摩要术》:"中指左右为两端正。"

二十四、老龙

［位置］在中指背，距指甲根中点1分许。

［操作］掐老龙，以拇指甲掐之，继以揉之（图5-67）。

［次数］掐3～5次。

［功效］开窍醒神。

［主治］急惊暴死，昏迷不醒，高热抽搐。

［临床应用］本穴主要用于急救。若小儿急惊暴死或高热抽搐，掐之知痛有声音，可治；不知痛而无声者，难治。

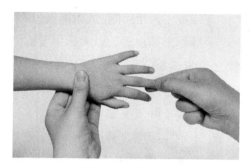

图5-67　掐老龙

【文献选录】

《保赤推拿法》："掐老龙穴法：此穴在中指背靠指甲处，相离如韭叶许，若儿急惊暴死，对拿精灵、威灵二穴，不醒，即于此穴掐之，不知疼痛难救。"

二十五、拇腮

［位置］在拇指背，距指甲根中点约1分许。

［操作］掐拇腮，以拇指掐之，继以揉之（图5-68）。

［次数］掐3～5次，揉50～100次。

［功效］降逆止呕。

［主治］恶心，呕吐。

［临床应用］本穴用于恶心、呕吐，多与推脾经、运八卦、推天柱骨等合用。

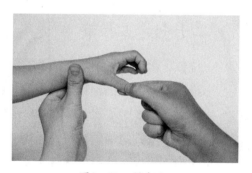

图5-68　掐拇腮

【文献选录】

《小儿推拿广意》："吐血，两大指甲后一韭叶，即拇腮穴，须平掐。"

《推拿指南》："此法能止吐，拇腮穴在大指甲后一韭叶，同右大指甲掐之。男左女右。"

二十六、皮罢（肝记）

［位置］拇指尺侧，大指甲根旁约 1 分许。

［操作］掐皮罢，以大指甲重掐之，继以揉之（图 5-69）。

［次数］掐 3 ～ 5 次。

［功效］降气平喘，醒神。

［主治］哮喘，神迷。

［临床应用］用于哮喘要多掐重揉，多与其他平喘理气穴合用。

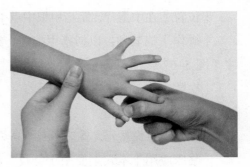

图 5-69　掐皮罢

【文献选录】

《秘传推拿妙诀》："八拿皮罢穴，属肝经能清神。"

《厘正按摩要术》："掐大指端，大指端即肝记穴，又名皮罢，掐之治吼喘，并治昏迷不醒者。"

《推拿指南》："此法治哮喘神迷，皮罢穴一名肝记，在大指端爪甲内，用右大指甲重掐之。男左女右。"

二十七、五指节

［位置］掌背五指第一指间关节。

［操作］拇指甲掐，称掐五指节（图 5-70）；用拇、食指揉搓，称揉五指节。

［次数］掐 3 ～ 5 次，揉搓 20 ～ 50 次。

［功效］安神镇惊，祛痰，通窍。

［主治］惊风，吐涎，惊惕不安，咳嗽痰盛等。

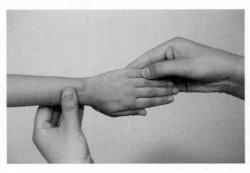

图 5-70　掐五指节（1）

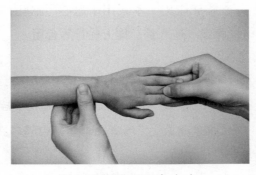

图 5-70　掐五指节（2）

　　［临床应用］掐五指节能用于惊惕不安、惊风等症，多与清肝经、掐老龙等合用。揉五指节主要用于胸闷、痰喘、咳嗽等症，多与运内八卦、推揉膻中等合用。捻搓五指节可治扭挫伤引起关节肿痛、屈伸不利等症。经常搓捻五指节有利于小儿智力发育，可用于小儿保健。

【文献选录】

　　《小儿推拿广意》："五指节，掐之祛风化痰，苏醒人事，通关膈闭塞。"

　　《厘正按摩要求》："掐五指节：五指在手背指节窝纹处……后以揉法继之，治口眼歪斜，咳嗽风痰。"

　　《推拿仙术》："四肢乱舞，掐五指节，清心经为主。"

二十八、二扇门

　　［位置］在手背中指本节两旁陷中。

　　［操作］掐揉二扇门，以两手拇指或食指掐揉之（图5-71）。

　　［次数］100～500次。

　　［功效］发汗透表，退热平喘。

　　［主治］伤风，感冒，痰喘气粗，呼吸不畅，急惊风，口眼㖞斜，发热无汗等。

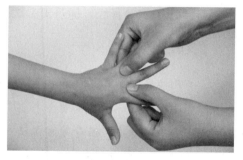

图5-71　掐二扇门

　　［临床应用］二扇门为发汗效穴。如欲发汗，必先掐心经与内劳宫，再重揉太阳穴，然后掐揉此穴200～400次，至患儿头部及前后身微汗出即可。本穴性温，散而不守，易伤阳耗气，故对体虚患儿须用本穴时，必先固表（补脾经、补肾经、揉肾顶），然后再用汗法，操作时要稍用力，速度宜快。

【文献选录】

　　《小儿按摩经》："掐两扇门，发脏腑之汗，两手掐揉，平中指为界，壮热汗多者，揉之即止，又治急惊，口眼歪斜，左向右重，右向左重。"

　　《推拿仙术》："揉掐二扇门发汗用之。""二扇门手法用两大指甲钻掐中指骨两边空外。"

二十九、外劳宫

　　［位置］在手背，中指与无名指掌骨中间，与内劳宫相对。

［操作］

（1）掐揉外劳宫：用拇指甲掐揉或中指端揉。

（2）揉外劳宫：用拇指或中指揉（图5-72）。

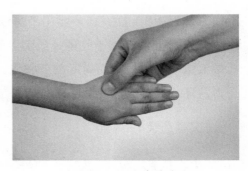

图5-72　揉外劳宫

［次数］100～500次。

［功效］温阳散寒，升阳举陷。

［主治］腹痛，肠鸣，泄泻，消化不良，脱肛，遗尿，咳嗽，气喘，疝气等。

［临床应用］本穴性温，为温阳散寒、升阳举陷的佳穴，兼能发汗解表。临床上多用揉法或掐揉法，主要用于一切寒证，不论外感风寒、鼻塞流涕以及脏腑积寒、完谷不化、肠鸣腹泻、寒痢腹痛、疝气等皆宜，且能升阳举陷，故临床上多配合补脾经、推三关、补肾经、揉丹田、揉二马等治疗脱肛、遗尿。

【文献选录】

《小儿按摩经》："掐外劳宫，和脏腑之热气，遍身潮热，肚起青筋揉之效。"

《小儿推拿方脉活婴秘旨全书》："外劳宫止泻用之，拿此又可止头疼。"

《保赤推拿法》："掐外劳宫穴法……脏腑积有寒风热气，皆能和解，又治遍身潮热，肚起青筋，粪白不变，五谷不消，肚腹膨胀。"

三十、威灵

［位置］在手背，外劳宫旁，第二、三掌骨交缝处。

［操作］掐威灵，以拇指甲掐之，继以揉之（图5-73）。

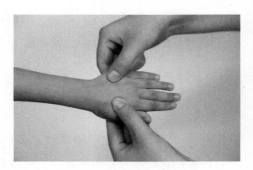

图5-73　掐威灵

［次数］掐5～10次。

［功效］开窍，醒神，镇惊。

［主治］急惊暴死，昏迷不醒，头痛，耳鸣。

［临床应用］本穴主要用于惊风昏迷，有急救作用，遇患儿急惊暴死者掐之，有声者易治，无声者难治。

《小儿按摩经》："掐威灵穴，治急惊暴死。"

《小儿推拿方脉活婴秘旨全书》："威灵穴：在虎口下，两旁歧有圆骨处。遇卒死症，摇掐即醒。"

《小儿推拿广意》："威宁，掐之能救急惊卒死，揉之即能苏醒。"

三十一、精宁

[位置] 在手背，无名指与小指之本节后第四、五掌骨之间。

[操作] 掐揉精宁，以拇指甲掐之，或以中指揉之（图5-74）。

[次数] 揉 100 ～ 500 次，掐 3 ～ 5 次。

[功效] 行气，破结，化痰。

[主治] 疳积，痰喘，气吼，干呕，眼内胬肉。

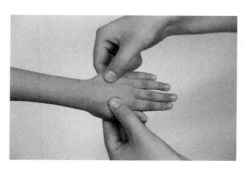

图5-74　掐精宁

[临床应用] 本穴善消坚破积，克削气分，故虚者慎用。如必须应用时，多与补脾经、补肾经、推三关等补益穴同用，以免元气受损。

临床上用于急救，本穴多与威灵配用，能加强治疗效果。

《小儿按摩经》："掐精宁穴，气吼痰喘，干呕痞积用之。"

《小儿推拿广意》："掐精宁，治气喘，口歪眼偏，哭不出声，口渴。"

三十二、二人上马（二马、上马）

[位置] 手掌背面，第四、五掌骨小头后陷中。

[操作] 掐二人上马，即以拇指甲掐之，继以揉（图5-75）。揉二人上马，以拇指或中指指端着力揉之。

[次数] 100 ～ 500 次。

[功效] 补肾滋阴，顺气散结，利水通淋。

[主治] 小便短赤，腹痛，体虚，淋证，脱肛，遗尿，消化不良，牙痛，咬牙，喘促。

［临床应用］揉二马为补肾滋阴的主法，用于阴虚阳亢、潮热烦躁、久病体虚、消化不良、牙痛、小便赤涩等，可与其他补益穴合用。本穴对小便闭塞疗效明显；对体质虚弱肺部有干性啰音，配揉小横纹；湿性啰音，配揉掌小横纹，且多揉效良。

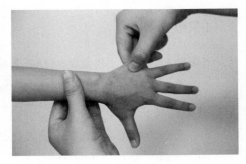

图5-75　掐二人上马

【文献选录】

《小儿推拿广意》："二人上马，掐之苏胃气，起沉疴，左揉生凉、右揉生热。"

《推拿仙术》："揉掐二人上马，清补肾水用之，并治眼吊。""二人上马用大指钻掐无名小指界空处。"

《小儿推拿学概要》："本穴治小便闭塞，疗效明显。对肺部有干性啰音久不消失者，用之最效。"

三十三、一窝风

［位置］在手背、腕横纹中央之凹陷中。

［操作］掐揉一窝风，以右手拇指掐之，继以揉之（图5-76）。

［次数］掐3～5次，揉100～300次。

［功效］通经活络，宣通表里，温中行气，止痹痛，利关节。

［主治］伤风感冒，一切腹痛，急慢惊风，关节屈伸不利。

［临床应用］

（1）本穴主要功效是止腹痛，对一切腹痛均可用之。本穴能通络而散寒，故对风湿性关节炎，亦有一定的疗效。

（2）本穴与二扇门、外劳宫皆有温阳散寒之功。但一窝风主要用于腹痛，又能祛经络之寒以治痹痛；外劳宫主要用于脏腑积寒与气虚下陷之证；二扇门主用于外感风寒无汗。

【文献选录】

《小儿按摩经》："掐一窝风，治肚痛，唇白，眼白，一哭一死者，除风去热。"

《小儿推拿方脉活婴秘旨全书》："一窝

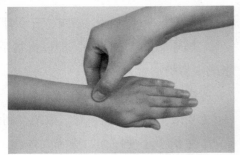

图5-76　掐一窝风

风，在掌根尽处腕中，治肚痛极效，急慢惊风，又一窝风掐往中指尖，主泻。"

《幼科推拿秘书》："揉一窝风……此能止肚痛或久病，慢惊皆可。"

三十四、膊阳池（支沟）

［位置］手背一窝风之后三寸处。

［操作］掐膊阳池，以拇指甲掐之，继以揉之。揉膊阳池，用拇指或中指指腹着力做揉法（图5-77）。

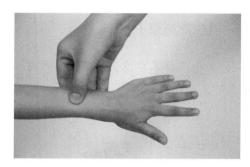

图5-77　揉膊阳池

［次数］掐3～5次，揉100～500次。

［功效］疏风，解表，通利二便。

［主治］感冒头痛，大便秘结，小便赤涩。

［临床应用］本穴对大便秘结，掐揉之有良效。但大便滑泻或虚脱者禁用。用于感冒头痛、小便赤涩等多与其他利尿、解表、止头痛的穴位合用。

【文献选录】

《小儿按摩经》："掐阳池，止头痛，清补肾水，大小便闭塞或赤黄，眼翻白，又能发汗。"

《小儿推拿方脉活婴秘旨全书》："阳池穴，在掌根三寸是，治风痰，头痛。"

三十五、三关

［位置］前臂桡侧，腕横纹至肘横纹成一直线。

［操作］推三关，即食、中二指并拢，自桡侧腕横纹起推至肘横纹处（图5-78）。

［次数］100～500次。

［功效］温阳散寒，益气活血。

［主治］一切虚寒证，腹痛，腹泻，畏冷，四肢无力，病后虚弱，斑疹白痦，疹出不透及小儿肢体瘫痪。

［临床应用］

（1）本穴性温，能补养气血，温补下元，用于气血虚弱、命门火衰、下元虚冷、阳气不足，见身体虚弱、四肢厥冷、面色无

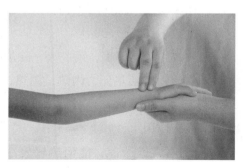

图5-78　推三关

华、食欲不撮、疳积、吐泻等症，常与补脾经、补肾经、揉二马、运八卦等合用。

（2）此穴并有益气活血、温阳散寒、熏蒸取汗的作用。用于疹毒内陷、瘾疹不出、黄疸、阴疽、感冒恶寒等症，多与推脾经、清肺经、运内八卦、掐二扇门等合用。实证若用此穴，操作手法宜快而有力。

【文献选录】

《小儿推拿广意》："三关，男左三关推发汗，退下六腑谓之凉；女右六腑推上凉，退下三关谓之热。"

《幼科铁镜》："男左手直骨背面为三关，属气分，推上气行阳动故为热为补。"

三十六、天河水

［位置］在前臂内侧正中，自腕横纹至肘横纹成一直线。

［操作］

（1）清天河水，用食、中二指指腹着力，从腕横纹起，推至肘横纹（图5-79）。

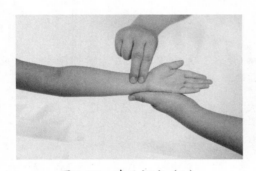 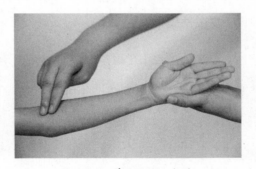

图5-79　清天河水（1）　　　　　图5-79　清天河水（2）

（2）大推天河水，用食、中二指指腹着力，自内劳宫推至肘横纹。

（3）引水上天河，以凉水滴于大横纹上，用食、中二指指腹着力慢慢推至洪池，后以四指掐之，并用口吹气于天河穴透之。

［次数］100～500次。

［功效］清热解表，泻心火，除烦躁。

［主治］一切热证，内热，潮热，外感发热，烦躁不安，口渴，弄舌，惊风，痰喘，咳嗽等。

［临床应用］

（1）本穴性微凉，能清热解表，用于感冒、发热、头痛、恶风、汗出、咽痛等症，常与四大手法合用。

（2）清天河水较平和，清热而不伤阴分，善清心经热、阴虚发热等，用于五心烦热、烦躁不安、惊风、口燥咽干、口舌生疮、弄舌、重舌等症，可单用或与清心经、清肝经等配合使用。

（3）本穴由于推拿法的不同，清热的作用也不同，大推天河水解热作用大于清天河水，引水上天河清热作用大于大推天河水。

【文献选录】

《幼科推拿秘书》："清天河，天河穴在膀膊中，从坎宫小天心处一直到手弯曲池……取凉退热，并治淋疬昏睡。"

《厘正按摩要术》："推天河水，天河水在总筋之上，曲池之下，蘸水由横纹推至天河……由内劳宫推至曲池为大推天河水……由曲池至内劳宫，为取天河水，均是以水济火，取清凉退热之义。"

《万育仙书》："天河水在总筋下中心，明目，去五心潮热。除口中疮疮。"

三十七、六腑

［位置］在前臂尺侧，自肘关节至掌根成一直线。

［操作］退六腑，即以食、中二指指腹着力自肘关节推至掌根（图5-80）。

［次数］100～500次。

［功效］清热，凉血，解毒。

［主治］一切实热证，高热，烦躁，口渴饮，惊风，鹅口疮，重舌，木舌，咽痛，腮腺炎，肿毒，热痢，大便干燥等。

［临床应用］

（1）本穴性寒大凉，专清热凉血解毒，对脏腑郁热积滞、壮热苔黄、口渴咽干、疠腮、肿毒等实热证均可用之。此外本穴与补肺经合用，具有较好的止汗效果。

（2）本穴与推三关为大凉大热要穴，可单穴用，亦可两穴合用。如患儿体温不足，需培补元气，温煦阳气可用推三关；如高热烦渴，可用退六腑。两穴合用能平衡阴阳，防止大凉大热伤其正气。

如寒热夹杂以热为主，则以退六腑三数，推三关一数之比推之；若以寒为主则以推三关三数，退六腑一数之比推之；推数相

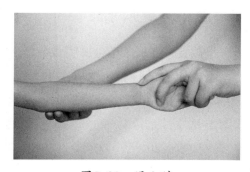

图5-80　退六腑

等有调和之意。

【文献选录】

《小儿按摩经》："六腑凡做此法，先掐心经，点劳宫，男退下六腑，退热加凉，属凉，女反此，推上为凉也。"

《幼科铁镜》："男左手直骨正面为六腑，属血分，退下则血行阴动，故为寒为凉。"

《保赤推拿法》："推下六腑法，六腑在肱正面，男向下推之为加凉，女向下推之反为加热。"

三十八、洪池

[位置]肘关节内侧，肘横纹中点。

[操作]按摇洪池，即以一手拇指指腹按于穴位上，另一手拿其四指摇之（图5-81）。

[次数]5～10次。

[功效]调和气血，通调经络。

[主治]气血不和，关节痹痛等。

[临床应用]主要用于关节疼痛，多与按、揉、拿局部和邻近穴位配合应用。

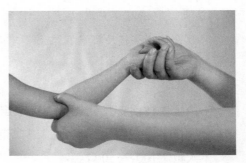

图5-81　按摇洪池

【文献选录】

《秘传推拿妙诀》："五拿曲尺（泽）穴，属肾经能止痛。"

《幼科铁镜》："心经热盛作痴迷，天河引水上洪池。"

《保赤推拿法》："清天河水……洪池穴在肱弯。"

三十九、肘肘

[位置]在肘关节，鹰嘴骨突处。

[操作]摇肘肘，即以左手拇、食、中三指持托患儿肘肘，用右手拇、食指二指叉入虎口，同时用中指按定天门穴（小鱼际中点），然后屈患儿上肢，上下摇之（图5-82）。

[次数]20～30次。

[功效]通经活血，顺气生血，化痰。

［主治］气血不和，痹痛，痞块，痰嗽，急惊等。

［临床应用］本穴多与其他穴位配合使用，一般不单用。

【文献选录】

《按摩经》："一掐肘肘下筋，曲池上总筋，治急惊。"

《幼科推拿秘书》："肘肘穴，在手肘曲处，高起圆骨处。""此顺气生血之法也。"

《厘正按摩要术》："摇肘肘，左手托儿肘肘运转，右手持儿手摇动，能治痞。"

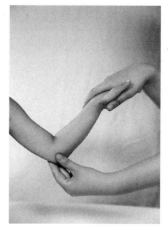

图5-82　摇肘肘

临证备要

1.脾经、肝经、心经、肺经、肾经、胃经、大肠和小肠诸穴主要用于本脏、本腑的病证，用补法能补其不足，用清法能泻其有余。但其中肝经、心经两穴宜清不宜补，若补，须补后加清。脾经、肾经两穴则用补法为多，清法宜少用。

2.掐揉二扇门、清天河水、揉外劳、掐揉一窝风和推三关五法均能解肌发表，治疗外感病。但掐揉二扇门发汗力强，宜用于邪实体壮者，清天河水主要用于外感风热，后三法亦用于风寒外感，但兼有温阳散寒的功效。而推三关又可补益气血，揉外劳兼散脏腑积寒、升阳举陷，掐揉一窝风亦有治腹痛的作用。

3.清天河水、退六腑、揉小天心、揉内劳宫、运内劳宫、揉二马和分阴阳均能清热，而清天河水主清卫分、气分之热，退六腑主清营分、血分之热。运内劳宫、揉二马主清虚烦内热。揉内劳宫、揉小天心主清心经有热，而后者兼有利尿、镇惊的作用，用于心经有热或移热于小肠，惊惕不安、小便短赤者，最为适宜。分阴阳能调和气血，主要用于寒热往来，气血不和。

4.推板门、揉板门、揉端正、运水入土、运土入水、运外八卦和运内八卦均能健脾和中，助运消滞。但揉板门主要能消食化滞；板门推向横纹、揉左端正主治腹泻；横纹推向板门、揉右端正、掐拇腮主治呕吐。运水入土多用于久病、虚证；运土入水多用于新病、实证。运外八卦、运内八卦、掐肝经兼能宽胸理气，止咳化痰，而后者又能降气平喘。

5.揉四横纹、推小横纹、揉掌小横纹、掐揉总筋均能清热散结，而揉四横纹主和气血，消食积，治疳证积滞。推小横纹主清脾胃热结，调中消胀，治腹胀、口唇破裂。揉掌小横纹主清心、肺之热结，治口舌生疮，痰热喘咳。掐揉总筋兼通调气机，清心止痉。

第五节　下肢部穴位

一、箕门

[位置] 大腿内侧、膝盖上缘至腹股沟成一直线。

[操作] 推箕门，即用食、中二指自膝盖内侧上缘沿股内侧向上至腹股沟做直推法（图 5-83）。

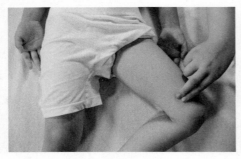 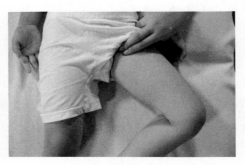

图5-83　推箕门（1）　　　　　　　　图5-83　推箕门（2）

[次数] 100 ～ 300 次。

[功效] 利尿，清热。

[主治] 小便赤涩不利，尿闭，水泻等。

[临床应用] 推箕门性平和，有较好的利尿作用。治疗尿潴留多与揉丹田、按揉三阴交合用。治疗心经有热的小便赤涩不利，多与清小肠合用。治疗水泻无尿，自膝向上推，有利小便、实大便的作用。

【文献选录】

《厘正按摩要术》："箕门：鱼腹动脉中。"

二、百虫（血海）

[位置] 膝上内侧肌肉丰厚处。

[操作] 用拇指和食、中二指对称提拿，称拿百虫（图 5-84）；用拇指指腹按揉，称按揉百虫。

[次数] 拿 3 ～ 5 次，按揉 10 ～ 20 次。

［功效］通经活络，平肝息风。

［主治］四肢抽搐，下肢痿躄不用。

［临床应用］按、拿百虫能通经络，止抽搐，多用于下肢瘫痪及痹痛等症，常与拿委中、按揉足三里等合用。若用于惊风抽搐，则手法刺激宜强些。

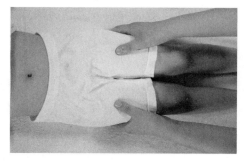

图5-84 拿百虫

【文献选录】

《幼科推拿秘书》："百虫穴，在大腿之上外边。"

《小儿推拿秘诀》："七拿百虫穴：属四肢，能止惊。"

三、膝眼（鬼眼）

［位置］膝盖两旁之凹陷中。

［操作］用拇、食二指指腹分别着力于两侧膝眼上做指揉法，称揉膝眼（图5-85）。

［次数］按10～20次，揉50～100次，掐3～5次。

［功效］通经活络。

［主治］下肢痿软无力，惊风抽搐，膝扭伤疼痛等。

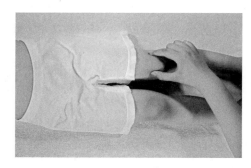

图5-85 揉膝眼

［临床应用］按、掐膝眼能息风止搐。揉膝眼配合拿委中常用于治疗小儿麻痹症而致的下肢痿软无力，以及因风寒而致的膝痛及膝关节扭挫伤。

【文献选录】

《小儿推拿方脉活婴秘旨全书》："膝眼穴：小儿膝上惊来，急在此掐之。"

《保赤推拿法》："掐膝眼穴法：此穴在膝盖里旁，一名鬼眼穴，小儿脸上惊来，急在此掐之，若儿身后仰，即止。"

四、足三里

［位置］外侧膝眼下3寸，胫骨外侧约一横指处。

［操作］用拇指指腹着力做指揉法，称指揉足三里（图5-86）。

［次数］20～30次。

［功效］健脾和胃，强壮身体。

［主治］腹胀，腹痛，呕吐，泄泻，下肢痿软等。

［临床应用］足三里为足阳明胃经穴，能健脾和胃，调中理气。多用于消化道疾患，常与推天柱骨、分腹阴阳配合治疗呕吐；与推上七节骨、补大肠配合治疗脾虚腹泻；与捏脊、摩腹配合应用于小儿保健。

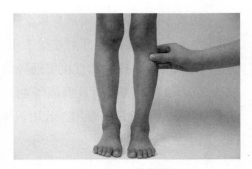

图5-86　揉足三里

【文献选录】

《小儿推拿广意》："三里：按之治麻木顽痹。""三里属胃，久揉止肚痛，大人胃气痛者通用。"

五、前承山（中膑、子母、条口）

［位置］前腿胫骨旁，与后承山相对处。

［操作］掐或揉本穴，称掐前承山或揉前承山（图5-87）。

［次数］掐5次，揉30次。

［功效］息风定惊，行气通络。

［主治］惊风，下肢抽搐。

［临床应用］掐揉本穴主治抽搐，常与拿委中、按百虫、掐解溪等合用治角弓反张、下肢抽搐。揉前承山能通经络、活气血、纠正畸形；与揉解溪相配，常用于治疗小儿麻痹症、肌肉萎缩、足下垂等。

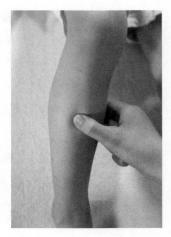

图5-87　揉前承山

【文献选录】

《小儿推拿方脉活婴秘旨全书》："前承山穴，小儿望后跌，将此穴久掐，久揉，有效。"

六、止痢

［位置］下肢内侧阴陵泉穴与三阴交穴连线中点，按之有压痛是穴（在腹泻、痢疾时此穴常有压痛）。

［操作］用按、揉、拿法均可（图5-88）。

［次数］掐5～10次，揉100～300次。

［功效］止泻痢。

［主治］腹痛，腹泻，痢疾。

［临床应用］本穴专用于赤白痢疾、腹痛、腹泻。常与清脾经、推下七节骨合用治疗热性痢疾；若久痢体虚，则与补脾经、揉足三里配合应用。

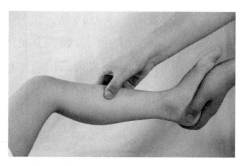

图5-88　揉止痢穴

七、三阴交

［位置］内踝尖直上3寸，胫骨内侧缘后方。

［操作］用拇指或中指指腹着力揉之，称揉三阴交（图5-89）。

［次数］按3～5次，揉20～30次。

［功效］通经脉，活血络，清利下焦湿热。

［主治］遗尿，癃闭，小便频数涩痛不利，下肢痹痛，惊风，消化不良。

［临床应用］按揉三阴交能通血脉，活经络，疏下焦，利湿热，通调水道，亦能健脾胃，助运化。主要用于泌尿系统疾病，如遗尿、癃闭等，常与揉丹田、推箕门等合用；亦常用于下肢痹痛、瘫痪等。

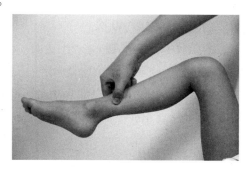

图5-89　揉三阴交

【文献选录】

《厘正按摩要术》："按三阴交：三阴交在内踝尖上三寸，以右手大指按之，能通血脉，治惊风。"

八、解溪

［位置］踝关节前横纹中点，两筋之间凹陷处。

［操作］用拇指甲掐或用指端揉，称掐解溪或揉解溪（图5-90）。

［次数］掐3～5次，揉20次左右。

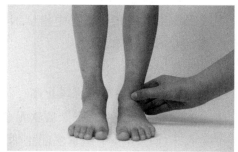

图5-90　揉解溪

［功效］解痉，止吐泻等。

［主治］惊风，吐泻，踝关节屈伸不利。

［临床应用］本穴主要用掐法，对惊风、吐泻及踝关节功能障碍有效。

【文献选录】

《小儿推拿方脉活婴秘旨全书》："解溪穴：又惊、又吐、又泻，掐此即止。"

《保赤推拿法》："掐解溪穴法：此法在足上腿下之弯，结鞋带处，儿惊风、吐泻，往后仰，在此穴掐之。"

九、丰隆

［位置］外踝尖上8寸，胫骨前缘外侧1.5寸，胫腓骨之间。

［操作］揉丰隆法，即用拇指或中指指腹着力揉之（图5-91）。

［次数］20～40次。

［功效］化痰平喘。

［主治］痰鸣气喘。

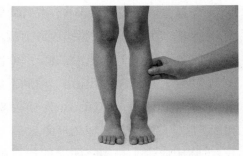

图5-91　揉丰隆

［临床应用］揉丰隆能和胃气，化痰湿，主要用于痰涎壅盛、咳嗽气喘等，常与揉膻中、运内八卦等配合应用。

【文献选录】

《厘正按摩要术》："丰隆：膝下九寸。"

十、委中

［位置］腘窝中央，两大筋间。

［操作］用拇指或食、中指拿腘窝处筋腱，称拿委中（图5-92）。

［次数］5～10次。

［功效］疏通经络，息风止痉。

［主治］惊风抽搐，下肢痿软无力等。

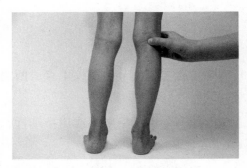

图5-92　拿委中

［临床应用］委中用拿法能止抽搐，与揉膝眼、阳陵配合治下肢痿软无力。用捏挤

法至局部瘀斑，可治疗中暑痧症等。

【文献选录】

《小儿推拿广意》："小儿望前扑者，委中掐之。亦能止大人腰背疼。"

《幼科铁镜》："惊时若身往前扑，即将委中穴向下掐住，身便直，若身后仰，即将膝上鬼眼穴向下掐住，身即正。"

十一、后承山（鱼肚）

［位置］腓肠肌腹下陷中。

［操作］用拿法，称拿承山（图5-93）。

［次数］5～10次。

［功效］通经活络，止痉息风。

［主治］腿痛转筋，下肢痿软。

［临床应用］拿后承山能止抽搐、通经络，常与拿委中等配合治疗惊风抽搐、下肢痿软、腿痛转筋等。

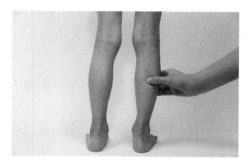

图5-93　拿后承山

【文献选录】

《小儿推拿方脉活婴秘旨全书》："后承山穴：小儿手足掣跳、惊风紧急，快将口咬之，要久，令大哭，方止。"

《幼科推拿秘书》："后承山穴：一名后水穴，如鱼肚一般，在腿肚上，名鱼肚穴。"

《小儿推拿广意》："便秘……推下承山……若泄泻亦要逆推，使气升而泄泻可止。"

十二、仆参

［位置］足外侧，外踝后下方，昆仑穴直下，赤白肉际处。

［操作］用拿法，称拿仆参；用掐法，称掐仆参（图5-94）。

［次数］5～10次。

［功效］益肾健骨，舒筋活络，安神定志。

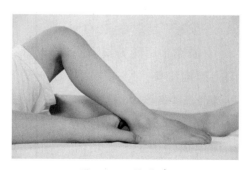

图5-94　掐仆参

[主治] 腰痛，脚跟痛，霍乱转筋，癫狂痫，晕厥，足痿不收。

[临床应用] 仆参属膀胱经穴，拿之能益肾、舒筋。如常与拿委中配合应用治疗腰痛，与拿揉后承山配合治疗霍乱转筋、足痿不收。拿仆参则对癫狂痫、晕厥有效。

【文献选录】

《小儿按摩经》："仆参穴：治脚掣跳，口咬，左转揉之补吐，右转揉之补泻，又惊又吐又泻，掐此穴及脚中指效。"

《小儿推拿方脉活婴秘旨全书》："仆参穴：治小儿吼喘，将此上推下掐，必然苏醒，如小儿急死，将口咬之，则回生，名曰老虎吞食。"

十三、昆仑

[位置] 外踝后缘和跟腱内侧的中间凹陷中。

[操作] 此穴可掐、可揉（图5-95）。

[次数] 掐5次，揉30～50次。

[功效] 解肌通络，强腰补肾。

[主治] 头痛，惊风，腰痛，足内翻，足跟痛。

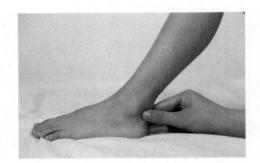

图5-95　揉昆仑

[临床应用] 掐昆仑治疗头痛、惊风，与拿委中配合治疗腰痛。与拿仆参配合治疗足内翻、足跟痛。

【文献选录】

《小儿推拿广意》："昆仑：灸之治急慢惊风危急等症。"

十四、涌泉

[位置] 足掌心前1/3处。

[操作] 用两拇指面轮流自足根推向足尖，称推涌泉；用拇指端按在穴位上揉之，称揉涌泉（图5-96）。

[次数] 推100～400次，揉30次左右。

[功效] 滋阴，退热。

[主治] 发热，呕吐，腹泻，五心烦热。

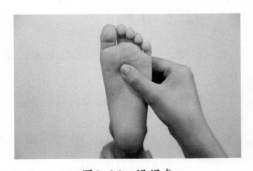

图5-96　揉涌泉

［临床应用］推涌泉能引火归原，退虚热，常与揉上马、运内劳宫等配伍，治疗烦躁不安、夜啼等症。若与退六腑、清天河水配合，亦可用于实热证。揉涌泉，能治吐泻，左揉止吐，右揉止泻。

【文献选录】

《小儿推拿秘诀》："涌泉穴，两足俱推，不分男女，但旋转不同。"

《小儿推拿广意》："掐涌泉，治痰壅上，重则灸之。"

《幼科推拿秘书》："揉涌泉，久揉亦能治眼痛……左揉止吐，右揉止泻。"

《保赤推拿法》："揉涌泉法：此穴在足心，男左转揉之止吐，右转揉之止泻……女反是。"

临证备要

1. 百虫、膝眼、委中、前承山和后承山均有止抽搐的作用，且主要治疗惊风抽搐之下肢抽搐，常与十宣、老龙等穴配合应用。且可相互配合用于下肢痿软无力、瘫痪等症。

2. 推箕门性平和，利尿作用显著，可广泛用于治疗心经有热的小便赤涩不利、水泻无尿，及各种原因导致的尿潴留。常与三阴交配合应用。

3. 足三里与捏脊、摩腹共为小儿保健三要穴，其具有良好的健脾和胃、调中理气的功效，多用于治疗小儿消化道疾患，改善小儿消化道功能，促进其生长发育。

4. 止痢穴为治疗痢疾、腹泻的专用穴，热性痢疾、久痢体虚者均可应用。

5. 丰隆为化痰要穴，小儿推拿中该穴主要用于痰涎壅盛、咳嗽气喘等。

第六节　张素芳经验用穴

一、鼻咽点

［位置］在中指掌面掌指关节横纹的中点处。

［操作］以拇指甲掐之继以揉法，称掐揉鼻咽点（图5-97）。

［次数］掐3～5次，揉100～300次。

［功效］清热，散结，调畅气血。

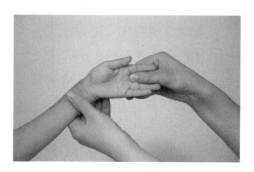

图5-97　掐揉鼻咽点

［主治］咽喉肿大，鼻塞不利，急慢性鼻咽部疾患。

［临床应用］治疗扁桃体肿大、腺样体肥大等常见鼻咽部急慢性病证，内有实热者可配伍清肺经、清胃经、清天河水、清大肠经以清热泻火，凉血消肿；久热伤阴者可配伍掐揉二马、推涌泉、补肾经以滋阴清热，引火下行；另可配合推摩咽周淋巴环以促进局部气血运行，以达到消肿散结、去瘀生新的效果。

二、扁桃体外方

［位置］腭扁桃体的体表投影处，即颌下淋巴结的或前或后方。

［操作］以食中二指指腹紧贴下颌角下缘内侧按揉，称勾揉扁桃体外方（图5-98）。

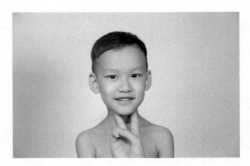

图5-98　勾揉扁桃体外方

［次数］按揉 100 ～ 300 次。

［功效］消肿散结，行气止痛，调畅气血。

［主治］咽喉肿痛，急慢性扁桃体炎。

［临床应用］多用于治疗腭扁桃体的急慢性病证，对组成咽周内外淋巴环的淋巴组织疾患亦有明显的治疗作用。应注意的是，应根据局部组织的病变状态合理施术，如在急性期时，局部组织多处于肿胀、疼痛状态，故此时手法应轻柔缓慢，切勿重力按揉，以防激化局部炎症；而在慢性缓解期或炎症消退后，手法刺激量可适当增加，但应在患者的耐受范围之内。

三、膀胱点

［位置］膀胱充盈时，膨隆小腹的最高点处。

［操作］以食、中、无名三指指腹按于穴上，缓慢地揉运，称揉运膀胱点（图5-99）。

［次数］揉运 200 ～ 300 次。

［功效］调膀胱，利小便。

［主治］小便不利，尿闭。

［临床应用］本法常配合推箕门治疗小儿尿闭或小儿麻痹症尿闭、手术后尿闭，效果良好。操作时手法应缓慢柔和并注意时时观察小儿的反应，切勿重压，以防损伤膀胱等脏器。

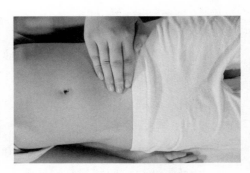

图5-99　揉运膀胱点

第六章 推拿功法——易筋经

推拿功法习称推拿练功，是指以提高推拿手法技能和临床应用水平为目的的功能锻炼方法，是中国传统功法在推拿学科中的具体应用。推拿功法学是研究推拿功法的技术要求、作用原理和应用规律的一门课程，属推拿基础学科。推拿工作者通过推拿功法锻炼，增强身体素质和心理情绪调控能力，增强其运用手法的技巧、耐力和功力，激发体内的潜能，充分发挥推拿效应。推拿功法的常用功种有少林内功、易筋经、调息筑基功、推手术、延年九转法等。根据小儿推拿施治对象和手法特点，易筋经为小儿推拿医者选练的适宜推拿功法。

易筋经是一门历史悠久、流传广泛的中国传统功法，也是一指禅推拿流派的重要组成部分。

易筋经是从我国古代流传至今的一种功法，相传起于北魏太和十九年（公元495年），为印度达摩所创。达摩尊者只身东来，一路扬经颂法，后落迹于少林寺。达摩内功深厚，在少林寺面壁禅坐九年，以致石壁上留下了他的身影。达摩留下《洗髓经》《易筋经》两卷秘经。《洗髓经》为内修之典，"洗髓"能"清其内"，归入慧可，但未传于世。《易筋经》为外修之书，"易筋"是"坚其外"，留于少林，流传至今。《增演易筋经洗髓内功图说》（少林真本）记载"且云易筋者，谓人身之筋骨由胎禀而受之，有筋驰者、筋挛者、筋靡者、筋弱者、筋缩者、筋壮者、筋舒者、筋劲者、筋和者，种种不一，悉由胎禀。如筋驰则病，筋挛则瘦，筋靡则痿，筋弱则懈，筋缩则亡，筋壮则强，筋舒则长，筋劲则刚，筋和则康。若其人内无清虚而有障，外无坚固而有碍，岂许入道哉？故入道莫先于易筋以坚其体，壮内以助其外，否则，道亦难期。"

一、易筋经的功法特点

1. 内外兼修，由外及内

内外兼修指对内在的脏腑、气血、经络和外在的筋骨皮肉兼顾修炼，即所谓"内练一口气，外练筋骨皮"。

2. 动静结合，以动致静

动静结合是传统功法的共同特点，一方面是指在练功方式上强调静功与动功的密切结合，另一方面是指在练功时达到"动中求静""静中含动"的要求。在进行外在肢体肌肉和内在气血锻炼时，保持意念集中、心无杂念、精神宁静的状态，即"动中求静"；保持外在肢体不动，运用内在的意念活动与呼吸运动相结合，调节脏腑气血的运动，即"静中含动"。

3. 练力重气，形神合一

推拿功法训练重视通过强壮内气来提高力量的大小，通过内在气机活动来调节力量的分配和释放，使形体活动和主观意念高度协调、统一，即达到"形神合一"的境界。

二、易筋经练功知要

1. 推拿练功基本要领

练功的基本要领即调身、调息、调心，从古至今，功法多借此"三调"来达到治病强身、延年益寿的目的。调身的关键是"形松"，要求练功者的形体状态自然放松，处于"松而不懈，柔而不僵"的状态。调息的关键是"气平"，指练功者呼吸自然平和，练功到一定程度后，尽量做到呼吸深、长、匀、细。而调心的关键则是"心定"，即是把注意力（意念）集中到身体的某一特定部位（或某一事物），通过意念活动与呼吸运动相结合，使外驰的心神逐步进入入静状态，全身肢体与脏腑器官继而得到充分放松，从而促使全身气血运行通畅。

2. 推拿练功要求

推拿练功要求肢体达到"松、静、自然"，意、气、形协调统一。即练功时身形、呼吸和意念活动均在自然的前提下进行，做到肢体和精神都处于放松状态。此外推拿功法要求练功者树立信心、决心和恒心，因人制宜，合理掌握好练功运动量，循序渐进，如此最终"功到自然成"。

3. 推拿练功须知

（1）练功时须室内温暖，空气流通、清新。

（2）练功者须着柔软、宽松衣裤和软底鞋；精神肢体放松自然；素日饮食起居有常，定时练功。

（3）练功者忌汗出当风、强忍溲便、劳逸失度、饥饱无常。

三、易筋经习练方法

易筋经是一门历史悠久、流传广泛的中国传统功法，也是一指禅推拿流派的重要组成部分。易筋经通过特定的方法，进行自我调身、调息、调心的锻炼，锻炼过程中要求伸筋拔骨、刚中有柔、柔中有刚、静中求动、动中含静，达到气盈筋健、调整脏腑功能、培育正气的目的。

1. 韦驮献杵势

预备姿势：两脚并拢，头如顶物，两目平视，口微开，舌抵上腭，含胸舒背，蓄腹收臀直腰，两臂自然下垂于身体两侧，五指并拢微屈，中指贴近裤缝，身体正直，心平气静。

（1）左腿向左平跨一步，两足之距约与肩宽，两膝微松，足掌踏实；双手徐徐上提，松肩，略垂肘，十指自然分开，掌指关节微屈，在胸前呈抱球势。头如顶物，两目直视，含胸拔背，蓄腹收臀，口微开，舌抵上腭，凝神调息。

（2）旋腕翻掌，掌心朝天，手指伸直，虎口张开，两掌上托，高过头顶。肘微屈，仰头，目观掌背，随势足跟提起，以足尖着地支撑身体。

（3）上托之两掌徐徐向左右分下，至肩、肘、腕、掌背成一直线，掌心向下，四指并拢伸直，随势足跟落地。

（4）旋臂使掌心向前，两臂缓缓向中间合拢，至两掌心相合。屈肘，两前臂与掌徐徐里收，同时旋臂，使指端向胸，中指指向膻中穴与天突穴之间，肩、肘、腕平。立身正直，松肩拔背，含胸蓄腹收臀，头端平，目前视，口微开，舌抵上腭，心静气平。

2. 摘星换斗势

预备姿势：同第一式。

（1）右足稍向右前方移步，与左足成斜丁八字步形，右足跟与左足弓相对，距约一拳，身体随势向右后侧微倾。

（2）微屈左侧髋膝，提右足跟，上身向下沉成右虚步；同时左手握空拳置于腰后，右手五指微屈握如钩状下垂于裆前。

（3）右勾手上提，使肘略高于肩，前臂与上臂近乎垂直，勾手置于头之右前方，松肩屈腕。

（4）接上势前臂旋外，钩尖向右，头微偏，目注右掌心，舌抵上腭，凝神调息。两腿前虚后实。

（5）左右交换，动作相同。

3. 倒拽九牛尾势

预备姿势：同第一式。

（1）左腿向左平跨一大步，两足之距较肩宽，足尖内扣，屈膝屈髋下蹲呈马步。两手握拳由体侧划弧形至裆前，拳背相对，拳面朝向地面，上身随势略前倾，松肩、

147

直肘、目平视前方。

（2）两拳化掌，上提至胸前呈抱球势，松肩，垂肘，腕关节略背伸，十指自然分开，掌指关节微屈，身体重心随势后移，头顶平，两目直视前方。

（3）接上势，两臂外展，五指自然分开，腕关节背伸，且肩、肘、腕呈一水平直线。

（4）身体向左转呈左弓步，左膝不过左足尖，两手由掌化拳。左上肢屈肘120°～130°，同时左前臂旋后，拳心向面，拳高与肩平，腕关节伸直，双目观拳。右上肢后伸约30°，肘、腕关节伸直，前臂旋前，使拳心向上。两上肢一前一后似作螺旋劲，上身正直，塌腰敛臀，凝神调息。

（5）身体右转，屈膝屈髋还原至马步，同动作1。继而重复动作2和动作3。

（6）身体向右转呈右弓步，右膝不过右足尖，两手由掌化拳。右上肢屈肘120°～130°，同时右前臂旋后，拳心向面，拳高与肩平，腕关节伸直，双目观拳。左上肢后伸约30°，肘、腕关节伸直，前臂旋前，使拳心向上。两上肢一前一后似做螺旋劲，上身正直，塌腰敛臀，凝神调息。

（7）身体左转，屈膝屈髋还原至高马步，两拳变掌，掌心向下，配合吸气缓缓屈肘上提至与肩平，继而配合呼气两掌于体前缓缓下按，并分于躯干两侧；同时两下肢随势直立，左脚收回，两脚并拢还原至预备姿势。

4. 出爪亮翅势

预备姿势：同第一式。

（1）两手仰掌护于腰部两侧，四指伸直并拢。两掌沿胸前徐徐上提过头顶，旋臂旋腕，掌心仍然朝天；十指用力分开，虎口相对，两手中、食指相接；同时仰头，目观食中指交接之处，随势足跟提起，以两足尖支撑体重。肘微屈，直腰，膝不得屈。

（2）随后两掌缓缓分向左右而下，达肩平，上肢成一字平举（掌心向下），随势足跟落地。继而翻掌，掌心朝天，十指仍用力分开。

（3）两仰掌化拳徐徐屈肘收回，置于腰部两侧，拳心向上。

（4）两仰拳化仰掌，随即旋臂成俯掌，十指用力分开，由胸前徐徐向前推至肘直，虎口相对；随势足跟提起离地。

（5）继而两掌背伸，掌心向前，指端向上，目平视。然后屈腕至腕平，掌心向下，并屈肘收回至腰部两侧，足跟随势再次落地还原至预备式。

5. 九鬼拔马刀势

预备姿势：同第一式。

（1）取并裆势，即两脚跟外蹬，足尖靠拢呈内八字形，十趾抓地，两膝伸直。两手立掌，交叉（左前右后）上举至与肩平，肘关节微屈。

（2）运动两臂，即两上肢上举过头后向两侧分开，随后右上肢经躯干右侧回到胸前，要求松肩、肘微屈，掌心微凹向左，指端向上；左上肢同时经躯干左侧，伸肘后伸，并旋臂呈勾手，掌心向上。

（3）右上肢缓缓上举过头，随后屈肘俯掌下覆，使掌心贴于项部；左上肢勾手化掌，并屈肘，使左掌心贴于背部。要求上身和头部随势稍前倾，左手在生理许可范围内尽可能上探。

（4）手项争力，即先随呼气，右肘内收，右手下按项部，同时带动躯干左转，目视左足跟；然后随吸气，右肘外展开胸，同时头用力上仰，目视右上方。

（5）身体转正，两上肢外展呈侧平举，掌心向下，随呼吸放松下落于躯干两侧，同时两脚还原至预备式。

（6）向右转练习方法，动作（1）（5）相同，动作（2）（3）（4）左右手位置交换。

6. 三盘落地势

预备姿势：同第一式。

（1）左腿向左平跨一步，两足之距比肩宽，足尖内扣，屈髋屈膝下蹲成马步，两手叉腰。挺胸直腰，头端平，目前视。

（2）两手由后向前抄抱，十指相互交叉而握，掌背向前，虎口朝上，肘微屈，肩松；两上肢似一圆盘处于上胸前方。

（3）旋腕翻掌，两掌心向前，运动上肢，使两掌向左右划弧线而下，至下腹部前方呈仰掌，随吸气沿腹胸之前徐徐运劲上托，高不过眉，掌距不大于两肩之距。

（4）接上势，旋腕翻掌，掌心朝下，虎口朝内，两掌运劲下按，经胸腹之前呈虚掌置于膝盖上部，两肩放松，肘微屈曲，两臂略向内旋；前胸微挺，头如顶物，双目前视。

（5）继而起立，两手从体侧放下，左脚收回，还原至预备式。

7. 青龙探爪势

预备姿势：同第一式。

（1）左腿向左平跨一步，两足之距约与肩宽，两手仰掌护腰，身立正直，头端平，目前视。

（2）左手仰掌，向右前上方伸探至肘直，掌高过顶，肩关节放松，腕关节伸直。躯干随势略向右转，面向右前方，右掌仍做仰掌护腰势，目视左掌心，两足踏实勿移动。

（3）左手拇指屈曲内收，双目视左手拇指。继而左前臂旋前，掌心向下，于右前方带动躯干俯身探腰至右足外侧；然后身体左转至正位，随势推掌至地。注意两足跟不能提起离地，双膝挺直，目视手背。可随呼吸在俯腰姿势下小幅上抬下按数次。

（4）躯干转向左侧，左手至左足外侧，继而随吸气，缓缓直腰，左手随势收回腰侧，还原至动作（1）仰掌护腰势。

（5）右手仰掌，向左前上方伸探至肘直，如动作（2）（3）（4）进行对侧练习。

8. 卧虎扑食势

预备姿势：同第一式。

（1）右腿向右跨出一大步，屈右膝下蹲成左仆步势，两手俯掌相叠扶于右膝上，直腰挺胸，两目微向左视。

（2）身体向左侧转，右腿挺直，屈左膝成左弓右箭势。扶于膝上之两掌从身体两侧屈肘上举于耳后之两旁，虎口对头部，十指微屈，指端向上。然后运劲使两掌徐徐前推至肘直，目视前方。

（3）由上势俯腰，两掌下按，掌或指着地，按于左足前方两侧。

（4）然后右足跟提起，足尖踮地，同时左腿后伸，左足背放于右足跟上，以两掌及右足尖支撑身体。再屈膝屈髋（膝不可接触地面），身体缓缓向后收，重心后移，臀部尽量靠近左足跟，蓄劲待发。

（5）足尖发劲，屈曲之双膝缓缓伸直；两掌或指使劲，使身体徐徐向前，上身尽量俯身贴地前探，重心前移，势如卧虎扑食；最后直肘昂头挺胸。如此后伸前探，连贯成波浪形的往返动作。

9. 打躬势

预备姿势：同第一式。

（1）左腿向左平跨一步，两足之距比肩宽，足尖内扣。两手仰掌徐徐由身体两侧而上，成侧平举势。头如顶物，两目前视，松肩直肘，肩、肘、腕平。

（2）屈肘，十指交叉相握抱头，并屈髋屈膝下蹲成马步。

（3）由上势直膝弯腰前俯。两手用力使头下探胯下。两膝不得屈曲，足跟不可离地。

（4）吸气，直腰屈髋屈膝下蹲成马步，继而起立，两手从体侧放下，左脚收回，还原至预备式。

10. 工尾势（掉尾势）

预备姿势：同第一式。

（1）两手仰掌，于体前十指交叉，经胸前徐徐上举过头顶，边上举边悬腕翻掌，掌心朝天，两肘伸直。双目视掌，随掌上举而将渐移，身立正直，勿挺胸塌腰凸腹。

（2）随吸气后伸腰背，上肢亦随势后伸，仰头，目视上方。

（3）随呼气俯身向前，推掌至地。两膝伸直，两足跟不可离地，昂首瞪目。

（4）随吸气向左侧转体，推掌至地，头随之左转，目视左臀部。再随呼气，于身体左侧推掌至地。随后头身转正，同法进行俯身右侧转体练习。

（5）身体直立，两上肢自然落下，放于躯干两侧。吸气提起足跟，呼气顿落足跟，同时重心略后移上翘足趾，如此反复3次。

（6）还原至预备式。

临床篇

第七章　新生儿疾病

自胎儿娩出脐带结扎至生后满 28 天，称为新生儿时期。新生的婴儿由于经历了宫内迅速生长、发育，以及从宫内向宫外环境的转换，各系统功能面临巨大挑战。初生儿病因不外三类：生前胎中受病；生时处置不当；生后护养失宜。临证之时，应辨清形色证候，探明病患深浅，审视生死预后，根据初生儿特点精心处治，切不可疏忽大意。

第一节　胎怯

胎怯是指初生儿胎禀怯弱，临床表现为形体瘦小，面色无华，身无血色，目无精彩，啼哭声低，吮乳无力的病证。本病与现代医学早产儿或低体重儿相接近，一般初生儿体重 ≤ 2500g，身长 ≤ 45cm 者，可考虑本病。

【病因病机】

1. 父母精血不足

父精不足，母气虚弱，胎儿受气形成之初，先天肾气即亏，以致有先天畸形；或因妊母患病，气血不足，使胎儿在母体内时发育不良，甚至出现早产，生下后胎怯。

2. 胞衣不固

因脐带扭转、胞衣不固等造成胞衣精血不畅或衰少而使胎儿失养，形气未充，因而在出生时的形体发育和功能活动均显著差于正常新生儿。

3. 多胎妊娠

因双胎或多胎妊娠，母体精血供给不足或分配不均，而出现一个或多个胎儿发育不良，生后发为胎怯。

现代临床研究表明，低出生体重儿的产生，主要是由于母体因素，如孕母疾病、内分泌失调、生殖器畸形；脐带扭转、胎盘早剥和前置胎盘、胎盘功能不全等影响胎儿在宫腔内的发育；外伤、感染等各种原因造成胎儿尚未充分发育成熟而早产。

【辨证论治】

胎怯患儿五脏不足，尤以脾肾两虚较为突出，其中早产儿肾虚、足月小样儿脾虚又更为明显。所以胎怯治疗以补肾健脾为基本法则。

1. 肾精薄弱

临床表现：体短形瘦，头大囟张，头发稀黄，耳壳软，哭声低微；肌肤不温，指甲软短，骨弱肢柔，或有先天性缺损畸形，指纹淡。

证候分析：肾为先天之本，肾精主生长发育，先天之精不足，则生后形体瘦弱矮小，头发稀黄，耳壳软，指甲软短；肾主骨，髓充脑，肾精不足则头大囟张，脑髓不充，骨弱肢柔，或有先天缺损畸形；肾主一身阴阳，肾精不足则身体各项机能衰弱，故哭声低微，肌肤不温。

治法：益精充髓，补肾温阳。

处方：补肾经，揉二马，揉外劳宫，补脾经，揉脾俞，揉肾俞，揉关元，捏脊，揉涌泉。

方义：补肾经以益精为本，补肾经，揉二马，揉肾俞，揉涌泉益肾充髓；还要注意补而不滞，又要适当温阳以壮元气，揉外劳宫，揉关元补肾温阳；初生小儿，胃小而薄，当以补脾经，揉脾俞健脾和胃，后天养先天。诸穴合用，补肾益精，温阳益气，确能增强体质，增长体重，促进患儿生长发育。

2. 脾肾两虚

临床表现：啼哭无力，吮乳乏力，呛乳溢乳，哽气多哕，腹胀腹泻，甚而水肿；多卧少动，皮肤干皱，肌薄肢凉；指纹色淡。

证候分析：脾为后天之本，脾虚则运化无力，气血生化乏源，不能温养四肢百骸，必致皮肤干皱，肌薄肢凉，指纹色淡；气血不足则全身脏腑得不到充养而机能衰弱，故啼哭无力，吮乳乏力，多卧少动；脾失运化则水谷内停则为哕为吐为胀，脾失升清则水谷精微并走大肠而为腹泻。肾主为水之下源，肾虚则水不得蒸化而为水肿。

治法：健脾益肾，温运脾阳。

处方：补脾经，掐揉四横纹，揉板门，运八卦，补肾经，揉外劳宫，顺摩腹，揉脾俞，揉胃俞，揉足三里，揉涌泉，捏脊。

方义：治疗胎怯，健脾应侧重补脾气，温脾阳，以充后天之本，如补脾经，揉脾俞，揉胃俞健运脾胃；患儿运化力薄，又宜掐揉四横纹，揉板门，揉足三里开胃消乳。运八卦，顺摩腹理气和中；补肾经，揉外劳宫，揉涌泉，捏脊温阳助运，助养先天。

加减：若兼恶心呕吐，可加横纹推板门，摩中脘；大便溏薄加清小肠，摩八髎，推箕门；腹部胀满加分腹阴阳，按弦走搓摩，令补运兼施，以振生气。

【注意事项】

由于患儿禀赋不足，且后天脏腑功能发育迟滞，机体正气较弱，易因感受外邪或失于调护而引发疾病，进而影响生长发育。故应注重平日保健调理，以增强正气。

【病案】

金某，女，2个月，2009年4月1日初诊。

主诉：生后体弱发育缓慢2个月。

现病史：其母妊娠38周顺产三胞胎，第三胎女婴初生体重1.7kg，身高41cm，吮乳无力，目前每次只吮几口后即无力再吸，经常吐乳，大便色绿，次数多，啼哭声弱，四肢欠温，给保温箱措施，半月后出院，仍吮乳力量弱，吃奶粉最多30mL，体重增长缓慢，要求推拿治疗。

查体：面色略黄，营养发育差，皮下脂肪薄，皮有皱纹，目无精光，表情呆滞，哭声弱，反应迟钝，舌淡红苔淡白，指纹不显，体重2kg，身高42cm。

诊断：胎怯（脾肾两虚）。

治法：温阳健脾，补肾为主。

处方：分手阴阳50次（阳重阴轻），推三关150次，补脾经200次，推补肾经100次，摩中脘，抚督脉20遍，摩心俞、脾俞、肾俞各50次。

2009年4月4日复诊：经3次治疗，吮乳明显有力，吃的时间延长，面色转红润，大便日3～4次，色黄，质好，夜眠安静。

2009年4月8日复诊：奶粉已能加到60mL，精神状态好转，已长胖。

2009年4月30日复诊：经24次治疗后，体重增加到4.9kg，身高46cm，精神好。

按语：由于多胞胎出生低体重，属先天禀赋不足，吃奶少，肌肉较薄，四肢不温，属脾肾阳虚，肾精亏损，胎气怯弱，荣卫不充。治宜温阳健脾，补肾益气。首先以补脾经、推三关、摩中脘、摩脾俞健补脾阳，消食助运，以后天养先天不足；再以补肾经、摩肾俞补肾益气，使肾精充沛，激发生长原动力；最后以分手阴阳、摩心俞、抚督脉调和阴阳，宁心安神，助力生长发育。

第二节　胎黄

胎黄是一种以新生儿出生后周身皮肤、面目发黄为主要临床表现的病证，因与胎禀因素有关，故称胎黄或胎疸。一般来说，在 28 天以内的婴儿黄疸称为"胎黄"。西医称之为新生儿黄疸，是因胆红素在体内积聚引起的皮肤或者其他器官黄染。当新生儿血中胆红素达到 5 ～ 7mg/dL 或更高，即可出现肉眼可见的黄疸。本病有生理性黄疸与病理性黄疸之分。

【病因病机】

1. 胎毒内蕴

胎毒内蕴是胎黄的首要病机。母亲怀孕后或因素体脾肾虚寒，或因恣食生冷、肥甘厚味，致湿浊内蕴，或因母子血气不和，胎血化为水湿，湿浊熏蒸胎儿，小儿出生后即发黄疸。

2. 脾失健运

小儿脾常不足，初生婴儿脾虚运化水湿功能不足，以致弥漫于体内之湿浊无路可出，而脾喜燥恶湿，为湿所困时脾即为病，其色显于外而为黄。

3. 胆失疏泄

病因多为在胎中先天禀赋不足、胆道闭锁、胆道狭窄，阻滞气机，气滞血瘀，与胎禀湿热相合为病，弥漫中焦，熏蒸肝胆，外溢肌肤而为黄疸。

【辨证论治】

病位在脾，又与肝胆密切相关，肝疏泄功能正常，有助于胆道通畅，所以临床上在治脾的同时常配合疏肝利胆。本病治疗以利湿退黄为基本治法。阳黄热重于湿，宜清热利湿；阴黄寒湿较重，宜温化寒湿；气血瘀滞者，宜行气化瘀消积。

1. 湿热郁蒸

临床表现：面目皮肤发黄，色泽鲜明如橘皮，烦躁，啼哭不止，或有发热，小便黄赤，大便秘结，舌红，苔黄厚腻，脉滑，指纹紫滞。

证候分析：小儿禀母体之湿热，蕴积于内，蒸化于肌肤，故出现面目皮肤发黄，色鲜明如橘皮；热结于大肠则便秘；热结于小肠则尿黄；热扰心神则烦躁，啼哭不止，甚或有发热；舌红苔黄厚腻，指纹紫滞均为湿热互结之象。

治法：清热利湿退黄。

处方：清脾经，清肝经，清胃经，清大肠，清小肠，揉天枢，推下七节骨。

方义：清脾经、清肝经、清胃经，清中焦湿热，调中顺气；清大肠、推下七节骨、揉天枢，清利肠腑湿热积滞；清小肠，清热利尿，除湿。

加减：黄疸明显者，加清肺经、清天河水；水肿者，加清补脾经、补肾经、清肺经；呕吐者，加推下天柱骨；腹胀者，加运八卦、分腹阴阳；面目晦暗者，加揉血海、阴陵泉；泄泻者，加推箕门、清补脾经。

2. 寒湿阻滞证

临床表现：面目皮肤发黄，色泽晦暗，精神倦怠，不欲吮乳，时时啼哭，四肢欠温，腹胀便溏，或大便灰白，小便短少，唇舌偏淡，苔白腻，指纹淡。

证候分析：母体寒湿贻于小儿，则小儿脾阳受困，湿蕴不散，气血不畅，故见面目皮肤发黄，色泽晦暗，四肢欠温，精神倦怠；脾阳不振，则运化无权，故不欲吮乳，腹胀便溏，或大便灰白、小便短少；唇舌偏淡苔白腻，指纹淡均为寒湿困阻，脾阳不足之征。

治法：温中化湿退黄。

处方：补脾经，推三关，清补大肠，揉外劳，揉一窝风，摩腹，揉脐，按揉足三里。

方义：推三关、揉外劳，温阳散寒；补脾经、摩腹、揉脐、按揉足三里，健脾化湿，温中散寒；揉一窝风、清补大肠，温中行气，止腹痛腹胀。

加减：四肢厥冷者，加摩命门、关元；水肿尿少者，加清小肠、推箕门；肝脾肿大者，加按弦走搓摩；腹胀、呕吐者，加分腹阴阳；食少纳呆者，加揉板门、掐揉四横纹；面色晦暗，舌质紫暗者，加揉膈俞、血海。

3. 瘀积发黄证

临床表现：面目皮肤发黄，色泽晦滞，日益加重，部分患儿28天后皮肤黄疸仍绵延不退，深黄晦暗如烟熏，腹部胀满，青筋暴露，右胁下痞块质硬，大便秘结或灰白，唇色暗红或衄血，舌红，可见瘀点或瘀斑，苔黄腻，指纹紫。

证候分析：患儿先天肝胆气血不畅，脉络瘀阻，肝经布于两胁，故青筋暴露，右胁下痞块质硬；津血同源，血若不畅，则瘀血化为湿浊，因而出现面目皮肤发黄，色泽晦滞，深黄如烟熏；肝胆疏泄不利，则腹部胀满；胆汁瘀结，排出不畅，则大便秘结或灰白。唇色暗红或衄血、舌见瘀点或瘀斑均为瘀血停着之象。

治法：行气化瘀消积。

处方：清肝经，掐揉四横纹，揉板门，清小肠，清胃经，揉膈俞，揉期门，揉章门，分腹阴阳，捏脊。

方义：清肝经、掐揉四横纹、揉板门，疏肝理气；清小肠、清胃经，和中化湿；揉期门、章门，行气化瘀，通络消痞；分腹阴阳、捏脊，行气消积。

加减：热重者，加清天河水、退六腑；寒盛者，加揉外劳宫、摩关元。

【注意事项】

1.手法力度的把握。新生儿皮肤娇嫩，在实施手法时要轻快，时间宜短，注意配合介质，防止损伤患儿皮肤。

2.推拿过程中要注意密切观察病情的变化，不可过度依赖推拿手法，如果发现患儿病情加重，比如精神萎靡、嗜睡、惊惕不安、两目上视、四肢僵直或抽搐等变化，要及时转诊，以防延误病情。

【病案】

曲某，女，27天。1997年2月初诊。

主诉：患儿全身发黄20余天。

现病史：患儿是第一胎，7个月早产，生后2～3天开始面部发黄，双目黄，其他情况一般，以为是生理性黄疸没做处理。2周后发现全身黄加重，换下的衣服均被染黄，曾去某医院儿科住院诊治，诊断为高胆红素血症，以高渗葡萄糖液及生理盐水，配合维生素E治疗，7天后身黄不退，其他情况可，出院。又在本院儿科诊治，服中药30余剂，全身仍黄，小孩吃药困难，家长抱着试试看的态度来到本科。目前小儿面颈身体四肢黄，身体欠佳，吃乳少，大便日4～5次，色深黄质稠，小便不黄，睡眠欠佳。

查体：小儿面颊四肢躯干呈橘黄色，双目黄染，精神一般，哭响有力，襁褓有很重的中药味。剑突下能触及肝右肋下2cm，质柔软，腹胀。舌质红，苔薄黄腻，指纹黄，小便黄，大便深黄黏稠。

辅助检查：血清胆红素＞257μmol/L。

诊断：黄疸（湿热郁阻）。

治法：清热利湿退黄。

处方：分手阴阳200次，清肝经300次，补脾经500次，运内八卦100次，清小肠300次。

次日复诊：患儿吃乳较前有力，精神明显好转。

三诊：患儿面黄及四肢黄略退，精神好转，每日大便2次，质较前稠，色黄绿。

共经8次治疗，患儿面目及全身黄退，小儿体重明显增加。

第三节　肠胀气

肠胀气是新生儿常见症状，患儿表现为腹部胀满，多出现在喂奶后，轻轻按压则哭闹，叩诊呈鼓音，排气或排便后哭闹停止，睡觉不踏实，喜欢趴着睡或只接受抱睡，不停觅食。本病属于中医学"膜胀""痞证"范畴。本节讨论内容不包括严重感染所致的肠麻痹、肠坏死及各种先天性消化道畸形所致新生儿腹胀。

【病因病机】

1. 外感六淫

六淫之邪皆可侵袭脾胃肠腑，影响运化传输，气机郁滞而致腹胀，其中以寒、湿、热邪伤儿尤甚，特别是夏秋之交，湿热交蒸之时更易罹患。脾喜燥恶湿，若湿热壅结脾胃，困阻中焦，致脾阳失展，健运失和，升降失调，气机壅滞，则腹胀烦闷。万全在《万氏家传保命歌括·腹胀》中说："夫胃为水谷之所聚，脾不能腐熟变化，蓄积于中，郁而为热。热则生湿，遂成胀满之证。"

2. 内伤乳食

小儿脾常不足，乳食不知自节，若喂养不当，乳食无度，过食生冷肥甘及难以消化食物，致食积中焦，壅塞气机，则脘腹胀满。正如《幼科类萃·腹胀门》说："大抵小儿多由饮食饥饱，生冷甜腻，聚结不散，或因久患疳积及疟后癖块不消，皆能为胀。"

3. 禀气先天

小儿先天禀赋不足，如早产儿、双胞胎，或先天肠道畸形的小儿，使脾胃失健，纳运无力，气机阻滞而腹胀。或孕妇在妊娠期过食生冷难化食物，影响胎气，致小儿生后腹胀。正如《幼幼集成》中所说："皆因胎气郁积，壅结荣卫，五脏六腑，无一舒畅。其气不能升降，筑隘肠胃之间。"

【辨证论治】

肠胀气的病位主要在肝脾和大肠。各种原因引起气机郁滞，皆可导致肠胀气。治疗肠胀气重在祛除病因，佐以行气导滞。实胀祛邪为主，虚胀宜温补为主，因寒致者，宜温中散寒，行气消胀。对实中兼虚者或虚中夹实的患儿，则应攻补兼施。

（一）实证

1. 湿热型

临床表现：脘腹痞胀，头晕身重，胸闷不饥，身热不扬，汗出不解，口渴不欲饮，大便秽臭或溏泄不爽，小便短少，舌红苔厚腻或白或黄，脉濡或滑数，指纹紫滞。或伴两胁疼痛，引向肩背，恶心呕吐，腹胀，面目黄染。

证候分析：外感湿热困阻中焦，使脾失健运，清阳之气不升而浊阴之气不降，壅滞中焦而口渴不欲饮，胸闷不饥，脘腹痞胀，恶心呕吐，大便秽臭或溏泄不爽；湿郁于肌肤，营卫不和，则头晕身重，身热不扬，面目黄染，汗出不解；湿热阻遏肝胆，则枢机不利，而现两胁疼痛，引向肩背。

治法：清热利湿，行气导滞。

处方：分手阴阳，清板门，清脾经，清大肠，清肺经，清肝经，分腹阴阳，按弦走搓摩，顺摩腹，推箕门，按揉脾俞、胃俞、至阳（第七胸椎棘突下）、大肠俞。

方义：清板门，清脾经，清大肠，按揉脾俞、胃俞、大肠俞，推箕门，调和脾胃，清热化湿，和中导滞。分腹阴阳、清肝经、按弦搓摩、顺摩腹，疏肝利胆，行气消胀。分手阴阳平衡一身阴阳。按揉至阳具有理气宽胸，疏肝和胃，利胆退黄的作用，尤为适于湿热中阻，肝脾不和伴见黄疸的腹胀。

2. 食积型

临床表现：脘腹胀满，痞硬拒按，嗳腐吞酸，呕恶不食，腹痛肠鸣，或痛则欲泻，泻后痛减，大便酸臭或秘结，手足心热，夜卧不安，舌质红，苔白厚腻，脉沉滑，指纹紫沉滞。

证候分析：食积不化，阻滞气机而见脘腹胀满，嗳腐吞酸，手足心热，夜卧不安；宿食停滞肠胃，则局部痞硬拒按，腹痛肠鸣，痛而欲泻；宿食下行大肠，则大便酸臭或秘结；泻下食积后气机通畅，故而腹痛可缓解。

治法：消食导滞，调和脾胃。

处方：分手阴阳，清胃经，运内八卦，掐揉四横纹，掐揉右端正，分腹阴阳，摩中脘，摩腹，按揉肝俞、胃俞、脾俞，推下七节骨。

方义：食积不化，阻滞气机，故以消食为要，清胃经、摩中脘、按揉胃俞、脾俞，和胃健脾，消食化积；运内八卦、掐揉四横纹、按揉肝俞，行气宽中，消胀除满；分腹阴阳、摩腹、推下七节骨疏肝理气，导滞通腑。

3. 气结型

临床表现：烦哭不止，腹胀不思饮食，气聚胀可见形，气散胀而无迹，舌淡红，苔薄白，脉弦紧，指纹红或青。

证候分析：乳母情志失和、肝气郁结则影响乳汁分泌，小儿食母乳后亦会气结不通，气聚胀可见形，气散胀而无迹；不通则痛，小儿烦哭不止；肝气犯胃则腹胀不思饮食。

治法：疏肝解郁，导滞消胀。

处方：分手阴阳，清脾经，清肝经，清大肠，运内八卦，分腹阴阳，按弦走搓摩，按揉肝俞、胆俞、三焦俞。

方义：肝的疏泄功能正常，则气机调畅，气血和调，脏腑组织的活动也就正常协调；气郁者宜疏肝解郁以理其气，脾主运化水谷，布散精微，离不开肝气的疏泄，而肝气的疏泄又离不开脾精的供养。清肝经，分腹阴阳，按弦走搓摩，按揉肝俞、胆俞疏肝解郁；分手阴阳、运内八卦、清脾经、清大肠，调运脾胃，通腑利膈；揉三焦俞，疏利三焦。

（二）虚证

1. 脾虚型

临床表现：腹部胀满，不思饮食，食则腹胀，腹部喜按，困倦乏力，面色萎黄或伴消瘦，大便溏泄，舌淡白，苔白，脉沉弱，指纹淡。

证候分析：正虚脾胃不健，纳化无力，气机阻滞故而腹部胀满，不思饮食，食则腹胀；脾为后天之本，脾虚则气血生化无权，故困倦乏力，面色萎黄或伴消瘦；脾主升清，脾虚则精微不能上输，遂清浊相混下泄大肠而出现大便溏薄；舌淡白苔白，脉沉弱，指纹淡均为气虚之象。

治法：益气健脾。

处方：分手阴阳，补脾经，清肺经，运内八卦，摩中脘、气海，重按肺俞，揉肝俞、脾俞、肾俞。

方义：《小儿药证直诀·虚实腹胀》说："腹胀由脾胃虚，气攻作也。"脾主运化，包括运化水谷和运化水液两个方面。脾胃气虚者宜健脾益气，理气助运。分手阴阳，补脾经，摩气海，揉肝俞、脾俞、肾俞可健脾升清，助精微上行；运内八卦、摩中脘、清肺经、重按肺俞助胃气下降。在补脾益气时应注意兼顾理气导滞，不可补益过甚，以免滞邪。

2. 脏寒型

临床表现：脘腹胀闷，腹胀时减，复而如故，得热而舒，精神困倦，怯寒懒动，面白肢冷，或呕吐下利，小便清长，口不渴，舌淡苔白，脉沉迟，指纹淡。

证候分析：小儿禀气于先天寒湿之气，出生后阳气不足，脏器虚寒，虚寒郁结中焦则脘腹胀闷，甚或呕吐下利；若得热则腹胀减轻，遇寒则腹胀如故；阳虚则机体不得温煦，故怯寒懒动，面白肢冷；阳气不振则精神困倦；小便清长，口淡不渴，舌淡苔白，指纹淡均为脏寒阳虚之象。

治法：温中散寒，行气消胀。

处方：分手阴阳，揉一窝风，揉外劳宫，补脾经，推三关，摩中脘，摩神阙，抚脊，按揉脾俞、胃俞、大肠俞，摩八髎。

方义：虚寒郁结，气机不通，应以温阳为要。分手阴阳、揉一窝风、揉外劳宫、推三关，温中散寒，振奋一身阳气；补脾经，按揉脾俞、胃俞、大肠俞，和胃健脾，促进中焦枢机；摩中脘、摩神阙，温经暖腹，缓急止痛；抚脊、摩八髎，通督脉，温下元。

3. 津亏型

临床表现：腹部胀满，饥不欲食，大便干结难解，面部潮红，口干舌燥，五心烦热，体瘦乏力，舌红少苔少津，脉细数，指纹淡紫滞。

证候分析：小儿津液亏乏，尤以胃津不足为重时则口干舌燥，饥不欲食，大便干结难解，中焦气机受阻而发脘腹胀满；津亏液少不能濡养全身则体瘦乏力，阴虚则生内热，故五心烦热、舌红少津、指纹淡紫滞。

治法：滋阴润燥，健脾消胀。

处方：分手阴阳，补脾经，清胃经，顺运内八卦，水火既济，水底捞明月，补肾经，揉二马，摩中脘，分腹阴阳，按揉金津、玉液、廉泉。

方义：水火既济、水底捞明月、补肾经、揉二马可以益水之主，滋阴降火；补脾经、清胃经、摩中脘，健脾和胃，调畅中焦；分腹阴阳、顺运内八卦，行气消胀；按揉金津、玉液、廉泉有生津润燥、助益消化的作用；需要注意的是，祛邪宜消导疏利，但不可攻伐太过，中病即止，以免耗伤正气，对年幼体弱者更应如此。

【注意事项】

肠胀气合并呕吐、食欲不振、体重减轻，甚至有发烧、血便的症状时，有可能是病理性因素造成的，包括腹部严重感染、腹腔肿瘤、腹部实质器官（例如肝、脾、肾）肿大、腹水、泌尿系统等问题，必须立刻进一步检查。

【病案】

1. 病案 1

阳某，男，2 个月，2015 年 11 月 28 日初诊。

主诉：烦哭不安加重 4 ～ 5 天。

现病史：患儿 4 ～ 5 天来烦哭不止，声响有力，吃奶次数多，不定时，哭就给，最短 2 小时一次，母乳及奶粉混合喂养，奶粉每日 3 次，每次 90mL，大便日 5 ～ 6 次，质稠色淡黄绿，量多，味酸臭。在某医院查血常规示白细胞 $15.2×10^9/L↑$，已服"阿莫西林"，贴"丁桂儿脐贴"症状不减，无矢气。

查体：营养好，发育正常，面色略黄，舌红苔淡黄厚，咽红，指纹不显，腹胀如鼓，肛门不红。

辅助检查：经皮胆红素测量 7.6mg/dL，大便常规无异常。

诊断：肠胀气（乳食积滞）。

治法：理气消积。

处方：清板门，清大肠，顺运内八卦，分腹阴阳，顺摩腹，推下七节骨，摩囟门。

治疗半小时后排便，量多，质略稠，色淡黄，有少量瓣块，腹胀见轻，哭闹停止。

2015 年 11 月 29 日复诊：哭闹止，昨天一共大便四次，两次量多，两次量少，色黄略臭。上方继用治疗一次。

2015 年 11 月 30 日复诊：未再哭闹，精神安稳，吃奶好，至今尚无大便。查体：舌红，苔薄白，指纹不显，腹胀见轻。治疗：上方加捏脊 10 遍。

2. 病案 2

颜某，女，37 天，2014 年 11 月 4 日初诊。

主诉：腹胀 20 余天。

现病史：自出生后不能主动排便，一般 4 ～ 5 天后必须用肥皂头刺激后才能排便。平时不断扭动身体，矢气后略安。必须抱着睡，放下即醒，并开始满面涨红、挺身。患儿母亲因在孕中期发现羊水少，故每天喝 5 大杯豆浆（约 4000mL）、两大碗汤，外加各类水果。

查体：营养发育正常，精神可，面色红，舌红苔少，腹胀。

辅助检查：腹部 B 超示部分肠管胀气明显，结肠腔内示较多粪便、强回声，腹腔内未探得异常团块回声及靶环样征，肠管蠕动正常，无扩张积液征象。

诊断：肠胀气（湿浊壅塞，中焦气滞）。

处方：分手阴阳，清板门，清大肠，顺摩腹，按揉脾俞、大肠俞，推下七节骨。

2014 年 11 月 5 日复诊：夜间排气多，面部涨红及扭动身体动作较前少。

2014 年 11 月 8 日复诊：昨半夜 3 点后扭动身体较多，但矢气较前通畅，大便次数减少。处方：上穴加掐揉四横纹、按揉八髎。

2014 年 11 月 20 日复诊：目前晚间一觉能睡 7 小时，无腹胀，夜眠安，病情告愈。

第四节　脐突

脐突，指小儿脐部突起，肿大光浮的病证。脐突属先天发育畸形，为新生儿及婴儿脐部常见病之一，女婴发病率为男婴的 2 ～ 3 倍，现代医学称为脐疝。

【病因病机】

引起脐突的原因有先天因素与后天因素。

1. 先天因素

胎儿于母腹中时，因母亲调摄失宜，或惊或怒，或饮食过寒过热，导致胎中寒热内蕴或胎气不畅。

2. 后天因素

小儿出生后，于脐孔尚未完全闭合时，或因脾寒心热而啼哭叫扰，或因痰浊壅阻而较长时间的剧烈咳嗽，或因宿便内停努挣用力，屏气所致，致使脐环松大，小肠、脂膜突入脐中，膨出隆起，形成脐突。

【辨证论治】

本病多与先天不足及内腑积热有关，治疗分别宜补中益气，泄热通腑。局部治疗应行气和血，促进脐环闭合。

1. 先天不足

临床表现：脐突于外，其状突出光浮，皮肤薄嫩如吹起者，伴精神萎靡，面无光彩，哭声低弱；形体矮小，头大囟开，毛发稀黄，耳郭薄软，肢软无力，口唇色淡白或紫，舌淡苔薄，指纹色淡。

证候分析：婴儿先天不足，体质虚弱，两侧腹肌薄弱，收束无力，致腹内容物突出于皮下，而现突出光浮、皮肤薄嫩如吹起状；肾为先天之本，肾气不足则形体矮小，头大囟开，毛发稀黄，耳郭薄软，肢软无力；先天既亏，后天气血生成不足，故精神萎靡，面无光彩，哭声低弱；口唇色淡白或紫，舌淡苔薄，指纹色淡均为气血亏乏之象。

治法：补中益气。

处方：补脾经，补肾经，补大肠，补小肠，摩脐，揉气海、关元，揉八髎，揉龟尾。

方义：婴儿先天不足体质虚弱，两侧腹肌薄弱，在腹部中央未全合拢，用力啼哭时肠管膨出形成疝气。治疗应虚则补之，以补脾经来健脾益气促进腹壁肌肉及筋膜环逐步收缩，摩脐促进脐环闭合，防止腹腔内容物脱出；补大肠、补小肠益气固脱；补肾经、揉气海、揉关元培元固本；揉八髎、揉龟尾温补固摄。

2. 肠胃积热

临床表现：脐部凸起呈半球状或半囊状，色深虚大，以手按之，肿块可以回纳，哭闹、咳嗽、直立时肿物饱满增大。伴阵发啼哭，哭声较响，脘腹胀满拒按，大便酸臭，数日一行，舌质红，舌苔黄厚，指纹紫。

证候分析：脐突肿赤虚大，多由胎母失养，肝气郁结，或过食辛辣刺激食物而贻热于胎儿。儿受积热，出生后婴儿热在腹中，无所发泄，故频频伸引，阵发啼哭，哭声较响，脘腹胀满拒按，其气冲入脐间，必为脐突；及至大便排出，脘腹胀满减轻，肿块即可回纳。

治法：通腑泄热，调和中气。

处方：分手阴阳，清补脾经，清小肠，清大肠，清肺经，摩脐，揉关元，揉脾俞、胃俞、大肠俞。

方义：清小肠，清大肠，清肺经，揉脾俞、胃俞、大肠俞共奏通腑泄热之功；分手阴阳、清补脾经、摩脐、揉关元可补中益气，消郁散结，助脐突还纳，促进脐环闭合。

【注意事项】

若脂膜突出过大，或不能回纳，并见哭闹不安，或年龄已逾 2 岁仍未痊愈者，应考虑手术治疗。脐膨出患儿，其腹部囊膜薄而透明，应及早手术治疗。

【病案】

1. 病案 1

左某，男，100 天，2013 年 8 月 23 日初诊。

主诉：脐部突起近 3 个月，伴双侧阴囊肿大。

现病史：患儿系双胞胎，产后 20 天因啼哭用力后出现脐突，阴囊肿大，症状逐渐加重。纳可，二便正常，夜眠差。查体：发育营养可，面色红，舌红，苔薄白，指纹不显，腹胀，脐突出宽约 2cm，高约 2cm，按之有过气声，双侧阴囊肿大光亮，左侧尤甚，透光试验（＋）。

诊断：脐突（先天不足），水疝。

治法：补中益气。

处方：补脾经，补肾经，补大肠，补小肠，摩脐，揉气海、关元，揉八髎，揉龟尾。

2013 年 8 月 29 日复诊：经四次推拿后，脐已平复，睾丸右侧略大于左侧。上方去补大肠、小肠经，摩脐，揉龟尾。

2013 年 9 月 6 日复诊：诸症消失，睾丸两侧等大，发育良好。

2. 病案 2

张某，女，8 个月，2011 年 8 月 9 日初诊。

主诉：脐部凸起 3 月余。

现病史：患儿出生后脐结扎生长正常，到三四个月时脾气大，经常哭闹后发现脐部突出，发脾气时增大。查体：脐部突出 2cm，如龙眼大，压之则消，松手突起复现。

诊断：脐疝（脾虚肝郁）。

治法：补中益气。

处方：分手阴阳 300 次，补脾经 500 次，补肾经 300 次，揉一窝风 300 次，摩脐，揉关元、脾俞、胃俞、大肠俞各 300 次。

2011 年 8 月 12 日复诊：经 3 次治疗症状同前。

2011 年 8 月 28 日复诊：共经 18 次治疗后，脐突基本回纳，一般不复出。

第五节　先天性巨结肠

先天性巨结肠是由于肠壁肌间神经节细胞缺如，造成乙状结肠远端与直肠运动功能紊乱，粪便淤滞于远端结肠，以致肠管扩大、肥厚的一种常见的先天性肠道畸形。本病病因尚不明确，多认为是遗传和环境的因素共同作用的结果，在新生儿主要表现为出生后 24 ～ 48 小时以内胎便排出延迟，腹胀明显，可伴有呕吐。

按照本病的主要表现，分别属于中医学的积聚、腹胀、便秘、盘肠气痛、肠结等范围。

【病因病机】

本病多由先天禀赋不足，胚胎期营养不良、发育不全，致小儿出生脾弱气滞，肠腑通降失司，大肠传导失职而发病。初起为实，久则气血亏损、虚实夹杂。

【辨证论治】

本病缘于肠道畸形，应从其主症或兼症辨证施治，临床分为肝脾失和及脾虚气滞两型，治疗原则以和血顺气为本，导滞通腑治标。

1. 肝脾失和

临床表现：肚腹胀硬，腹壁青筋显露，噫气频作，便秘或欲便不能，啼哭不宁，舌红，苔白或腻，指纹紫滞。

证候分析：由于情志失和，肝脾气郁，故烦哭不宁，噫气频作；由于气机郁滞，传导失司，糟粕内停而便秘，或欲便不能，肚腹胀硬，腹壁青筋显露。

治法：疏肝和胃，导滞通便。

处方：分手阴阳，清肝经，补脾经，清大肠，摩腹，按揉心俞、膈俞、肝俞、脾俞、胃俞、肾俞、大肠俞，推下七节骨。

方义：分手阴阳，清肝经，揉肝俞、脾俞、胃俞可疏肝和胃；按揉心俞、膈俞、肾俞，养血柔肝，燮理上下；清大肠、摩腹、按揉大肠俞、推下七节骨，通腑泄浊，导滞散结。

2. 脾虚气滞

临床表现：病程日久，勉强排便而不畅，粪稀而臭，肠鸣腹胀，面色黄或㿠白，形体瘦弱，神疲气怯，啼哭无力，口舌淡红，苔薄腻，指纹淡红。

证候分析：肺与大肠相表里，脾肺气虚则传送无力，气与血互根，气虚不能健运，且不能化生精微，故面色㿠白，形体瘦弱，神疲气怯，啼哭无力；大肠气受肺脾之气推动方能传导通畅，脾气既虚，大肠传导无力，故勉强排便而不畅，粪稀而臭，肠鸣腹胀。舌淡红，指纹淡，皆气血不足之象。

治法：健脾助运，理气和血。

处方：补脾经，清大肠，推三关，运内八卦，退六腑，摩中脘，摩腹，拿天枢，按揉肝俞、脾俞、胃俞、大肠俞，推下七节骨。

方义：清大肠、退六腑、揉大肠俞、推下七节骨，通腑泻浊；推三关、运内八卦、补脾经，温中补虚；按揉肝俞、脾俞、胃俞，理气助运；摩中脘、摩腹、拿天枢用于局部，可起软坚散结、畅通肠腑气血的作用。

加减：如大便不爽改清大肠为清补大肠，揉肾俞、命门；面色萎黄加推上三关，多用补脾土；恶心呕吐者加揉天突、清板门、掐揉右端正。

【注意事项】

1. 痉挛肠段短、便秘症状轻者，可先采用综合性非手术疗法，若以上方法治疗无效，虽为短段巨结肠亦应手术治疗。凡痉挛肠段长，便秘严重者必须进行根治手术。

2. 当出现小肠结肠炎，应按"实则清之、虚则补之"的原则改变处方，也可适当配合药物；当患儿出现大肠潜血时，要查明出血的原因，对症处治，禁拿肚角、摩腹或分腹阴阳，要在患儿耐受程度内施行，或改用按弦走搓摩法。

【病案】

赵某，女，4个月，2008年7月6日初诊。

主诉：大便不畅4个月。

现病史：患儿系第一胎，足月顺产，产后24小时内胎便排泄不畅，一周后才排尽，自后3～4天大便1次，质稀色黄，有时特臭，腹胀，吃乳时好时差，小便正常，睡眠好。

查体：发育营养正常，精神好，面色略黄无泽，舌红，苔薄白，指纹紫滞，腹胀，肠型不明显，肠鸣不亢进，肛门不红。

实验室检查：钡灌肠影像表现报告（山东省医学影像学研究所2008-07-06）显示肛门插管顺利，钡剂依次进入直肠、乙状结肠、降结肠、横结肠、升结肠，可见肠管轻度扩张，24小时复查，结肠内仍见钡剂滞留，肛门距直肠远端见长约6cm空虚段。符合先天性巨结肠X线表现（肛管型）。

诊断：先天性巨结肠（脾虚气滞）。

治法：健脾益气，行气导滞。

处方：补脾经300次，清大肠500次，分手阴阳100次，掐揉四横纹各50次，摩腹200次，拿肚角5次，推下七节骨300次。

2008年7月22日复诊：家长代述，患儿每日推拿1次，每周5次，经推拿后大便2～3日1次，量不多，质好，放屁多不太臭，精神好，夜眠安。

2008年8月14日复诊：家长代述，自8月8日起，大便已成每日1次，质好，量正常，自然通畅，腹已不胀，效不更方，按原方继续推拿，并建议逐步增添果蔬及其他副食，以使脾胃强壮，使糟粕易于传下。

2008 年 8 月 27 日复诊：家长代述，26 日没有大便，但今晨大便 1 次，质好，量正常，精神好，体重增长。按原方继续推拿。

三年后，2011 年 8 月 12 日患儿因发热来推拿治疗，家长主动告诉自推拿后至今大便正常从来没有反复。

附：张素芳教授治疗先天性巨结肠病心得

1."以通为用"原则

《灵枢·平人绝谷》指出："平人……胃满则肠虚，肠满则胃虚，更虚更满，故气得上下，五脏安定，血脉和利，精神乃居"，这说明正常人的饮食，有入必有出，且出入自调；如果大便不通，日久常会引发腹胀、头晕、食欲减退、睡眠不安等症状，这就是腑气不通，浊阴不降。六腑传化物而不藏，治疗应遵"以通为用"的原则，因而在任何一型的巨结肠的处方中均少不了清大肠、顺摩腹及推下七节骨。

2."调和气血"原则

本病的便秘、腹胀等症顽固而反复出现，是因为远端结肠病变部位肠管经常处于痉挛状态，形成功能性梗阻，以致粪便通过发生困难，这种表现类似于积聚中的聚病表现。因为积是有形可证，而聚者形状不定，聚多见于腹部及脐周，发时形状可大可小，缓解时可散而无形，本病肛管型发作时可腹胀，肠形显露，甚则青筋暴露，一旦排便顺利排气较多就得到缓解，散而无形；从属性上来看，积聚有阴阳气血之分，前人多以积属阴，病在血分，聚属阳，病在气分，气与血常互为影响。聚形见于脐周者病在肠腑，因此在取穴时分手阴阳、腹阴阳不可缺少，对调气血、和阴阳，加强通便、消除腹胀起关键作用。

3."扶正固本"原则

前人对聚病的治法多采用扶脾益气、理气消积、化痰利水、活血化瘀、通络止痛等。根据临床症状不同而可有所偏重。清代高士宗的《医家必读》中说："初者，病邪初起，正气尚强，邪气尚浅，则任受攻；中者，受病渐久，邪气较深，正气较弱，任受且攻且补；末者，病魔经久，邪气侵凌，正气消残，则任受补。"虽然发病时期不同，正气与邪气的浅深程度有所不同，但是无论哪个年龄阶段的小婴儿均应重视培元养正，采用扶脾固本法为多。如对出生仅几天的小婴儿，虽然正气尚强，决不能任意攻伐，而是要在补脾经扶正固本，保护后天之本的原则下且攻且补；对年龄稍大的小儿也要根据病情、体质情况施行攻或补。

4. "改善肠道机能，保障营养供给"原则

推拿治疗先天性巨结肠解除了其便秘、腹胀、不放屁等症状，保证每日大便通畅是治疗的关键，亦可改善其小儿肠炎的症状，从而维持婴幼儿的营养和发育。随着年龄的增长、饮食改善，其症状会越来越轻，直至腹胀、便秘消除，成年后与常人无异。因此推拿治疗先天性巨结肠，补充了非手术疗法的内容，解除小儿痛苦，防止肠管进一步扩张肥厚，从而保证了小儿的营养和发育。整个治疗过程毫无痛苦，尽享绿色疗法。因此推拿治疗小儿先天性巨结肠是值得推广的优良外治法。

5. "标本缓急"原则

在治疗过程中出现便秘不通、胀气过甚者可采用结肠灌洗法，以温生理盐水反复灌肠，让其流出，直至流出液体不含粪质。

先天性巨结肠患儿由于长期粪便蓄积，导致肠黏膜缺血和细菌侵入，易并发小肠结肠炎。小肠结肠炎先兆症状是腹胀、食欲下降、大便量减少及大便潜血、颜色陈旧、恶臭、便秘等。因此，先天性巨结肠患儿在治疗过程中若大便出现潜血，应及时查明原因，局部忌用摩腹、拿肚角，改用按弦走搓摩。本病类型较多，严重的原则上应手术治疗，切除病变肠段。

6. "巩固治疗"原则

本病疗程 3 ~ 6 个月，每日推拿 1 ~ 2 次，至 1 周岁后食欲增加、能自动排便时方可改为隔日推拿 1 次，直至 3 岁以后，便秘、腹胀等症状均不再出现时，方可停止治疗。

第六节　夜啼

夜啼是指小儿夜晚啼哭不安，时哭时止，持续多夜，甚则通宵达旦的病证。本病多见于新生儿及小婴儿。由于发热或因其他疾病引起的啼哭，应当审因论治，不属于本证范围。

【病因病机】

本病可由脾寒、心热、惊恐、食积等原因所致。

1. 脾寒

脾为后天之本，若脾胃失调，中阳受累；或脏腑受寒，寒邪潜伏于脾；或患儿素禀虚弱，脾常不足，若护理略有失宜，寒邪内侵；至夜阴盛，脾为阴中之阴，阴盛则脾寒愈重，寒邪凝滞，气机不通，故入夜腹痛而啼。

2. 心热

小儿五脏心肝有余，而脾肾不足。心属阳主火，易生心热，若孕妇平时恣食辛辣肥甘，或焦燥炙煿之物，贻热于胎中，或生后乳母过服性热之药，火伏热郁，小儿受乳，则积热上攻。至夜阳气入里内潜，加剧小儿内热，则邪热乘心而致夜间烦躁而啼。

3. 惊恐

小儿神气怯弱，智慧未充，如目触异物、耳闻异声，易引起突然惊恐，惊则伤神，恐则伤志，故致心神不安，夜卧不宁，常在梦中惊哭不已。

4. 食积

初生脾胃稚弱，若喂乳量过多或喂乳过于频繁，则易致脾胃损伤，宿食不消，积滞内停，反酸作胀，而引起小儿睡卧不安，啼哭不止，并伴呕吐或腹泻酸腐物质。

【辨证论治】

因脾寒气滞者，治以温脾行气；因心经积热者，治以清心导赤；因惊恐伤神者，治以镇惊安神；因食积者，治以消积导滞。

1. 脾寒

临床表现：睡喜俯卧，曲腰而啼，啼哭声音低弱，面色青白相兼，在鼻唇周围色青尤甚，四肢欠温，得热则舒，不思乳食，大便溏薄，小便较清；舌淡红，舌苔薄白，脉象沉细，指纹淡红。

证候分析：脾脏喜温而恶寒，脾寒愈盛，寒邪凝滞，腹中作痛而夜啼不安。寒主收引，故挛缩曲腰，温熨抚摩腹部，脾气得温而暂运，故腹痛稍减，啼哭暂缓，此皆为脾寒之证；脾阳不足，故啼哭声弱，神怯肢冷；脾脏虚寒，运化失司，故不思乳食，大便溏薄；面色青白，舌淡红，舌苔薄白，脉象沉细，指纹淡红。

治法：温中健脾。

处方：补脾经，揉外劳宫，揉一窝风，掐揉小天心，掐揉五指节，推三关，摩腹，揉中脘。

方义：补脾经、摩腹、揉中脘健脾温中散寒；推三关以温通周身阳气；揉外劳宫、揉一窝风祛脏腑寒凝止腹痛；掐揉小天心，掐揉五指节祛风镇惊安神。

2. 心热

临床表现：睡喜仰卧，哭声较响，见灯火则啼哭愈甚，面赤唇红，烦躁不安，便秘溲赤；舌尖红，舌苔黄，脉数有力，指纹红紫。

证候分析：心主火，热伏于内，扰动神明，故入夜心烦而啼。《保婴撮要·夜啼》云："心属火，见灯则烦热内生，两阳相搏，故仰身而啼。"邪热炽盛，故哭声响亮；面赤唇红，口中热气，手足暖，大便秘结，苔黄，指纹红紫，脉数有力均为热象；舌尖红为心经有热；小便短赤为心经有热移于小肠所致。

治法：清心降火。

处方：清心经，清肝经，清小肠，清天河水，掐揉小天心，掐揉五指节，揉内劳宫，揉总筋。

方义：清心经、清天河水，清心降火；清小肠以导热下行；清肝经、掐揉小天心、掐揉五指节，清热镇惊，安神除烦；揉内劳宫、揉总筋以清心经积热。

3. 惊恐

临床表现：睡中时作惊惕，梦中啼哭，神色恐惧，稍有声响则惊啼不已，唇与面色乍青乍白，喜抚抱而卧；脉舌多无异常变化，或夜间脉来急数，指纹青。

证候分析：暴受惊恐，惊则伤神，恐则伤志，故睡时惊惕不安，梦中啼哭，神色恐惧，稍有声响则惊恐不已。《育婴家秘·夜啼》云："惊啼者，常在梦中哭而做惊。"《幼科铁镜》云："为异物所侵，目有所视，口不能言，但睡中惊悸，抱母大哭，面色紫黑。"暴受惊恐，心神不安，心虚胆怯，故唇与面色乍青乍白，喜抚抱而卧，夜间脉来弦数，指纹青。

治法：镇惊安神。

处方：清肝经，清心经，清肺经，补脾经，运内八卦，掐揉小天心，掐揉五指节。

方义：清心经、掐揉小天心、掐揉五指节，镇惊安神；清肝经、清肺经，安魂定魄；补脾经、运内八卦，调中健脾。

4. 乳食积滞

临床表现：夜间阵发啼哭，脘腹胀满拒按，呕吐乳块，大便酸臭，舌苔厚，指纹紫。

证候分析：乳食积滞，内伤脾胃，"胃不和则卧不安"，故夜间阵发啼哭；积滞内停，壅滞肠胃，气机不畅，故脘腹胀满拒按；呕吐乳块、大便酸臭、舌苔厚、指纹紫皆为乳食积滞之象。

治法：消食导滞，健脾和胃。

处方：清补脾经，揉板门，清大肠，运内八卦，摩腹，揉中脘，按揉足三里，掐揉小天心，掐揉五指节。

方义：清补脾经、揉板门、运内八卦、摩腹、揉中脘，和胃，消食导滞；清大肠以清和肠腑；按揉足三里以健脾和胃，调中理气，导滞通络；掐揉小天心、掐揉五指节以镇惊安神。

【注意事项】

要注意寻找引起夜啼的外界因素，比如饥饱、冷暖、蚊虫叮咬、尿布浸渍等。辨别是否疾病所致，如果是疾病造成的，要及时治疗，以免贻误病情。

【病案】

1. 病案 1

张某，女，42 天，2015 年 7 月 11 日初诊。

主诉：夜眠不安伴便秘 20 天。

现病史：患儿自出生后不久即夜眠不安，每夜 0 点至 2 点剧烈哭闹，矢气后才能入睡。平素大便 3 ～ 4 天一次，最长 9 天不便，每次大便量多，质稠，矢气特臭，吃乳一般，小便正常，出生时体重 8 斤 4 两，目前体重 9 斤 6 两。

查体：面色少泽，舌红，苔中厚色白，腹胀，无明显肠形，肛门不红，指纹淡紫。

诊断：夜啼（乳积）。

治法：消积导滞，健脾助运。

处方：分手阴阳（阴重），清大肠，运内八卦，捣小天心，掐揉四横纹，分腹阴阳，顺摩腹，揉大肠俞，推下七节骨。

2015 年 7 月 12 日复诊：经昨日推拿后今上午大便一次，味臭，夜间醒 2 次，吃乳后又睡着，一夜未哭。

2015 年 7 月 13 日复诊：腹胀见轻，吃奶较前用力，精神好，睡眠安稳。推拿同前。

2. 病案 2

王某，男，58 天，2013 年 12 月 26 日初诊。

主诉：啼哭不安 40 天余，加重 2 周。

现病史：患儿出生近 20 天开始啼哭不休，每次哭 40 分钟左右，近两周烦哭加重，打挺，抱不住，哭时满面通红，拒抱拒拍，抓人用力；吃奶好，便秘，小便黄，腹胀，矢气少，夜眠不安。查体：发育营养好，精神好，面色正常，舌淡，苔中黄腻厚，指纹淡红，腹胀如鼓。

诊断：夜啼（心脾积热）。

治法：理气消胀，泄热除烦。

处方：分手阴阳 300 次，清板门 300 次，补脾经 300 次，运内八卦 100 次，捣小天心 49 次，分腹阴阳 200 次，顺摩腹 200 次，按揉脾俞、胃俞、大肠俞各 50 次，推下七节骨 100 次。

2013 年 12 月 29 日复诊：连日来白天不哭，夜间 2 点后啼哭，打挺，但时间由 40 分钟减少到 15 分钟至 6 分钟，但睡不宁，哼唧，抱睡，放下即醒，放屁少，能放屁后腹痛缓解，即能入睡，白天睡眠好，时间长，基本不醒，推拿时烦抓，不喜让人抚摸。但面色较前亮泽、丰润，精神好。查体：舌红苔黄腻，指纹淡紫，腹胀。治疗：上方加揉一窝风、拿肚角以缓急止痛，推下七节骨改为 200 次。

2014 年 1 月 2 日复诊：夜间已不啼哭，醒后吃手，大便日 4 次，夜间两次，色金黄质稠，精神好，治疗同上，推下七节骨 100 次。

2014 年 1 月 4 日复诊：夜间已不哭，吃奶好，大便日 2 ～ 3 次，先稠后稀，白天有时哼唧，但已不抓人。

2014 年 1 月 5 日复诊：白天已不啼哭，但吃奶少，有时拒奶，治疗上方加按弦走搓摩 50 次。

2014 年 1 月 8 日复诊：诸症消，白天精神好，安静，吃奶好，治疗去推下七节骨，巩固治疗一次。同时建议患儿母亲少进膏粱厚味，清淡饮食，调整情绪，保证乳汁通畅。

第八章　肺系疾病

肺系疾病是指外感或内伤等因素影响下，肺脏功能失调引发的一系列疾病的总称，包括感冒、咳嗽、肺炎喘嗽、哮喘等。这类疾病在儿科门诊最为常见。本类疾病初期以实证居多，病位在肺，多累及肝、胃、大肠，严重者可逆传心包，治疗以祛邪为主。一般预后良好，邪去正安。如治疗不当、迁延日久，或疾病反复、正气受损，可表现为虚实夹杂，病位在肺，可累及脾、肾，治疗以扶正祛邪为主。

第一节　感冒

感冒是人体感受六淫之气或时疫邪毒而致的以鼻塞、流涕、喷嚏、咳嗽、恶寒发热、头身疼痛或全身酸楚为主要表现的一种外感病。普通感冒病邪轻浅，以肺系症状为主，病程较短，1周左右，无传染性；时行感冒为时疫邪毒所致，起病急，病情重，传染性强，常暴发流行。因小儿有"肺脾肾常不足，心肝常有余"的生理特点，故感冒易出现夹痰、夹滞、夹惊的兼夹证。

感冒的病因及表现在《素问》中就有记载："风者百病之始也……风从外入，令人振寒，汗出，头痛，身重，恶寒。"《诸病源候论》中提到"夫时气病者……多相染易，故预服药及为方法以防之"，首次提出时行感冒有较强的传染性。至于感冒之名，首见于南宋《仁斋直指方》，后代医家沿用此名。《丹溪心法》指出病位属肺，并提出辛温、辛凉两大治法。

本病对应西医的急性上呼吸道感染、流行性感冒。

【病因病机】

小儿感冒的常见原因有外感因素和内伤因素。因小儿脏腑娇弱，卫外功能尚未健全，加之冷暖不知自调，故易受外邪侵袭而发病。感冒的基本病机为外感六淫之气或时疫邪毒，正邪交争。

1. 外感因素

感冒的主要病因是风邪，临床以风寒、风热证最为多见。风邪或时疫邪毒侵袭人体，多从口鼻或皮毛而入。肺司呼吸，外合皮毛，主腠理开合，开窍于鼻。皮毛开合失司，卫阳被遏，故恶寒发热，头痛身痛。咽喉为肺之门户，外邪上受，可见鼻塞流涕，咽喉红肿；肺失清肃，则见喷嚏咳嗽。风为百病之长，故外感之病以风为先导，如夹寒则为风寒，夹热则为风热，夹燥则为风燥等。

2. 正虚因素

外邪侵犯人体是否发病，还与正气强弱有关，当小儿卫外功能减弱时，则易于感邪发病。肺脏受邪，失于清肃，津液凝聚为痰，壅结咽喉，阻于气道，加剧咳嗽，此即感冒夹痰。小儿脾常不足，感受外邪后影响中焦气机，运化功能减弱，乳食停积不化，阻滞中焦，出现脘腹胀满、不思乳食，或伴呕吐泄泻，此即感冒夹滞。小儿神气怯弱，感邪之后热扰肝经，易导致心神不宁，生痰动风，出现一时性惊厥，此即感冒夹惊。

西医学认为，急性上呼吸道感染以病毒感染为主，占 90% 以上。病毒感染后，上呼吸道黏膜失去抵抗力，细菌可乘虚而入，并发混合感染。营养不良、缺乏锻炼或过度疲劳以及有过敏体质的小儿，因身体防御能力降低，容易出现上呼吸道感染。

【辨证论治】

感冒的基本治疗原则为疏风解表。根据病情的寒热暑湿差异，在此基础上，选用辛温、辛凉、清暑、清热等治法。对于体虚感冒，发汗不可太过，或采用扶正解表法。除此以外，对于夹痰、夹滞、夹惊等情况，要佐以化痰、消滞、定惊等治法。

1. 外感风寒

临床表现：恶寒重，发热轻，无汗，头痛，肢体酸痛，鼻塞，流清涕，咽痒，咳嗽，咳痰稀薄色白，口不渴或喜热饮，舌淡，苔薄白，脉浮紧，指纹浮红。

证候分析：风寒之邪经口鼻侵入，肺气失宣，故鼻塞、清涕、喷嚏、喉痒、咳嗽；风寒束表，经气不得宣畅，故头痛、无汗；风寒客于腠理，卫阳被遏，正邪交争，故恶寒发热；苔薄白，脉浮紧均为风寒之象。

治法：祛风散寒，宣肺解表。

处方：开天门，推坎宫，揉太阳，揉耳后高骨，黄蜂入洞，清肺经，掐揉二扇门，推三关，拿风池，拿肩井，揉肺俞，揉风门。

方义：开天门，推坎宫，揉太阳，揉耳后高骨被称为头面部四大手法，可祛风解表、发汗止痛，可解风寒束表；黄蜂入洞，清肺经，掐揉二扇门，推三关可宣肺散寒，通鼻窍，止咳嗽；拿风池、拿肩井协助疏风解表。

2. 外感风热

临床表现：发热重，恶风，头痛，鼻塞，流浊涕，喷嚏，咽喉红肿疼痛，口干而渴，咳嗽，痰黄黏，苔薄黄，脉浮数。

证候分析：外感风热或寒从热化，腠理开泄，故发热重而恶风；风热上乘，肺气失宣故鼻塞，浊涕，咳嗽，痰黏，咽红或肿；热易伤津，故口干而渴；舌红苔薄黄，脉浮数皆风热之象。

治法：疏风解表，清热宣肺。

处方：清天河水，清肺经，清板门，掐揉少商，掐总筋，清大肠，退六腑，拿风池，拿肩井，揉肺俞，揉风门。

方义：小儿为"纯阳之体"，故外感以后易从热化，治宜清热为主。本方清天河水，清肺经可清热宣肺；清板门、清大肠、退六腑可清泻腑热，防止内热循经上犯；掐揉少商可清热利咽，掐总筋可清热除烦；诸穴合用，共奏发散风热、清泄内热之功。再配合拿风池，拿肩井，揉肺俞，揉风门增强疏风解表之效。

3. 暑湿感冒

临床表现：发热无汗，身重困倦，头重如裹，食欲不振，或恶心呕吐、泄泻，舌质红，苔黄腻，脉数。

证候分析：外感暑湿，腠理闭塞，故发热无汗；湿性重浊，故身重困倦，头重如裹；暑湿困于中焦，故食欲不振，或呕吐泄泻；舌红苔腻为暑湿之象。

治法：清暑泄热，祛湿解表。

处方：开天门，推坎宫，揉太阳，揉耳后高骨，清肺经，清天河水，清胃经，清脾经，清小肠，退六腑，推脊，揉中脘，拿风池，拿肩井。

方义：暑湿之邪易困中焦，故解表之余要配合调理中焦脾胃。本方开天门，推坎宫，揉太阳，揉耳后高骨为头面部四大手法，可祛风解表，发汗止痛；清天河水，清肺经可清热宣肺；清胃经，清脾经，揉中脘可振奋中焦，清泻湿热；清小肠，退六腑可使湿热从小便出；拿风池，拿肩井协助头面部四大手法疏风解表。

4. 气虚感冒

临床表现：反复感冒或感冒病久难愈，面色少华，恶风怕冷，常自汗出，鼻塞流涕，发热不甚，伴疲乏无力，纳食欠佳。舌淡苔薄白，脉缓弱，指纹偏淡。

证候分析：肺卫不足，外邪易侵，故而反复感冒或病久难愈，鼻塞流涕；卫气为体表之藩篱，肺卫不固，故自汗出，甚则动辄汗出；同时外邪入侵，正虚难以抗敌，故而正邪交争，发热不甚；肺气不足，失于温煦，故恶风怕冷；面色少华，疲乏无力，纳食欠佳，舌淡苔薄白，脉缓弱均为气虚之象。

治法：益气固表，疏风散邪。

处方：开天门，推坎宫，揉太阳，揉耳后高骨，推三关，补肺经，补脾经，运八卦，揉肺俞，揉脾俞，拿风池，拿肩井。

方义：气虚患儿解表不宜太过，需配合扶正之法。本方之中开天门，推坎宫，揉太阳，揉耳后高骨为头面部四大手法，配合拿风池、拿肩井，可疏风解表；推三关、补肺经、揉肺俞可补益肺气；虚则补其母，故肺气不足者用补脾经、揉脾俞培土生金，同时配合运八卦宽中理气，做到补而不滞。

5. 阴虚感冒

临床表现：鼻塞流涕，干咳少痰，微恶风寒，身热少汗，手足心热，口干口渴，烦躁不安，舌红少苔或花剥，脉细，指纹淡紫。

证候分析：素体阴虚，津液不足，感受外邪，不能做汗，祛邪外出，故有鼻塞流涕，微恶风寒，身热少汗之表证；肺阴不足，宣肃失司，故干咳少痰。手足心热，口干口渴，烦躁不安，舌红少苔或花剥，脉细，指纹淡紫均为阴虚内热之象。

治法：滋阴润肺。

处方：清肺经，清天河水，补肾经，揉涌泉，揉内劳宫，开天门，推坎宫，揉太阳，揉耳后高骨，拿风池，拿肩井。

方义：阴虚患儿汗出乏源，表邪不解，故治宜先滋阴后解表。方中清肺经、清天河水、补肾经、揉涌泉滋阴润肺，揉内劳宫清泄内热，诸穴共用可缓阴虚内热。配合开天门、推坎宫、揉太阳、揉耳后高骨、拿风池、拿肩井疏风解表，可达扶正祛邪之功效。

【注意事项】

小于 5 岁的儿童，尤其是小于 2 岁的婴幼儿，在罹患时行感冒（流行性感冒，简称流感）时更易发展为重症病例，并发肺炎、脑炎、脑膜炎、心肌炎、脓毒性休克等疾病，需要给予高度重视。预防流感最有效的手段是接种流感疫苗，可以显著降低接种者罹患流感和发生严重并发症的风险，推荐孕妇、儿童等流感高危人群接种。

【病案】

汪某，女，2 岁半，2006 年 2 月 21 日初诊。

主诉：鼻塞、流清涕 2 天。

现病史：因着凉而致喷嚏，流清涕，鼻塞不通，纳减，大便正常，小便多、清长，夜眠不安。

查体：体温 36.8℃，精神不振，面色略黄，舌淡红，苔薄白，咽不红，指纹红至风关。鼻流清涕，腹胀。

诊断：感冒（外感风寒）。

治法：祛风散寒。

处方：四大手法各 50 次，黄蜂入洞 50 次，分手阴阳 100 次，清肺经 200 次，揉二扇门 200 次，运内八卦 100 次，重揉乾卦 100 次，揉一窝风 200 次，分推腹阴阳 100 次，摩中脘 200 次，按揉风门、肺俞各 50 次。

2 月 22 日诊：经推拿后喷嚏、流涕已停，鼻塞已通，仍纳差，小便正常，睡眠已安，神情活泼，上方继续推拿治疗。

2 月 23 日诊：诸症消，上方巩固治疗 1 次。

第二节　发热

发热是指体温异常升高，肛温 ≥ 38℃（腋温较肛温低 0.5 ～ 0.9℃），且一昼夜波动超过 1℃。

发热在中医体系中可独立成病。关于发热的病因病机，历代医家多有记载。《黄帝内经》提出"阳胜则热""阴虚则内热"。《伤寒论》借助六经辨证确立了外感发热的理法方药。《诸病源候论》首次提出内伤发热非外邪引起。《小儿药证直诀》创立治疗阴虚发热的六味地黄丸。李东垣创立"甘温除热"法治疗气虚发热，并详细论述了内伤发热与外感发热的不同。

西医认为，发热是儿童最常见的症状之一，可由多种疾病引起，既包括最常见的上呼吸道感染、急性扁桃体炎、急性支气管炎，也包括肺炎、肠炎、流行性脑脊髓膜炎、脑膜炎、单纯疱疹脑炎、猩红热和川崎病等重疾，所以及时评估小儿发热的危险因素及鉴别诊断意义重大。

【病因病机】

本病可由外感、阴虚、脾胃积热等原因所致。

1. 外感发热

小儿形体未充，脏腑娇嫩，卫外功能较差且寒温不能自调，若气候突变，寒暖失常之时，易为风邪及时气侵入。因肺为娇脏，易为所犯，因肺合皮毛，主一身之表，开窍于鼻，上系咽喉，风邪犯肺，失于宣肃，卫阳被遏，邪正交争而发热。

2. 阴虚发热

小儿素体阴虚或热病经久不愈，或因用温燥药过多而导致阴血亏损，阴亏则相对阳亢，以致虚热内生。

3. 脾胃积热

乳食宿久，停滞不消，脾胃积热，蕴生内热。

【辨证论治】

阳盛则热，阴虚则内热。故实证发热以清热泻火为主，根据辨证分型配合辛温解表、辛凉解表、祛湿解表、消食导滞等治法。虚证发热以滋阴退热、调和脏腑为主。

1. 外感发热

外感发热一般可分为外感风寒及外感风热、伤暑发热。但总以发热、鼻塞、流涕、喷嚏、咳嗽为主要特征。年长儿一般症状轻，自诉头痛、恶风或恶寒，有时伴有骨节疼痛。年龄越小兼证也越多，常出现呕吐、腹泻、体温升高，甚至发生高热惊厥。治疗时亦应注意兼证治疗。

（1）外感风寒

临床表现：发热恶寒，无汗，头痛，鼻塞，流涕，喷嚏，咳嗽，口不渴，咽不红，舌苔薄白，脉浮紧，指纹浮红。

证候分析：外感风寒，客于腠理，卫阳被遏，邪正交争，故发热恶寒；肌表被束，故无汗。头为诸阳之会，风寒之邪遏于外不得发越故头痛；外邪侵犯首先经鼻、皮毛而侵袭于肺，肺气失宣而鼻塞、流涕、咳嗽；口不渴、咽不红、苔薄白、脉浮紧均为风寒之象。

治法：祛风散寒，宣肺解表。

处方：开天门，推坎宫，揉太阳，揉耳后高骨，清肺经，推三关，黄蜂入洞，拿风池，揉肺俞，掐揉二扇门。

方义：外感病治宜发散。开天门、推坎宫、揉太阳、揉耳后高骨为头面部四大手法，有祛风解表、散寒止痛的作用；清肺经、推三关、揉肺俞可温肺散寒；风寒之邪宜从汗解，故配合黄蜂入洞、拿风池、掐揉二扇门发汗解表。

（2）外感风热

临床表现：发热重，恶风，有汗或微汗出，头痛，鼻塞，流浓涕，喷嚏，咽喉红肿疼痛，口干而渴，苔薄黄，脉浮数，指纹浮紫。

证候分析：外感风热，侵犯肺卫，卫气失于宣达，或寒从热化，故发热重，微汗出。风热上扰则见头痛，肺气不宣则咳，肺有郁热则痰黄稠。咽喉为肺胃之门户，风热上乘咽喉故咽喉红肿疼痛。苔薄黄，脉浮数是热在表卫之象。

治法：疏风解表，清热宣肺。

处方：清天河水，清肺经，退六腑，推三关，清板门，清大肠，掐总筋，掐揉少商，拿风池，拿肩井，拿大椎，摇肘肘。

方义：外感风热治宜辛凉解表，故用拿风池、拿肩井、拿大椎、摇肘肘疏风解表，清天河水、清肺经清热宣肺；邪之阴阳，随人之阴阳而变，故外感风热者皆有里热，故以清板门、清大肠、退六腑清泻腑热，掐总筋、掐揉少商清心肺之热并利咽化痰。单用辛凉解表易导致汗出不透，故清热同时佐以推三关透邪外出。

（3）伤暑发热

临床表现：盛夏时节发病，发热无汗，头痛鼻塞，身重困乏，食欲不振，胸闷恶心，或呕吐泄泻，舌红苔黄腻，脉数，指纹紫滞。

证候分析：暑热袭表，肺卫失宣故见高热无汗，头痛鼻塞；湿性重浊，郁遏肌表，故而身重困乏；暑湿困于中焦，故食欲不振，胸闷恶心，或呕吐泄泻；舌红苔黄腻，脉数，指纹紫滞是热在表卫之象。

治法：清暑泄热，祛湿解表。

处方：开天门，推坎宫，揉太阳，揉耳后高骨，清肺经，清天河水，清板门，清脾经，清小肠，退六腑，推脊，揉中脘，拿风池，拿肩井。

方义：本方开天门，推坎宫，揉太阳，揉耳后高骨为头面部四大手法，配合拿风池，拿肩井共奏疏风解表之效。清天河水，清肺经可清热宣肺。暑湿之邪困于中焦，解表之余要配合调理中焦脾胃，故用清板门，清脾经，揉中脘振奋中焦，清泻湿热，加上清小肠，退六腑使湿热从小便出。

2. 内伤发热

（1）阴虚发热

临床表现：午后或夜间潮热，或手足心发热，两颧发红，心烦盗汗，少眠，形瘦，口干唇燥，食欲减退，大便干，小便黄，舌质红或有裂纹，无苔或苔少，脉细数。

证候分析：午后或夜间潮热，或手足心热，因阴虚生内热，阴亏而虚火上炎，扰动心火，故见颧红、口干、心烦等症；营卫不同，津液外泄故盗汗；热蒸液泄、便结尿少、舌红、脉细数均为阴虚有热之证。

治法：滋阴清热。

处方：分手阴阳，补肺经，揉二人上马，清天河水，水底捞明月，清肝经，揉肾顶，补肾经，补脾经，按揉足三里，揉涌泉。

方义：分手阴阳、清天河水清热除烦；补脾经、揉足三里健脾和胃，增进食欲；

补肺经、揉二人上马滋肾养肺；清天河水配水底捞明月以清虚热；揉肾顶固津止汗；揉涌泉引热下行，以退虚热。

（2）脾胃积热

临床表现：低热或手足心热，精神不振，困倦喜卧，腹胀，腹痛拒按，嗳腐吞酸，恶心呕吐，口渴引饮，纳呆便秘，舌苔黄腻，脉弦滑数，指纹淡滞。

证候分析：宿食郁久化热故发热；气滞不行而腹胀，腹痛拒按；胃气上逆故恶心呕吐，嗳腐吞酸；浊消失调、陈谷下倾而大便酸臭；积久化热故大便干结；舌苔黄腻、脉弦滑而数均为脾胃积热之象。

治法：导滞清热，和胃理脾。

处方：清胃经，清脾经，推五经，清大肠，顺运内八卦，水底捞明月，退六腑，摩腹，拿天枢，推下七节骨。

方义：清胃经、清脾经、摩腹，清中焦湿热，和胃降逆，泻胃火，助健运；运八卦、推五经行滞消食；清大肠、拿天枢、退六腑、推下七节骨，通便清热，消积导滞；退六腑、水底捞明月清热凉血，宁心除烦。

【注意事项】

1.发热对应西医的多种疾病，包括严重细菌感染以及多种传染病，所以临床鉴别诊断意义重大。

2.患儿发热期间不可覆被捂汗，以免散热不利，出现高热惊厥。

【病案】

周某，男，2岁。

主诉：发热2天。

现病史：因外出受风寒而致发热，体温38.5℃左右，无汗，喜投母身，流清涕，喷嚏，进食略减，二便正常，睡眠不安，曾在儿科服解表散1天半，体温不退，故来诊。查体见体温38.3℃，精神一般，面色略黄，声音低微，鼻塞声浊，呼吸均匀，口内无热气，两肺呼吸音清。前额热，舌红苔薄白，咽略红，扁桃体不大，指纹淡青至风关。

辅助检查：血常规正常。大便常规示白细胞0～2个/HP。

诊断：发热（外感风寒）。

治法：祛风散寒。

处方：四大手法各50次，拿风池3次，清补肺经500次，清肝经100次，运八卦 100 次，大椎捏挤出痧，推两侧膀胱经 5 遍，按肩井 30 次，摇肘肘 30 次。

上方推拿 1 次，体温正常。原方继续巩固 1 次，患儿痊愈。

第三节　咳嗽

咳嗽是小儿常见的一种肺系病证。有声无痰为咳，有痰无声为嗽，有声有痰谓之咳嗽。小儿咳嗽分为外感咳嗽与内伤咳嗽。古代对本病的记述比较全面。关于其病因病机，《素问·咳论》提到，"五脏六腑皆令人咳，非独肺也"，辨证之复杂可见一斑。关于其治疗原则，张景岳提出外感咳嗽宜辛温发散为主，内伤咳嗽宜甘平养阴为主。针对小儿咳嗽，陈复正在《幼幼集成》中提到，"凡有声无痰谓之咳，肺气伤也；有痰无声谓之嗽，脾湿动也；有声有痰谓之咳嗽，初伤于肺，继动脾湿也"。

西医学认为，咳嗽是机体的防御性神经发射，有利于清除呼吸道分泌物和有害因子。按照持续时间分为急性、亚急性或慢性咳嗽。急性咳嗽主要原因为普通感冒与急性气管-支气管炎，慢性咳嗽最常见的病因为感染后咳嗽，咳嗽变异性哮喘，上气道咳嗽综合征，胃食管反流等。

【病因病机】

咳嗽的基本病机为肺失宣肃。

小儿形气未充，肌肤柔弱，卫外功能较差，加之冷暖不知自调，疏于增减衣服，故易为风、寒、热等外邪侵袭而发生咳嗽。同时，小儿脾常不足，运化失司易生痰湿、水饮，上贮于肺，致使肺失宣肃发为咳嗽。临床上分为外感咳嗽和内伤咳嗽两大类，小儿以外感咳嗽多见，当前饮食炙煿之火自内攻之也占一定数量。

1. 外感咳嗽

本病的发生多因人体卫外功能不固，在寒冷季节或气候突变时风寒等外邪侵袭而致。肺为娇脏，主气，为五脏之华盖。其性肃降，上连咽喉，开窍于鼻，外合皮毛，主一身之气，而司呼吸。肺气具有宣散和肃降两方面的功能，故肺有宣有肃，气则能出能入，方可气道通畅，呼吸均匀。倘若卫外机能不固，外感六淫之邪从口鼻或皮毛而入，侵袭人体内犯肺脏，使肺失宣降，以致肺气郁闭不宣，其气上逆而发为咳嗽。外感咳嗽以风寒居多，治宜疏风散寒，宣肺止咳。

2. 内伤咳嗽

多由外感咳嗽久治不愈或失治转变而成，或肺脏虚弱，或脾肾有病累及肺脏所致。久咳伤阴，肺失濡润则肺气上逆而咳嗽少痰，肺气不足则气短而咳。脾为生痰之源，肺为贮痰之器，若肺气不足影响于脾，则脾失健运而水液不能化生精微，反而生湿聚为痰浊，湿痰上积于肺，影响气机出入遂为咳嗽。病久伤肾，肾虚则不能纳气而影响津液之输布，肺气之升降。人体的气化功能失常则水气不循常道，上逆犯肺，故喘促气短，咳声无力，这是肾病及肺的缘故。肺为气之主，肾为气之根，肺主呼气，肾主纳气，故肺肾两虚，则咳喘气促，呼多吸少。

【辨证论治】

外感咳嗽，多为实证，治宜宣肺祛邪为主，必须发散而不能过散，不散邪不去，过散气必虚，皆令缠绵难愈；内伤咳嗽，多有正虚，治宜扶正为主，调护正气着眼，防止过散伤正。同时，根据脏腑之间的生克关系，配合使用补脾益肺，肺肾同调等治法。

1. 外感咳嗽

（1）风寒咳嗽

临床表现：干咳，咳声清脆，痰稀薄色白，咽痒，鼻塞流涕，头身疼痛，恶寒无汗，苔薄白，脉浮紧，指纹浮红。

证候分析：肺合皮毛，开窍于鼻，风寒束表，肺气失宣，故咳嗽鼻塞；邪客肌表，玄府闭塞，卫阳受遏，经络不通，故恶寒无汗，咽痒，头身痛楚，苔薄白，脉浮紧，指纹浮红为风寒在表之证。

治法：疏风散寒，宣肺止咳。

处方：开天门，推坎宫，揉太阳，揉耳后高骨，清肺经，顺运内八卦，推三关，掐揉二扇门，推揉膻中，揉乳根，揉乳旁，揉肺俞，分推肩胛骨。

方义：开天门，推坎宫，揉太阳，揉耳后高骨为疏风解表常用手法，与推三关、掐揉二扇门共用，可温阳散寒，发汗解表；推揉膻中、运八卦宽胸理气，止咳化痰；清肺经、揉乳根、揉乳旁、揉肺俞、分推肩胛骨能宣肺止咳化痰。诸穴合用，使风寒得解，肺气得宣，则咳嗽自止。

（2）风热咳嗽

临床表现：咳嗽频繁，气粗或声音嘶哑，咳痰不爽，痰黏稠或色黄，鼻流浊涕，头昏，汗出，口渴咽痛，便秘，小便黄，苔薄黄，脉浮数，指纹鲜红或紫红。

证候分析：风热犯肺，肺失清肃，热灼津液，故涕痰稠浊，口渴咽痛，邪客皮毛，热则玄府启开，故身热而汗出；风热上扰故有头昏；苔薄黄、脉浮数、指纹鲜红均为风热在表之证。

治法：疏风清热，宣肺止咳。

处方：开天门，推坎宫，揉太阳，揉耳后高骨，清肺经，运八卦，清天河水，退六腑，推揉膻中，揉肺俞，分推肩胛骨，按揉丰隆。痰多喘咳、有干湿啰音加推小横纹、揉掌小横纹。

方义：开天门、推坎宫、揉太阳、揉耳后高骨疏风解表；清天河水清热解表；推揉膻中、运八卦宽胸理气；清肺经、揉肺俞、分推肩胛骨、按揉丰隆有宣肺止咳化痰之功。推小横纹、揉掌小横纹有平喘祛痰之功。

2. 内伤咳嗽

（1）痰热咳嗽

临床表现：咳嗽痰黄，质黏难咳，咳声低沉，口干口渴，尿少色黄，或有发热，烦躁，面赤唇红，舌红苔黄腻，脉滑数，指纹色紫。

证候分析：痰热蕴肺，肺失宣肃，故而咳嗽；内热炽盛，炼液为痰，故痰黏难咳，色黄质稠，同时面赤唇红，身热烦躁；热盛伤津，故口干口渴，尿少色黄；舌红苔黄腻，脉滑数，指纹色紫亦为痰热内盛之象。

治法：清热肃肺，止咳化痰。

处方：清肺经，平肝经，运内八卦，揉小横纹，揉掌小横纹，水底捞明月，退六腑，按揉天突，推揉膻中，揉肺俞，分推肩胛骨，揉丰隆。

方义：清肺经、平肝经、水底捞明月、退六腑清泄内热；揉小横纹、揉掌小横纹平喘祛痰；运内八卦、推揉膻中宽胸理气；揉肺俞、分推肩胛骨宣肺止咳；按揉天突、揉丰隆化痰排痰。

（2）痰湿咳嗽

临床表现：咳嗽重浊，痰多壅盛，色白质稀，胸闷纳差，舌淡苔白腻，脉濡，指纹色红。

证候分析：痰湿内盛，肺失宣肃，故咳嗽痰壅，色白而稀；痰湿中阻，气机不畅，故胸闷纳差；舌淡苔白腻，脉濡，指纹色红为痰湿内停之象。

治法：燥湿化痰，理气止咳。

处方：清肺经，揉掌小横纹，清板门，运内八卦，补脾经，摩中脘，按揉天突，推揉膻中，揉肺俞，分推肩胛骨，揉丰隆。

方义：清肺经、推揉膻中、揉肺俞、分推肩胛骨止咳化痰；清板门、运内八卦宽胸理气；脾湿动而为痰，故补脾经、摩中脘健脾助运；按揉天突、揉丰隆化痰排痰。

（3）阴虚咳嗽

临床表现：久咳，咳以午后为重，身微热或干咳少痰，咽喉痒痛，面色潮红，五心烦热，食欲不振，形体消瘦，舌红苔少乏津，脉细数，指纹紫滞。

证候分析：邪火之至，不损胃津，必耗肾液，津液暗耗，不能上润于肺，致肺阴不足、失润而燥热，故现咽喉干燥、干咳无痰或少痰；阴虚失养、虚热内蒸故面色潮红、心烦热；舌红少津，脉细数，指纹紫滞均为阴虚肺燥之象。

治法：养阴清肺，润燥止咳。

处方：补肾经，揉二马，清肺经，运内八卦，推揉膻中，揉乳旁，揉乳根，揉肺俞，分推肩胛骨，按揉涌泉。

方义：久热久咳为肺中虚热较甚，故补肾经、揉二马、揉涌泉滋阴润燥；清肺经、揉乳旁、揉乳根、揉肺俞、分推肩胛骨清肺止咳；运内八卦、推揉膻中宽胸理气。诸穴合用，清肺润肺，去燥热，止咳嗽。

（4）气虚咳嗽

临床表现：久咳，咳而无力，痰白质稀，面色苍白，气短懒言，纳差食少，不欲饮水，畏寒肢冷，体虚多汗，舌质淡嫩，脉细少力，指纹沉细。

证候分析：素体脾虚或咳嗽早期过用寒凉，致使脾虚失运，痰湿不化，上渍于肺，肺失宣肃，故而咳嗽。咳嗽日久，正气耗损，故咳而无力，面色苍白，气短懒言，畏寒肢冷，体虚多汗；脾失健运，中焦湿阻，故纳差食少，不欲饮水；舌淡嫩，脉细无力，指纹沉细均为气虚之象。

治法：健脾益气，清肺化痰。

处方：补脾经，清板门，清肺经，运内八卦，推三关，摩中脘，摩气海，揉肺俞，揉脾俞，揉胃俞，分推肩胛骨，揉足三里。

方义：补脾经、清板门、摩中脘使脾升胃降，中焦宣畅，与揉脾俞、胃俞、足三里合用共收健脾助运之功，达到培土生金之效；推三关、摩气海大补元气；清肺经、运内八卦、揉肺俞清肺止咳化痰。

【注意事项】

1.外感咳嗽宜宣肺祛邪为主，因势利导，过用止咳收敛之品，易闭门留寇，使咳嗽变成缠绵难愈的内伤咳嗽。

2.脾不伤不久咳，肾不伤不喘，同时久病伤肾，影响患儿生长发育，故治疗内伤咳嗽时，要重视肺脾肾同调。

【病案】

张某，女，3岁5个月。

主诉：咳嗽 45 天，加重 1 个月。

现病史：患儿 45 天前开始发热、咳嗽，住院输液 9 天，静注头孢（药名不详），9 天后，改用口服抗生素加中成药。症状减轻后停药。1 个月前咳嗽加重，有痰，纳呆，不喜饮，大便每日 1 次，小便正常，睡眠不安，已服中药 20 余剂，效果不明显。查体见精神好，面色黄少华，舌红苔淡黄，咽红，扁桃体不大，两肺呼吸音粗，有痰鸣音，腹胀。

诊断：咳嗽（气虚咳嗽）。

治法：健脾益气，清肺化痰。

处方：补脾经 500 次，清板门 500 次，清肺经 500 次，运内八卦 200 次，掐少商 100 次，摩中脘 300 次，摩气海 200 次，按揉天突 100 次，揉中脘 100 次，按揉风门、肺俞、脾俞、胃俞各 50 次。

上方推拿 10 次，患儿痊愈，食欲增，喜饮，二便正常。

第四节　哮喘

哮指宿痰伏肺，感邪而发，痰阻气道，气道挛急引发的发作性痰鸣气喘。喘指感受外邪，痰浊内蕴，或久病气虚，肾失摄纳引起的呼吸困难，甚则张口抬肩，不能平卧。一般哮必兼喘，喘未必兼哮，但对于小儿来说，两者多同时出现。

关于哮喘，古籍有诸多记载。金元之前，哮喘归为喘门。《灵枢·五阅五使》有"故肺病者，喘息鼻张"，《灵枢·五邪》有"邪在肺，则病皮肤痛，寒热，上气喘，汗出，咳动肩背"，《素问·举痛论》有"劳则喘息汗出"，指出喘病位在肺，有外感内伤之分。元代朱丹溪首创"哮喘"病名，提出"未发以扶正气为主，既发以攻邪气为急"的治疗原则。《景岳全书》中提出"实喘者有邪，邪气实也；虚喘者无邪，元气虚也"，明确了哮喘的辨证纲领。《类证治裁》提出"喘由外感者治肺，由内伤者治肾"的治疗原则。

哮喘相当于西医的支气管哮喘，喘息性支气管炎，及其他肺部过敏性疾患所致的哮喘。

【病因病机】

本病的发病原因既有内因，又有外因。内因责之于痰饮内伏，与肺脾肾三脏有关，外因主要为感受外邪，接触异气。具体如下：

1. 内因

素体肺脾肾三脏不足，表卫不固，体内湿盛，是发病的主要内在因素。由于肺气不足，卫外之阳不能充实腠理，故常易为外邪所侵；脾盛不能为胃行其津液，则积湿蒸痰，上贮于肺，肾阳虚亏，不能蒸化水液，也能使湿蕴积成痰。哮喘患儿中许多在婴儿期有湿疹病史，这是素体湿盛的表现。

2. 外因

气候转变，寒温失调，感受外邪以及与某种物质（如花粉、绒毛、烟尘、鱼虾、油漆、寄生虫、螨等）的接触，都可成为本病的诱发因素。此外，饮食不节、过食生冷或过咸过酸、情志不遂、过度疲劳也能诱发本病。

哮喘发生的病机，一般认为痰饮留伏于内，感受外邪、接触异物异味后触发。主要病机为积痰积久生热，痰气交阻，闭阻气道，肺失宣肃，肺气上逆。综合历代医家观点，本病病位主要在肺，涉及脾、肾，并累及心。哮喘发作期表现为邪实为主，病位在肺，治宜祛邪为主，由于感邪的不同，体质的差异，所以在病性上有寒热之别。缓解期表现为正虚为主，病位在肺脾肾，治宜扶正为主。若治疗得当，正气来复，内饮得化，发作可逐渐减少而趋康复；若痰饮不除，脏气虚弱未复，哮有夙根，触遇诱因又可引起哮喘再次发作。故而哮喘极易反复发作，致使迁延日久，缠绵难愈。

【辨证论治】

治疗本病的首要原则是发作期治标，缓解期治本。发作期当攻邪以治其标，分辨寒热虚实随证施治，寒痰宜温肺化痰，热痰宜清热肃肺，表证明显者兼以解表。缓解期治以扶正为主，调其脏腑功能以治其本，针对肺脾肾三脏的不足分别予以益肺、健脾、补肾之法，通过增强体质，达到减轻或控制其发作的目的。

1. 发作期

（1）寒喘型

临床表现：咳嗽气促，喉间有哮鸣音，痰多白沫，形寒无汗，面色㿠白，四肢不温，口不渴或喜热饮；舌苔薄白或白腻；脉浮紧或指纹浮红。

证候分析：风寒束表，肺卫失宣，卫阳被遏，故形寒无汗；风寒束表，内闭于肺，痰为之动，致寒痰阻塞气道，肺气为之上逆发为本病；脉浮紧，苔白腻等均为风寒之象。

治法：温肺散寒，降气平喘。

处方：补脾经，清肺经，揉掌小横纹，揉板门，揉外劳宫，分推膻中，揉乳根，揉乳旁，黄蜂入洞，揉肺俞。

方义：补脾经、揉板门，健脾利湿，豁痰清肺，宣肺理气；揉外劳宫加强温肺作用；黄蜂入洞温阳散寒解表；分推膻中、揉乳根、揉乳旁、揉掌小横纹豁痰平喘。

（2）热喘型

临床表现：咳喘哮鸣，痰稠色黄，发热面红，胸膈满闷，渴喜冷饮，小便黄赤，大便秘结；舌苔薄黄，脉滑数，指纹紫红。

证候分析：因痰火内郁，上蒸于肺，肺气壅盛，气痰相引，肃降失司，故上逆咳喘，哮喘有声；气实有余，故胸满气粗；痰火内扰，肺胃热盛，津液被灼，故面红，痰稠色黄，渴喜冷饮；肺气不降，腑气不通，故大便秘结，小便黄赤；舌红苔黄，脉象滑数，为热痰之象。

治法：清热宣肺，化痰平喘。

处方：揉板门，清肺经，清大肠，运内八卦，揉掌小横纹，捏挤天突、大椎，推揉膻中，揉定喘，分推肩胛骨，揉肺俞，推下七节骨。

方义：揉板门、捏挤天突祛痰降逆；清肺经、揉掌小横纹清肺热，宽胸宣肺，止咳化痰；清大肠、运内八卦、推下七节骨泄热通便，通肠腑之气；推揉膻中、分推肩胛骨、揉肺俞降逆平喘；捏挤大椎清热。

2. 缓解期

临床表现：平素怯寒自汗，发前喷嚏，鼻塞，流清涕；或常因饮食不节而引发本病；患儿静息时也有气短，活动时加重。

证候分析：素体肺脾虚弱，故平素怯寒自汗，发前喷嚏，流清涕，易饮食不节而引发哮喘。先天禀赋不足或久病及肾，肾虚不能纳气，故平时亦有气短，活动时加重。

治法：健脾益肾，补肺固表。

处方：补脾经，补肺经，补肾经，运土入水，揉外劳宫，黄蜂入洞，按揉定喘穴，揉肺、脾、肾、三焦俞。

方义：哮喘反复发作，正气益虚，哮喘平息，则应从调理肺、脾、肾三脏功能着手，既增强患儿抵御外邪的能力，又能消除体内易生痰湿的原因。如偏肺虚则宜补肺固卫为主；若偏脾虚者则宜健脾化痰为主；若偏肾虚则宜温补肾阳或扶元培本为主。一般临床上以补脾补肾为根本，其余按证加减。补脾经、补肾经扶元培本；补肺经、揉外劳、黄蜂入洞，强肺固卫；运土入水清利脾胃湿热；按揉定喘、肺俞、脾俞、三焦俞、肾俞，调理肺、脾、肾三脏，固本益元。

【注意事项】

1.儿童哮喘是有可能根治的，临床上要遵循"未发时扶正为主""已发时攻邪为主"的原则，灵活变换治疗方案。

2.哮喘出现持续状态或大发作时，吸入型速效 β_2 受体激动剂是最有效的缓解药物。

【病案】

刘某，男，1 岁 6 个月。

主诉：哮喘发作 2 月余。

现病史：2 个月前患急性支气管炎，高烧，痰多，伴咳嗽喘息，喉中痰鸣，输液治疗 4 天后烧退，咳嗽减轻，但一直有气喘，雾化治疗 2 个月未见好转。现患儿气短，活动时明显，夜间汗多，食欲正常，入睡困难，睡眠不实，大便前干后不成形，排便费力。查体见精神好，双眼下睑有紫红眼袋，舌淡苔薄白，脉沉细，指纹沉细。

诊断：哮喘（脾肾气虚）。

治法：宣肺健脾补肾。

处方：分手阴阳 100 次，补脾经、补肾经各 500 次，清肺经、补肺经各 300 次，运土入水 300 次，揉外劳宫、内劳宫各 200 次，摩气海，按揉定喘穴，揉肺俞、脾俞、肾俞、三焦俞各 100 次。

治疗 5 次，患者气喘症状消失，大便正常。

第五节　肺炎喘嗽

肺炎喘嗽是外邪袭肺，肺失宣肃，肺气闭阻，郁而化热，肺热熏蒸，灼津为痰，痰阻肺络而发，临床表现以发热、咳嗽、气急、鼻扇、痰鸣为主要症状，重者可见张口抬肩、呼吸困难、面色苍白、烦躁不宁、口唇青紫等症。其病名首见于清代汪昂的《汤头歌诀》："泻白桑皮地骨皮，甘草粳米四般宜，参茯知芩皆可入，肺炎喘嗽此方施。"在此之前，中医称之为"上气""肺痹""肺风""肺胀""马脾风""肺风痰喘"等。《金匮要略·肺痿肺痈咳嗽上气》有"上气喘而躁者……此为肺胀"，是对肺炎喘嗽临床症状的记载。关于其病因病机，《诸病源候论·上气鸣息候》有"肺主于气，邪乘于肺则肺胀，胀则肺管不利，不利则气道涩，故气上喘逆，鸣息不通"。肺炎喘嗽初期以风寒、风热多见，经疏风解表、止咳化痰等治疗后症状大部分缓解，但易伤阴耗气，故临床上越来越多患儿恢复期表现为肺热已清，邪去正伤，肺金受损，脾虚失运，正气难复，无力抗邪外出，病情迁延，日久不愈。故本病早期防治意义重大。

肺炎喘嗽对应西医的支气管肺炎、大叶性肺炎、间质性肺炎等。

【病因病机】

引起肺炎喘嗽的病因主要有外因和内因两大类。

1. 外因

主要是感受风邪，风为百病之长，兼夹寒、热、湿等邪气侵袭肺脏，肺失宣肃，气机失常，其中以风寒、风热最为多见。

2. 内因

小儿肺脏娇嫩，卫外不固，加之寒热不能自调，若护理不周则风邪从皮毛、口鼻而入；或因后天喂养失宜，饥饱失常或过食肥腻甜食，或病后失调导致体质虚弱，卫外功能低下，易感六淫外邪。

肺炎喘嗽的病变主要在肺。肺为娇脏，开窍于鼻，外合皮毛。外感风邪，首先侵犯肺卫，致肺气郁闭，而出现发热、咳嗽、痰壅、气促、鼻扇等症。痰热是其病理产物，痰热胶结，阻塞肺络，肺络闭阻可加重痰阻，痰阻又进一步加重肺闭。肺主治节，肺气郁闭，气滞血瘀，心血运行不畅，可致心失所养，心气不足，心阳虚衰等危重变证。

重症肺炎或素体虚弱之患儿，患病之后常迁延不愈，难以恢复；或治疗过程中过用辛凉苦寒之品，耗伤阳气。故肺炎喘嗽后期，多肺金已损，子病及母，导致肺脾两虚。

【辨证论治】

因本病进展迅速，外感风寒易从热化，故本病以热证居多，治疗原则以宣肺平喘，清热化痰为主法。如发病初期有风寒束肺之征象，配合辛温发汗之治法，如疾病后期，正虚邪恋，宜配合健脾益肾之法，攻补兼施。

根据肺炎喘嗽的临床表现，中医可分为风寒闭肺、风热闭肺、痰热闭肺、肺脾两虚等四型。

1. 风寒闭肺

临床表现：发热轻，恶寒重，鼻流清涕，咳嗽气急，痰鸣壅盛，舌淡红苔白，脉浮紧，指纹偏青在风关。

证候分析：风寒犯肺，肺卫被遏，腠理闭塞，经脉不通，故恶寒发热，鼻流清涕；肺气郁阻，宣降失职，故咳嗽气促；苔白，脉浮紧，指纹偏青在风关均为风寒在表的表现。

治法：辛温宣肺，止咳化痰。

处方：开天门，推坎宫，运太阳，揉耳后高骨，清肺经，运八卦，推三关，掐揉二扇门，按揉天突，分推膻中，揉肺俞、丰隆，黄蜂入洞，擦膀胱经。

方义：开天门，推坎宫，运太阳，揉耳后高骨为头面四大手法，可发汗解表；推三关，掐揉二扇门可温阳散寒；清肺经，运八卦，按揉天突，分推膻中，按揉肺俞、丰隆可宣肺止咳化痰。

2. 风热闭肺

临床表现：发热微汗出，咳嗽气促，痰黄黏稠，流黄涕，咽喉痛痒，口干而渴，舌尖红赤，苔薄黄或黄腻；咽充血，扁桃体肿大；脉浮数，指纹鲜红在风关。

证候分析：风热犯肺，肺被邪束，肺气不宣，肺气郁阻，宣降失职，故咳嗽气促。肺受邪尚轻，故仅见发热微汗出。热邪灼津，炼液成痰，故见痰黄稠，咽为肺之门户，风热之过咽喉痛痒。舌红，苔黄，脉浮数均为风热在表的表现。

治法：清热解表，宣肺止咳。

处方：分手阴阳，清肺经，清肾经，水底捞明月，清天河水，退六腑，按揉天突，分推膻中，揉肺俞、丰隆，开天门，推坎宫，运太阳。

方义：分手阴阳，清肺经，按揉天突，分推膻中，按揉肺俞、丰隆可宣肺止咳化痰，利咽喉；清天河水、退六腑清热；推坎宫、运太阳，清热解表；水底捞明月、清肾经，生津止渴。

3. 痰热闭肺

临床表现：持续高热，咳嗽频繁，喉中痰鸣，咳痰黄稠，难于咳出；气急喘促，张口抬肩，鼻扇唇青，烦躁不安；舌质红，苔黄燥或腻；脉滑数，指纹红紫。

证候分析：邪热炽盛，故高热不退；肺络受阻，清肃失职，故咳嗽频繁、呼吸困难、张口抬肩、气急鼻扇；气滞血瘀，血流不畅，故口唇紫绀；余症皆痰热之象。

治法：清热宣肺，涤痰定喘。

处方：清板门，清脾经，清肺经，揉掌小横纹，清大肠，运内八卦，退六腑，水底捞明月，开璇玑，按揉乳根、乳旁，点天突。

方义：清板门、点天突、清脾经，涤痰除气促；清肺经、开璇玑配退六腑、水底捞明月清热宣肺；运内八卦配按揉乳根、乳旁，理气降气化痰。肺与大肠相表里，故肺热炽盛时，可清大肠以理气活血，通下清热。

4. 肺脾两虚

临床表现：低热或不热，面色㿠白无华，容易出汗；咳嗽无力，喉中痰鸣，动则气喘；精神不振，消瘦纳呆，大便溏薄；苔白滑，舌质偏淡，脉细无力，指纹淡红。

证候分析：本证多发生于体质虚弱或肺炎后期，病情迁延不愈或邪恋正虚，故低热。肺主气，肺虚则气无所至，故咳嗽无力、喉中痰鸣。脾主运化，脾虚则运化不健，痰涎内生，纳呆，大便溏薄，气阳不足动则汗自出。

治法：健脾化痰，清肺止咳。

处方：补脾经，清补肺经，运内八卦，揉掌小横纹，揉二马，揉肾顶，揉膻中，摩中脘，按揉肺俞、脾俞、胃俞。

方义：补脾经、运内八卦，健脾利湿，培土生金，清肺补肺；揉掌小横纹、揉膻中，开胸利气，止咳化痰；揉肾顶、揉二马潜阳止汗；疾病后期，正虚邪恋，故摩中脘，按揉脾俞、胃俞、肺俞，健脾助运，防止正虚邪恋。

【注意事项】

痰热闭肺在疾病发展过程中转归不同，严重时可出现心阳虚或内陷厥阴，必须要配合适当的抢救措施，以免延误病情。

【病案】

于某，女，4个月。

主诉：咳嗽痰鸣2周。

现病史：患儿因发热咳嗽，入住儿科病房2周，服中药及肌注抗生素治疗，患儿烧不退，喉间痰多，不会吐，近几天面赤，先是烦躁不安，后迷糊昏睡，不吃乳，能喝点水，喉中痰鸣，流黄涕，双目黄色分泌物封眼，大便4天未排，小便黄少，因灌中药困难，自动出院。

查体：患儿面色红赤，精神不振，双眼多眼眵，鼻流黄涕，唇红，咽红，气促，鼻翼翕动，两肺痰鸣音，偶闻细小湿啰音，心律偏快，心音低钝，声息粗。腹胀，体温38.3℃，舌红，苔黄厚腻，指纹紫至气关。

辅助检查：血常规：白细胞总数$15×10^9$/L，中性粒细胞百分比80%；胸部X光片示两下肺有少量大小不等的点状阴影；鼻咽分泌物涂片未查出致病菌。

诊断：肺炎喘嗽（痰热壅肺）。

治法：清热宣肺，开窍涤痰。

处方：分手阴阳 100 次，推五经 200 次，掐心经 30 次，清大肠 200 次，掐肝经 30 次，掐老龙 300 次，清天河水 300 次，运内八卦 50 次，分推腹阴阳 100 次，推下膻中至中脘 100 次，分推肩胛 100 次，按揉肺俞、厥阴俞、心俞各 30 次，按揉百会 50 次，四大手法各 30 次。

治疗 7 次，症状消除，血常规检测正常，两肺痰鸣音消失。建议休息一段时间再行 X 片检查。

第九章　脾系疾病

脾系疾病是指外感或内伤等因素影响下，脾胃功能失调引发的一系列疾病的总称，包括口疮、滞颐、呕吐、腹痛、厌食、积滞、疳积等。这类疾病在儿科疾病较为常见。小儿脾常不足，运化失司，易生食积、痰湿，故本类疾病多虚实夹杂，治疗时注意攻补兼施，配合健脾助运之法。脾胃一升一降，胃以降为和，脾以升为健，故治胃病以清为主，治脾病以补为主，同时配合行气助运之法。六腑以降为顺，治疗胃、肠病证时，常以通降为主。脾胃为后天之本，故脾胃病日久都会影响他脏，尤其是肺肝肾，所以临证治疗时应全面考虑。

第一节　口疮

小儿口疮又称"口腔溃疡"，主要表现为齿龈、舌体、两颊、上颚等处出现黄白色溃疡，疼痛流涎，或伴发热。若口疮发生于口唇两侧者，又称燕口疮；满口糜烂，色红作痛者，又称口糜。

关于本病的记载，《素问·至真要大论》中提到"火气内发，上为口糜"，《诸病源候论》中提到"手少阴，心之经也，心气通于舌，足太阴，脾之经也，脾气通于口，腑脏热盛，热乘心脾，气冲于口与舌，故令口舌生疮也"，指出本病源于心脾有热。《小儿卫生总微论方·唇口病论》说："若发于唇里，连两颊生疮者，名曰口疮；若发于口吻两角生疮者，名曰燕口。"指出本病是由感受风毒湿热所致，由于发病部位不同，而分别有口疮与燕口疮之称。

小儿口疮相当于西医的"口角炎""疱疹性口炎""复发性口腔溃疡""卡他性口炎""溃疡性口炎"等疾病。

【病因病机】

本病多由风热乘脾、心脾积热、虚火上炎所致。主要病变在脾与心，虚证常涉及于肾。多由喂养不当、过食辛辣厚味、口腔损伤、急性感染、久病久泻等原因诱发。

1. 风热乘脾

脾开窍于口，胃络于齿龈，风热毒邪侵袭，引动脾胃内热，热性炎上，使口腔黏膜破溃，发为口疮。若夹湿热，则兼见口腔糜烂。

2. 心脾积热

心脾积热者，因喂养不当，恣食肥甘厚腻，蕴积生热；或喜吃煎炒炙，内火偏盛，邪热内积心脾，循经上炎，发为口疮。

3. 虚火上炎

虚火上炎者，因久患热病，或久泻不止，津液亏耗，肾阴不足，水不制火，虚火上扰，熏灼口舌，发为口疮。

【辨证论治】

本病热证为主，治宜清热降火。实热以清热泻火为主，根据病因病位，分别配以疏风、清脾、清胃、清心等法；以虚热为主，治宜滋阴降火，引火归原。

1. 风热乘脾

临床表现：以口颊、上腭、齿龈、口角等处溃烂为主，口腔溃疡较多，甚则满口糜烂，周围掀红，疼痛拒食，烦躁多啼，口臭涎多，面赤口渴，小便短赤，大便秘结，或伴发热，咽喉肿痛，舌红苔薄黄，脉浮数，指纹浮紫。

证候分析：本证多为外感引起，风热毒邪侵袭，引动脾胃内热，热性炎上，脾开窍于口，胃络于齿龈，故而发为口疮；火热熏灼，故疼痛明显，烦躁不安。脾在液为涎，脾热上蒸，升降失常，运化无力，故而口臭涎多，面赤口渴，大便秘结，小便短赤。舌红苔薄黄，脉浮数，指纹浮紫亦为风热表证之象。

治法：疏风泻火，清热解毒。

处方：清天河水，清脾经，清板门，清大肠，退六腑，掐揉小横纹，水底捞明月，捏挤大椎，揉风门。

方义：清天河水、捏挤大椎、揉风门，疏风清热；清脾经、清板门、清大肠、退六腑、水底捞明月，清泄内热；掐揉小横纹退热除烦，清热散结。

2. 心脾积热

临床表现：舌尖、舌边溃疡较多，色红疼痛，心烦不安，口干欲饮，小便短赤，便秘，舌尖红，苔薄黄，脉数，指纹紫滞。

证候分析：饮食不当，过食肥甘厚腻或煎炸炙烤，致使邪热蕴积心脾。舌乃心之苗，手少阴之经通于舌，故循经上炎发为口疮，色红疼痛。心火内盛，津液受劫，故心烦不安，口干欲饮，小便短黄，便秘。舌尖红，苔薄黄，脉数均为心火炽盛之象。

治法：清泻心脾积热。

处方：清天河水，清心经，掐揉小天心，揉内劳宫，清板门，清小肠，清大肠，清脾经，掐揉小横纹，掐揉四横纹，运内八卦，顺摩腹，推下七节骨。

方义：清天河水，掐揉小天心，揉内劳宫可清泻心火；清板门，清小肠，清大肠，清脾经可清泻腑热，与掐揉四横纹、运内八卦、顺摩腹合用可清热消积导滞；掐揉小横纹退热除烦，清热散结。

3. 虚火上炎

临床表现：口舌溃疡或糜烂，稀散色淡，疼痛不甚，反复发作或迁延难愈，神疲颧红，口干咽燥，大便偏干，舌红，苔少或花剥，脉细数或指纹淡紫。

证候分析：素体阴虚，或久泄伤阴，导致肾阴不足，水不制火，虚火上浮，故见口舌溃疡或糜烂，不甚疼痛，神疲颧红；口干不渴，咽燥，大便偏干，舌红，苔少或花剥，脉细数，均为阴虚火旺之象。

治法：滋阴降火。

处方：掐揉总筋，揉内劳宫，清天河水，揉二人上马，补肾经，掐揉小横纹，揉三阴交，揉涌泉，揉心俞、肾俞。

方义：掐揉总筋，揉内劳宫，清天河水可清泻心火；揉二人上马，补肾经，揉三阴交，揉涌泉可滋阴降火，引热下行；掐揉小横纹退热除烦，清热散结。

【注意事项】

低龄婴幼儿患口疮时，由于不会表达，多表现为烦躁哭闹，进食时哭闹明显，甚至拒绝进食。需要仔细检查口腔方能发现问题。同时注意观察悬雍垂、扁桃体等口腔部位，以便与疱疹性咽峡炎等传染性疾病鉴别。

【病案】

秦某，男，2岁。

主诉：口舌生疮2天。

现病史：2天前发热，体温39℃，自服退热药后体温降至38℃，患儿自诉口痛，口内有臭味，时有呕吐，大便2日未行，矢气多且味臭，小便色黄，纳差，眠安。

查体：体温38℃，精神可，面色略黄，舌红，苔白厚腻，舌尖及舌下有小米粒样红点，下牙龈充血，咽红并有一处绿豆样大溃疡，血常规正常。

诊断：口疮（心脾积热）。

治法：清泻心脾。

处方：清天河水 500 次，清板门 300 次，清大肠 500 次，清肺经 300 次，掐心经 100 次，顺摩腹 300 次，推下七节骨 300 次，按揉肺俞、厥阴俞、心俞、脾俞、胃俞、大肠俞，运内八卦 500 次。

治疗 4 次，口疮痛止，口臭除，大便通，诸症消失。

第二节　鹅口疮

"鹅口"之名首见于《诸病源候论·鹅口候》，其中提到"小儿初生，口里白屑起，乃至舌上生疮，如鹅口里，世谓之鹅口。此由在胎时受谷气盛，心脾热气熏发于口故也"。《医门补要·鹅口疮》中提到"脾胃郁热上蒸，口舌白腐，叠如雪片，在小儿名鹅口疮"，明确指出鹅口疮的主证是口中白屑，病机为心脾有热，亦与胎毒有关。

本病西医学也称鹅口疮，通常认为其病因为白色念珠菌感染，多见于新生儿、体质低下的婴幼儿，营养不良、腹泻、长期使用广谱抗生素或类固醇激素的婴幼儿易患此病。

【病因病机】

本病的发病原因，可由先天胎热内留，或口腔不洁，感染秽毒之邪而致。或因疾病或用药不当，正气受损，阴阳失衡，阴液暗耗，虚火内生，上熏口舌而成。脾开窍于口，脾络布于舌下，心开窍于舌，心脉布于舌上，故鹅口疮的病变部位在心脾，病久可影响到肾。按照病机可分为以下两种类型：

1. 心脾积热

孕妇平时喜食辛热炙烤之品，胎热内蕴，遗患胎儿；或患儿出生后护理不当，口腔不洁，或柔嫩黏膜受损，秽毒之邪乘虚而入，发为本病。脾脉络于舌，心脾积热，循经上炎，熏灼口舌，秽毒外侵，故出现鹅口疮。

2. 虚火上炎

患儿先天禀赋不足，素体阴亏，或后天乳食调护失宜，或久病久泻之后肾阴亏损，以致阴虚阳亢，水不制火，虚火上浮，内熏口舌，亦可导致口腔、舌上出现白屑，且绵延反复。

【辨证论治】

根据临床表现，可分为实火与虚火，前者治以清热泻火解毒，后者治以滋阴潜阳降火。

1. 心脾积热

临床表现：口腔、舌面满布白屑，面赤唇红，烦躁不宁，叫扰啼哭，口干或渴，大便秘结，小便短黄；舌质红，脉滑数，指纹紫红。

证候分析：婴儿胎热内盛，或感受秽毒之邪，或久病余热未清，蕴积心脾，热毒循经上行，熏灼口舌，故出现白屑堆聚状如鹅口；心火内炽，故烦躁多啼，火盛伤津，故口干或渴、大便干结；心火移热于小肠，故小便短黄；火热炎上，故面赤唇红，舌质红，脉滑数。

治法：清解心脾积热。

处方：清心经，清补脾经，清板门，揉小天心，掐揉小横纹，掐揉四横纹，揉总筋，清天河水，退六腑，顺摩腹，推下七节骨。

方义：清心经、揉小天心、揉总筋，清心经积热；清补脾经、清板门、掐揉小横纹、掐揉四横纹，清脾胃积热；清天河水、退六腑助其清泻心脾积热之力；顺摩腹、推下七节骨，泻大便使热有出路。

2. 虚火上炎

临床表现：口腔、舌面白屑稀疏，周围红晕不著，或口舌糜烂，形体怯弱，面白颧红，神气困乏，口干不渴，大便溏；舌嫩红，脉细，指纹淡红。

证候分析：先天禀赋不足，后天调护失宜，或久病久泻以致心脾两虚，水不制火，虚火上浮，故面白颧红，口干不渴，或口舌糜烂，白屑稀疏，红晕不著；下元不足，虚火无根，故口舌糜烂，白屑稀疏，口不红，神疲困乏或大便稀溏，舌嫩红，脉细。

治法：滋补脾肾，引火归原。

处方：补肾经，揉二马，掐揉小横纹，揉肾纹，清天河水，揉涌泉。

方义：补肾经、揉二马，滋补肾阴；清天河水清肾经虚热；掐揉小横纹、揉肾纹清热散结；揉涌泉以退虚热，引火归原。

【注意事项】

婴幼儿营养不良或身体衰弱时，鹅口疮易反复发作，故加强营养，同时健脾助运，提升脾胃的吸收功能，对根治鹅口疮意义重大。

【病案】

郎某，女，2岁。

主诉：口腔满布白屑2天。

现病史：半月前因肺炎住院，红霉素静滴7天，后改为口服，2天前出现口内满布白屑，现咳嗽基本痊愈，略有痰音，伴疲乏懒动，纳差，便溏，舌淡红苔白，脉细，指纹偏沉。

诊断：鹅口疮（脾虚失运，虚火上炎）。

治法：健脾益肾，引火归原。

处方：补脾经，补肾经，揉二马，掐揉小横纹，揉肾纹，运八卦，水底捞明月，清天河水，揉涌泉。

治疗6次，鹅口疮痊愈。

第三节　滞颐

滞颐又名流涎症，是指小儿唾液分泌过多而引起口涎外流的一种常见病证。因其涎水常流，滞渍于颐下而得名。此证好发于6个月至3岁的幼儿。若因出牙时期而流涎过多，不属病态。如果3岁以上仍流口水应结合智力发育和动作发育来综合衡量。如果生长、智力和动作发育都落后，那么流口水便是智力发育落后的一种表现。口腔咬合不正，口部闭合不良，也易造成口水外溢。滞颐病名首见于隋代巢元方《诸病源候论·小儿杂病诸候·滞颐候》："滞颐之病，是小儿多涎唾流出，渍于颐下，此由脾冷液多故也。脾之液为涎，脾气冷，不能收制其津液，故令涎流出，滞渍于颐也。"《五关贯真珠囊·小儿滞颐疾候》云："滞颐疾者，涎流口边无时，此即因风冷入脾胃，故令涎水常流。"

【病因病机】

中医认为金玉（廉泉）不约为滞颐的基本病机。张隐庵《黄帝内经素问集注》谓："舌下廉泉玉英，上液之道也。"导致金玉不约的原因有虚有实。虚为脾胃虚弱，阳虚不运，肾气不足，唾液自溢。实为脾胃蕴热，浊气上逆，迫津外泄。

1. 饮食不节

小儿饮食不节，嗜食肥甘厚味及营养滋补之品，而致食积化热，内蕴脾胃，涎为脾之液，脾运则水津四布，胃和则浊气下行。脾胃失和，湿浊上泛，迫津外泄，唾液自溢。

2. 脾胃素弱

小儿先天不足，或后天失养，脾胃虚弱，中焦不振，阳虚不运，不能收制其津液，故廉泉不闭，令涎流出，滞渍于颐间。正如《保婴撮要·滞颐》所云："脾之液为涎，由脾胃虚寒，不能收摄耳。"

3. 久病伤脾

病程迁延，脾虚日久，必及于肾，脾肾阳虚，温固无权，涎无制约，而致流涎不止。

【辨证论治】

此病多从中焦脾胃论治，内有实热者，当清热燥湿，泄脾和胃。虚寒者，则以健脾益气，温中化湿为主。

1. 脾胃积热，迫津外泄

临床表现：面黄或黄赤，鼻准、翼红燥，口角流涎，涎液黏稠，颐间红赤，甚则口角赤烂，兼有大便干结或秽臭，小便短赤，唇红口臭，舌质红，苔黄腻。

证候分析：小儿脾常不足，运化力弱，若饮食不节，嗜食喜好之物，饮食过量，脾胃损伤，或恣食肥甘、辛辣厚味、营养滋补之品，而致食滞肠胃，脾运失司，或食积化热，内蕴脾胃，浊气上逆，迫津外泄，渍于颐间。

治法：清热燥湿，泄脾和胃。

处方：清脾经，清板门，掐揉四横纹，清肝经，清大肠，摩腹，分腹阴阳，按揉颊车，按揉廉泉。

方义：清脾经、清板门、清肝经、掐揉四横纹，化湿泄脾，疏肝理气，调中和胃；清大肠、摩腹、分腹阴阳，行气通便；按揉颊车、廉泉，提高口腔收摄力及促进吞咽动作发育。

2. 脾胃虚弱，涎无制约

临床表现：面色暗黄，少气懒言，纳呆，口角流涎，涎清稀，颐部皮肤湿烂作痒，形体消瘦，大便稀溏，小便清长，舌质淡，苔白滑。

证候分析：小儿先天禀赋不足，或后天调护失宜，或久病失养，脾胃虚弱，中州不振，阳虚不运，脾寒则涎无约而外溢，故不能收摄其津液，唾液自溢。

治法：健脾益气，和中化湿。

处方：补脾经，补肾经，推三关，运八卦，摩中脘，按揉颊车，按揉廉泉，捏脊。

方义：补脾经、推三关，补虚扶弱，益气助神，健脾利湿；运八卦、摩中脘，助消化吸收，调治大小便；补肾经、捏脊，提升阳气，助脾阳，温阳益气；按揉颊车、廉泉，减少唾液分泌，增强口腔收摄力，促进吞咽动作发育。

【注意事项】

1. 注意鉴别清楚生理性流涎与病理性流涎，以免失治误治。
2. 注意及时观察病情变化。

【病案】

贾某，男，1岁5个月，2007年10月22日初诊。

主诉：流涎11个月，加重2个月。

现病史：6个月出牙时开始流涎，每次感冒治疗后流涎可加重，目前流涎较前加重，可浸透衣服及围兜，一日须更换多次，下颌及口周有湿疹浸润。

查体：发育、营养可，舌红苔淡白，指纹淡红至风关，口水清白，口周及下颌潮红，无口臭、口疮等。

诊断：滞颐（脾寒）。

治法：温中健脾。

处方：补脾经800次，分手阴阳100次，揉小天心49次，摩腹300次，按揉脾俞、肾俞各50次。

10月23日诊：症状无明显改善，上方去揉小天心，加揉一窝风。

10月24日诊：流涎较初诊时明显减轻，按上方继续治疗。

10月25日诊：流涎基本消失，嘱以吴茱萸6g，面粉6g，以米醋调和做一饼状，临睡前敷于脐部，每日1次，共3次，以巩固治疗。

按语：编者分析后认为本案患儿每次感冒后流涎加重，且口水清，无特殊气味及口臭、口疮等，是因为脾阳不振，脾胃虚寒；失去其收摄作用而导致涎液流出。正如《寿世保元》曰："涎者脾之液，脾胃虚冷，故涎自流，不能收约。"因此，治疗上采用温中健脾之法，以振脾阳达收摄之功。

第四节　呕吐

呕吐是由于外感犯胃、内伤饮食、跌仆惊恐等因素导致脾胃功能失调、胃失和降，气逆于上，临床表现为食物、痰涎等胃肠道内容物上涌、经口中吐出的小儿常见病候。古人以有声无物谓之呕，有物无声谓之吐，有声有物谓呕吐。

哺乳后乳汁自口角溢出称溢乳，多为哺乳过量、过急所致，宜改善哺乳方法，一般不属病态。此外某些急性传染病、颅脑损伤、脑血管意外、急腹症、消化道畸形、电解质紊乱所致的呕吐不属于本证论述范围。

中医古籍中对本病有专门记载。《素问·举痛论》谓："寒气客于肠胃，厥逆上出，故痛而呕吐。"《诸病源候论·呕吐逆论》提出："小儿啼未定，气息未调，乳母忽遽以乳饮之。"可见呕吐是病起于胃，而伤于饮食。

【病因病机】

1. 乳食不节

乳食不节，损伤脾胃，升降转机失调，胃气上逆而发生呕吐；小儿过食瓜果冷食，凝滞胃脘，或风冷之气客于肠胃，致胃寒气逆，发为呕吐。

2. 胃肠蕴热

过食辛热之品，或感受暑湿、温热时邪，蕴伏肠胃，胃热气逆，食而反出，而作胃热吐。

3. 脾胃虚弱

脾胃素弱，中阳不足，或乳母过食生冷寒凉，致乳汁寒薄。

4. 情志不遂

因情志不遂，肝气不畅，横逆犯胃，气随上逆而致呕吐。

5. 惊恐气乱

因跌仆惊恐，以致气机逆乱，横逆犯胃，而发生呕吐。

虽其病因各异，但其病机总属胃失和降，气逆于上所致。

【辨证论治】

呕吐发生总属胃失和降，胃气上逆所致，故和胃降逆为治标主法，临证时更应明辨病因，详审病机，方可治本。

1. 乳食伤胃

临床表现：呕吐酸馊乳块或不消化食物，口气臭秽，不思乳食，腹痛腹胀，大便酸臭，或溏或秘；苔厚腻，脉滑实，指纹紫。

证候分析：乳食不节，停滞中脘，升降失调，气逆于上，遂成呕吐；宿食停积，损伤脾胃，气机不畅，脾为食困，故不思食乳、腹胀腹痛等。

治法：消食导滞，和胃降逆。

处方：清板门，运内八卦，横纹推向板门，掐揉四横纹，分腹阴阳，捏挤天突，推下七节骨，按揉足三里，按弦走搓摩。

方义：清板门、运内八卦、按揉足三里，健脾和胃，以助运化；分腹阴阳、按弦走搓摩，宽胸理气，消食导滞；掐揉四横纹、推下七节骨，导滞通积；捏挤天突、横纹推向板门，降逆止呕清热。

2. 外邪犯胃

临床表现：起病较急，突发呕吐，吐物清稀，或伴流涕、恶寒发热、头身不适，大便未解或便稀不化，苔白或腻，脉浮，指纹紫红。

证候分析：感受风、寒、暑、湿、燥、火等六淫邪气，直犯胃经，胃失和降，发为呕吐。由于季节不同，感受的邪气亦会不同，但一般以受寒者居多。

治法：疏风解表，和中降逆。

处方：揉一窝风，清天河水，清补脾经，清肝经，推天柱骨，摩中脘，揉肺俞、肝俞、脾俞、胃俞。

方义：揉一窝风，温中止呕；清天河水、清肝经、揉肝俞，疏风解表，祛热除烦；清补脾经，摩中脘，揉脾俞、胃俞，健脾和胃止呕；揉肺俞，祛邪固卫；推天柱骨，降逆止呕。

3. 胃热气逆

临床表现：食入即吐，呕吐酸臭，口渴喜饮，身热烦躁，唇干面赤，大便气秽或秘结，小便黄赤；唇舌红而干，苔黄腻，指纹色紫。

证候分析：胃中结热，热则生火，所谓"诸逆冲上，皆属于火"。故食入即吐，呕吐气秽；热积胃中，耗伤津液，故身热烦躁；口渴喜饮、唇干面赤、大便秘结、小便黄赤等皆为胃热之证。

治法：清热和胃，降逆止呕。

处方：清胃经，清脾经，清肝经，清大肠，退六腑，运内八卦，横纹推向板门，掐老龙，推天柱骨，推下七节骨。

方义：清胃经、清脾经、运内八卦，清中焦积热，和胃益气；清肝经、横纹推向板门、推天柱骨、掐老龙，清热泻火，降逆止呕；退六腑、清大肠、推下七节骨，清热通便，使胃气得以通降下行。

4. 脾胃虚寒

临床表现：起病较缓，病程较长，呕吐时作时止，食久方吐或朝食暮吐，遇寒加重，吐出物为不消化或清稀痰涎，不酸不臭；面色㿠白，精神倦怠，四肢欠温，或腹痛绵绵，喜按，大便溏薄，小便清长；舌淡苔白，脉沉细无力，指纹青。

证候分析：脾胃素弱，体虚中寒则脾阳失展，运化失职，以致乳食停积，痰水潴留，久而上逆，发为呕吐，故食久方吐，吐多痰水和不消化乳食，腹痛绵绵，乃寒邪内着，客于肠胃，气机凝滞不通之候。中阳疲困，则不能腐熟水谷，故吐出之物，不酸不臭。

治法：温中散寒，和胃降逆。

处方：补脾经，揉外劳，横纹推向板门，推三关，推下天柱骨，揉中脘。

方义：补脾经、揉中脘、揉外劳宫，温阳散寒，健脾和中；横纹推向板门、推下天柱骨，和胃降逆，祛寒止呕。

5. 情志失调

临床表现：呕吐吞酸，嗳气频作，胸胁胀痛，烦闷不舒，每因情志不遂而呕吐加重，易怒易哭，舌红苔薄腻，脉弦，指纹紫滞。

证候分析：脾胃升降功能与肝脏的疏泄功能密切相关，若因情志失和，如环境不适，所欲不遂，学习压力较大，导致肝失条达，肝郁犯胃，而致气逆呕吐。

治法：疏肝理气，和胃止呕。

处方：分手阴阳，清肝经，补脾经，运八卦，分腹阴阳，按弦走搓摩，揉肝俞、脾俞、胃俞。

方义：分手阴阳、分腹阴阳，调和阴阳；清肝经、按弦走搓摩、揉肝俞，疏肝理气，和胃止呕；补脾经、揉脾俞、揉胃俞，调和脾胃。

6. 惊恐吐

临床表现：证见暴发呕吐，或频吐清涎，神态紧张，睡卧不安，指纹青。

证候分析：小儿神气怯弱，元气未充，骤受惊恐，心气受损，故心神不宁，睡卧不安，面色青白；惊则气乱，恐则气下，气机暴乱，故时惊慌哭闹；肝逆犯胃，则呕吐清涎。

治法：镇惊止吐。

处方：分手阴阳，揉小天心，补脾经，运内八卦，推膻中，按百会，清肝经，掐心经。

方义：分手阴阳、揉小天心，宁心安神；补脾经、运内八卦，镇静安神，健脾消食；推膻中宽胸理气；按百会、清肝经、掐心经，加强安神镇惊的作用。

【注意事项】

1. 呕吐较轻时，可进少量易消化流质或半流质食物。

2. 呕吐较重者，应暂禁食4～6小时或6～8小时。可适当饮生姜水或米汤，必要时静脉输液。

3.呕吐时取坐位或侧卧位，以防呕吐物吸入气管。

【病案】

肖某，女，1岁6个月，2010年8月1日初诊。

主诉：腹泻纳差1年余，伴呕吐不进食2天。

现病史：患儿系足月顺产，出生时体重2kg，唇裂，6个月行唇裂手术，仍以母乳、奶粉混合喂养，并添加辅食。患儿一直反复腹泻，纳差，至今仍不会行走、说话。2日前发热，体温37.5℃，吐泻加重，食入即吐，服"优卡丹""小柴胡颗粒"后热退。目前纳差，食入即吐，仍腹泻，日2～3次，蛋花样，便色黄质稀，小便色黄，睡眠差，易惊醒，睡时磨牙，曾查血微量元素，示Ca、Zn、Fe缺乏。

查体：体温37.5℃，精神不振，面色萎黄无泽，舌淡红，苔黄腻，咽红，指纹紫滞，口气重，腹胀，前囟未闭。

诊断：伤食吐泻（胃失腐熟，脾失运化）。

治法：和胃降逆，健脾助运。

处方：清板门500次，清大肠400次，分手阴阳200次，运内八卦100次，掐揉四横纹各50次，掐右端正300次，推下天柱骨300次，按弦走搓摩100次，摩中脘300次，按揉肝俞、脾俞、大肠俞各50次，推下七节骨200次。

8月3日诊：仍纳差，大便日2次，质变稠，精神明显好转，夜寐较前安稳，近2日仅醒1次，经拍打、抚慰后即可入睡。

经8次治疗后，呕吐、腹泻、眠差等诸症消失，唯饮食量少，但较推拿治疗前有改善。

按语："吐泻作热，由其阴阳不顺，邪正相干，脏腑不和……其儿阴阳二气不正，脏腑愈虚"（《活幼口议》），"胃乃脾家之本，荣乃卫室之根，根本坚固，百虚不作，表里充实，诸邪不入"，清板门、分手阴阳、清大肠、运内八卦、掐揉四横纹均可合阴阳，调顺三焦，正五脏之气，按弦走搓摩加摩中脘及按揉肝俞、脾俞，开胃进食，醒脾和胃，助气去虚。

第五节　腹痛

腹痛是一种主观感觉，临床上指以胃脘以下、耻骨以上部位发生疼痛的病证。是临床上极常见证候，涉及范围广，本节所讨论的主要是指无外科急腹症指征的小儿腹痛,此类腹痛多以感受寒邪、乳食积滞、脏气虚寒、气滞血瘀为发病因素。

腹痛一证,最早见于《内经》,如《素问·举痛论》曰:"寒气客于肠胃之间,膜原之下,血不得散,小络急引故痛","热气留于小肠,肠中痛,瘅热焦渴,则坚干不得出,故痛而闭不通矣"。

【病因病机】

五脏六腑均居腹中,且多条经脉循行腹部,另小儿脏腑娇嫩,形气未充,易为内外病因所伤,所以腹痛的病因很多,六淫侵袭、乳食停滞、脾胃虚寒、瘀血内阻均可引起气机不畅,气血运行受阻,经脉失调而发生腹痛。

1. 外感时邪

外感风、寒、暑、热、湿邪,均可引起腹痛。风寒之邪侵袭经脉,寒主收引,寒凝气滞,经脉受阻,不通则痛;若伤于暑热,或寒郁化热,或湿热壅滞,也可致气机阻滞,腑气不通而见腹痛。

2. 乳食不节

若小儿乳食不节,暴饮暴食,或临卧多食,食停中脘,积而不化,气滞不行,不通则痛;若小儿喜食生冷瓜果,或进食不洁之物,使虫卵进入肠道,滋生成虫,扰乱气机,继而发为腹痛。

3. 脏腑虚寒

小儿素体阳虚,或久病体弱,脾胃虚寒,阳虚不运,以致寒湿内停。而脾脏喜燥恶湿,为湿所困则气机不畅,正邪交争,故而腹部隐隐作痛。正如《诸病源候论·腹痛候》所言:"腹痛者,由腑脏虚,寒冷之气,客于肠胃、募原之间,结聚不散,正气与邪气交争相击,故痛。"

4. 气滞血瘀

小儿情志不畅,肝失条达,肝气横逆,克侮脾土,或进食时哭闹,气食相结,肝脾不和,气机阻滞,或因跌打损伤,瘀血内留,瘀阻脉络,中焦气机滞塞,气血运行不畅,产生腹痛。

【辨证论治】

腹痛的发生其根本病机在于经脉气机不畅,无论是外感、伤食,或正虚、情志不调,其共同的病理变化都是气滞不行,六腑不通。故治疗的原则当以调理气机、疏通经络为主。

1. 感受寒邪

临床表现：小儿感受寒邪后，突然腹痛，曲腰而啼，面色苍白，腹部喜按怕冷，手足欠温，大便溏薄，小便清长，舌质淡，舌苔薄白，指纹色红或隐伏不见。

证候分析：小儿肌肤疏薄，风寒侵腹，内舍肠胃，寒凝气滞，气血壅阻不通，故腹痛剧急，遇阴寒则阳气闭，得温则阳气通，故喜温喜按；寒伤中阳，运化失调，故大便溏薄，小便清长；舌苔薄白，指纹红均为虚寒证。

治法：温中散寒，行气止痛。

处方：补脾经，揉外劳宫，推三关，摩腹，掐揉一窝风，拿肚角，寒实者加摩中脘，按脾俞。

方义：补脾经、摩腹，温中健脾；配推三关、揉外劳宫，温阳行气，散寒活血；掐揉一窝风、拿肚角，理气止腹痛。

2. 乳食积滞

临床表现：腹部胀满疼痛，面色黄而暗滞，不思乳食，嗳腐吞酸，恶心呕吐，矢气频作，腹泻或便秘，夜卧不安；舌苔白腻，指纹淡滞。

证候分析：食滞蕴热，结于肠胃，则腹胀满疼痛，不思乳食。

治法：健脾理气，消食止痛。

处方：清板门，清大肠，运内八卦，揉中脘，分腹阴阳，按弦走搓摩，拿肚角。

方义：清板门能健脾和胃，消食化滞；运内八卦行气消食，宽胸利膈；揉中脘、分腹阴阳、按弦走搓摩，健脾和胃，消积化食；清大肠、拿肚角，导滞止痛。

3. 脾胃虚寒

临床表现：腹痛隐隐，喜温喜按，面色萎黄，形体消瘦，食欲不振，易发腹泻，舌淡苔薄，指纹色淡。

证候分析：患儿素体阳虚，或因消导、攻下太过以致脾阳不振，气血不足以温养而腹痛隐隐，得热则寒气消散，故喜温喜按。

治法：健脾和胃，益气止痛。

处方：补脾经，补肾经，推三关，揉外劳宫，揉中脘，揉脐，按揉足三里。

方义：补脾经、补肾经、推三关、揉外劳宫，温补脾肾，益气止痛；揉中脘、揉脐、按揉足三里，健脾和胃，温中散寒。

4. 瘀血内阻

临床表现：因跌打损伤，或术后腹内经脉损伤，瘀血内留；或久病不愈，瘀阻脉络。腹部疼痛，多呈刺痛，痛而拒按，有定处，经久不愈，或腹有结块，推之下移，面无光泽，口唇色晦，舌质紫暗或有瘀点，脉涩或指纹紫。

证候分析：常有腹部外伤或手术史。瘀血内积，络脉瘀阻，气血运行不畅，故腹部疼痛；瘀乃有形之物，凝聚一处，难于消散，故多呈刺痛，且痛有定处，或有块，推之不动，按之痛剧；面无光泽，口唇色晦，舌质紫暗或有瘀点，脉涩为血瘀之象。

治法：活血化瘀，消瘀止痛。

处方：分手阴阳，摩腹，分腹阴阳，按揉足三里，按揉血海，按揉三阴交，按揉太冲。

方义：分手阴阳，平衡阴阳，调和脏腑；摩腹、分腹阴阳，顺气化瘀止痛；按揉足三里、血海、三阴交、太冲，补脾益气，活血化瘀，理气止痛。

5. 虫痛

临床表现：腹痛突然发作，以脐周为甚，时发时止，痛时高声啼哭，有时腹部可摸到蠕动之块状物，时隐时现，有便虫史，面黄肌瘦，或嗜食异物，如有蛔虫窜行胆道则痛如钻顶，口吐清涎或伴呕吐。

证候分析：因蛔虫聚团，动扰不安，阻碍小肠气机，故脐周痛，虫体摄取精微气血，故饮食不荣肌肤而面黄肌瘦，脾胃受损，不知五味故喜异食。

治法：温中行气，安蛔止痛。

处方：按揉肝俞、胆俞或背部压痛点；揉一窝风，揉外劳宫，推三关，摩腹，揉脐。

方义：按揉肝俞、胆俞及背部压痛点安蛔止痛；揉一窝风、揉外劳宫、推三关温阳安蛔；摩腹、揉脐，健脾和胃，行气止痛。

【注意事项】

剧烈或持续腹痛者应卧床休息，随时查腹部体征，并做必要的其他辅助检查，以便做好鉴别诊断和及时处理。

【病案】

王某，女，3岁1个月，2011年2月9日初诊。

主诉：腹痛4天。

现病史：3天前因腹痛于某院就诊，经临床医生检查并结合B超，诊断为"肠套叠""肠系膜淋巴结炎"，用空气注射疗法，行注射后腹痛减轻。今晨又出现腹痛，大便1次，性质正常，纳差，睡眠不安，家长担心"肠套叠"加重，来诊。

查体：神志清，精神一般，面色白而无泽，舌淡红，苔少，腹软，脐周压痛。

辅助检查：B 超报告腹部探及多个低回声结节，最大一个约为 1.9cm×1.0cm，边界清晰，回声均质，肠管蠕动正常，无扩张，积液征象。腹腔内未探及异常液性暗区，右下腹探及明显阑尾回声。超声提示肠系膜淋巴结炎。

中医诊断：腹痛（寒凝气滞）。

西医诊断：肠系膜淋巴结炎。

治法：温寒止痛，行气止痛。

处方：揉外劳宫 500 次，揉一窝风 500 次，推指三关 300 次，补脾经 500 次，按揉关元 300 次，摩腹 500 次，按脾俞、胃俞、大肠俞各 50 次。

2 月 10 日复诊：腹痛未再出现，纳好转，睡眠好，下午睡 3 小时，夜间睡眠正常，精神好，玩耍活泼有力，要求再治疗 1 次，效不更方，处方同上。

按语：患儿面色白而无泽，舌淡红，苔少，多由于风寒侵腹，内舍肠胃，寒凝气滞，经络不畅，气血不行而致腹痛。故治以温寒止痛行气为主，补脾经、摩腹、按揉关元，温中健脾；推指三关、揉外劳宫，温阳散寒，行气活血；配揉一窝风理气止腹痛。

第六节　厌食

厌食又称恶食，是一种好发于小儿的脾胃病，临床以较长时间食欲不振、见食不贪、不思饮食为主要特征。此证可见于各年龄段儿童，以夏季暑湿之时多发。厌食主要病因为脾胃受纳失职，若长期不愈可并发他症，影响生长发育转变为疳证。

西医小儿消化不良，以食欲不振为主诉者可参照本节治疗。

中医古代文献中无小儿厌食的病名，但文献所载"恶食""不思食""不嗜食""伤食""食积"等病证的表现与本病相似。《诸病源候论·小儿杂病诸候三·哺露候》载："小儿乳哺不调，伤于脾胃，脾胃衰弱，不能饮食，血气减损，不荣肌肉而柴辟羸露。其脏腑之不宣，则吸吸苦热，谓之哺露也。"其记载"哺露"与厌食极为相似。

【病因病机】

小儿厌食的病位主要在于脾胃，也涉及心、肝、胆等脏腑，病机主要是由先天禀赋不足、后天喂养不当、饮食不节、感受外邪、情志失调等病因导致脾胃纳运功能失常，食欲不振。

1. 乳食不节

小儿乳食不知自节，若家长过于溺爱孩子，纵其所好，恣意偏食、暴食，或滥服滋补之品，或饮食没有规律、节制，导致脾胃受损，收纳运化功能受损，产生厌食；或久食煎炸辛燥之物，胃阴亏损，津液不足，以致不思乳食。正如《医宗金鉴·幼科心法要诀·食滞》云："小儿恣意肥甘生冷，不能运化，则肠胃积滞矣。"指出乳食不节是导致小儿厌食的主要病因。

2. 情志失调

小儿乃纯阳之体，神气怯弱，心肝常有余，若猝受惊吓，或所求不予，或环境变更等，均可导致肝失疏泄，乘脾犯胃，胃失肃降，饮食不能下达于肠，进而影响小儿进食，久之产生厌食。

3. 脾胃素虚

小儿脾常不足，不能为胃运化其水谷精微，故脾胃不和、受纳运化失常而不知五谷之味；若脾胃两虚，则推动无力，饮食难化，不思进食；若脾阳不振，中焦不运，湿浊内蕴，也会引起纳呆腹胀便溏。

【 辨证论治 】

本病的病变部位为中焦脾胃，故治疗的基本法则为运脾开胃。临证之时虽可易辨气虚、阴虚，亦或气机不调之不同，但也要注意是否兼有湿积、食滞者。施术时需注意，消导不宜峻猛，补益不宜呆滞，养阴不宜滋腻。

1. 脾失健运

临床表现：食欲不振，食量减少，食而乏味，形体正常，精神如常，若强迫进食或偶有多食则脘腹胀满，舌淡红，苔薄白或薄腻，脉和缓，指纹淡紫。

证候分析：因喂养不当或湿浊之气困脾，脾失健运，胃纳不开，食欲不振，食量减少，食而乏味；胃纳功能降低，消化功能低下，故若强迫进食或偶有多食则脘腹胀满。

治法：调和脾胃，助运化。

处方：分手阴阳，清板门，清补脾经，运八卦，摩中脘，分腹阴阳，捏脊。

方义：分手阴阳，调和阴阳；清板门、清补脾经，健脾助运而开胃；运八卦，顺气理气助运，提高食欲；摩中脘、分腹阴阳、捏脊，助消化吸收。

2. 脾胃气虚

临床表现：长期不思饮食，形体消瘦，面色少华，形体消瘦，神疲，食少便多，便溏或完谷不化，舌体胖嫩，舌质淡，苔薄白，脉无力，指纹淡。

证候分析：小儿禀赋不足，加之后天失养，或疾病迁延，损伤脾胃，致使脾胃气虚。脾胃气虚，气血生化不足，不荣于面，故见面色少华，形体消瘦；消化吸收功能失常，可见便溏或完谷不化。

治法：补脾益气。

处方：补脾经，补肾经，运八卦，推三关，摩中脘，按揉足三里，捏脊。

方义：补脾经、推三关、运八卦，温中健脾运脾；摩中脘助运化吸收；补肾经、按揉足三里、捏脊，补脾益气，助气血生化，开胃助运。

3. 胃阴不足

临床表现：口燥咽干，食少饮多，好动，皮肤干燥，大便干，小便短少，手足心热，舌红少苔，脉细数，指纹浮红。

证候分析：脾为阴土，喜燥恶湿；胃为阳土，喜润恶燥。胃阴指胃之清津，为阴液之本。胃阴不足，津液无由生化，纳运失常，故皮肤干燥，小便短少，手足心热。

治法：养胃育阴。

处方：分手阴阳，补肾经，揉二马，清天河水，摩中脘，推涌泉，按揉脾俞、胃俞、肾俞。

方义：分手阴阳，调和阴阳；补肾经、揉二马、清天河水、推涌泉，清热，滋阴潜阳，调和脾胃；摩中脘，按揉脾俞、胃俞、肾俞，健脾开胃助运，巩固疗效。

【注意事项】

1.厌食重者，可遵循"胃以喜为补"的原则，先从患者喜爱的食物诱导开胃，暂不考虑其营养价值，待食欲增进后，再按需要补给。

2.掌握正确的喂养方法。根据不同年龄给予营养丰富、品种多样、易于消化的食物。

【病案】

谭某，男，1岁10个月，2006年2月24日初诊。

主诉：食欲不振年余。

现病史：自幼食欲不振，断奶后尤为明显，喜饮奶，只喝稀饭，不喜吃蔬菜，进主食量少，喜饮，大便偏干，小便正常，睡眠好，好发眼疮。

查体：精神好，面色黄，舌淡红苔白，指纹青，腹胀。

诊断：厌食。

治法：健脾和胃，消积助运。

处方：补脾经300次，清大肠500次，运内八卦200次，补肾经300次，分推腹阴阳300次，按弦走搓摩100次，摩中脘100次，按揉脾俞、胃俞、肾俞各50次。

1疗程7次，每日1次。

2月28日诊：经4次推拿后进食较前好转，能进少量主食、蔬菜，大便日1次，质先干后软，上方加捏脊5次。

3月1日诊：经治疗食欲明显好转，能主动进食，喝奶量也较前增多，面色转润泽，腹胀消失，活泼好动。

按语：小儿脾常不足，家长投其所好，养成喝稀粥牛奶而不吃主食和蔬菜的偏食习惯，故出现大便偏干。上下眼睑又称眼胞，属于脾土，脾主肉，故称肉轮，眼部经常发疮，说明脾胃湿热壅滞，故用健脾消积助运的方法为主。补脾经、分推腹阴阳、运内八卦、按揉脾俞可健脾助运；摩中脘、清大肠、按揉胃俞可和胃降浊；"肾为胃之关"，补肾经、按揉肾俞以助胃中浊气下降，清气上升，达到润肠通便的目的；捏脊能健脾和胃并有强壮体格的作用。诸法合用，故奏效甚捷。

第七节　积滞

积滞是指小儿内伤乳食，停聚不化，气滞不行所形成的一种脾胃疾患。儿童各年龄段皆可发病，以婴幼儿多发。积滞之名，较早记载于宋代，刘昉《幼幼新书》多处提及治疗积滞方药；明代《婴童百问·积滞》把"积滞"分为"乳积""食积"和"气积"三类；清代《医宗金鉴·幼科心法要诀·积滞门》则分为"乳滞""食滞"；《育婴家秘》称为"伤食"；《幼科释谜》以"食积"论之。因此，本病又有"食积""食滞""乳滞""伤食"等病名。

【病因病机】

先天禀赋不足、后天喂养不当、脾胃素虚为本病病因，乳食停聚不化、气滞不行为本病病机。积滞初起多为实证，积久则虚实夹杂，纯属虚者少见。

1. 内伤乳食

小儿乳食常不知自节，若哺乳不节，过频过量，冷热不调，或偏食嗜食，饱食无度，过食不易消化之物，致脾胃受损，纳运失职，升降失调，壅滞中焦，积而不化，气滞不行，则成积滞。

2. 脾胃虚损

小儿脏腑娇嫩，脾常不足。若先天禀赋不足或后天失养，可致脾胃虚损，运化失职，稍加乳食则易致中脘壅滞不化，而成积滞。此即《幼幼集成·伤食证治》所言："如小儿之怯弱者，脾胃素虚，所食原少，或因略加，则停滞而不化，此乃脾虚不能消谷，转运迟耳。"

积滞可单独发病，亦可并发于其他疾病，发现、治疗及时则预后良好，但若迁延失治，脾胃受损严重、气液损耗，则形成疳证，故古有"积为疳之母，无积不成疳"之说。

【辨证论治】

本病的治疗以消积导滞为基本原则，临证时若遇轻症者，只需节制其饮食，合理调护，便可自愈。若遇重症者，自当施通导积滞法，但应中病即止，不可过用。

1. 乳食内积

临床表现：伤乳积滞者，不欲吮乳，呕吐乳片，口中有乳酸味，腹胀并痛，大便酸臭；伤食则食欲不振或呕吐酸馊，腹部胀满，大便臭秽，腹痛欲便，便后痛减；或手足心热，烦躁多啼，夜卧不安；舌红苔腻，脉滑数，指纹紫滞。

证候分析：乳食停滞，郁结不化致胃气上逆，则呕吐乳片或食物残渣；积滞蕴结中焦，气机不利，故腹满痛拒按，心烦哭啼不宁；乳食停滞中州，受纳运化失宜，故不思乳食；腐秽内结，故大便酸臭；便后邪气下泄，所以痛减；食结于阳明，郁结化热，故可见脘腹、手足心热；舌苔厚腻，为食积脘腹，秽浊之邪不化之象；指纹紫滞，是乳食积滞的特征。

治法：消积导滞和中。

处方：清板门，掐揉四横纹，清肝经，逆运八卦，清大肠，清天河水，摩中脘，分腹阴阳，捏脊。

方义：清板门、掐揉四横纹，清泻脾土，健脾和胃消胀；清肝经、清天河水，清心利尿，泄心火除烦；逆运八卦，降逆理气，调节胃功能状态；清大肠、摩中脘、分腹阴阳，调理脾胃，通便消滞；捏脊消食化积。

2. 脾胃虚寒

临床表现：面色萎黄，困倦无力，不思乳食，食则饱满，腹满喜按，或呕逆不化，大便溏薄或夹有乳食残渣；唇舌淡白，苔白腻，脉细滑，指纹多见淡红。

证候分析：脾胃虚寒，健运失职，不能生化精微，气血俱虚，故面黄唇淡，困倦无力；脾阳不振，则不思乳食，食则胀满；气血虚则舌质淡；胃阳虚则不能腐熟水谷及温化湿邪，故舌苔白腻；脉细滑，指纹淡红是气虚有滞之证。

治法：健脾益气，行气和中。

处方：补脾经，运内八卦，揉小横纹，揉二马，揉外劳宫，揉一窝风，摩中脘，按弦走搓摩，补肾经。

方义：补脾经、摩中脘，健脾益气；运内八卦、揉小横纹，行气消积；揉外劳宫、一窝风，温阳化湿；揉二马、补肾经，温煦肾阳，运化精微；按弦走搓摩消食消积，理气而助运化。

【注意事项】

1. 积滞患儿应注意喂养得当，以免加重病情。
2. 小儿推拿治疗积滞效果佳，但宜早防早治。

【病案】

马某，男，4岁，2014年11月18日初诊。

主诉：发热，伴腹胀纳呆1天。

现病史：昨天因服冷饮一瓶（400mL以上），出现胃部不适，不思饮食。现体温39℃，精神不振，大便2天不通，小便正常，睡眠不安，出汗多。平时经常腹痛，曾行腹部B超，显示为"肠系膜淋巴结炎"，最大肿块为1.6cm×1.5cm。

查体：体温39.3℃，精神萎靡，面色黄，唇红，苔黄腻，咽红，扁桃体Ⅰ度肿大，腹胀，遍体灼热，腹部较热。

诊断：积滞。

治法：和中化湿，消积导滞。

处方：退六腑300次，推三关100次，清大肠300次，掐揉四横纹各50次，清胃经200次，推下天柱骨300次，推下七节骨300次，掐揉少商50次。

11月19日诊：高热退，体温37℃，精神好，面色略黄，唇红，仍未大便。上方去推下天柱骨，重推清大肠、推下七节骨。

11月20日诊：昨日午后大便1次，量多，热退，诸症消。

按语：患儿素有乳食停滞中州，加之其服冷饮一瓶，使腹部寒热格拒，气血不畅，脾胃受纳运化失宜而致纳呆、不思饮食，气机不利故而腹痛眠不安。乳食停滞，食结于阳明，郁结化热而见遍体灼热，腹部尤甚，故治和中化湿，消积导滞。

第八节　泄泻

泄泻是因感受外邪、饮食所伤、脾胃虚弱等原因造成脾胃功能失常，以大便次数增多、便下稀薄或水样为主证的一种疾病。该病为小儿最常见的消化道疾病之一，尤以三岁以下的婴幼儿多见，年龄愈小发病率愈高，也是婴幼儿死亡的主要原因。本病四季均可发生，但以夏秋季节为多，且往往引起流行。本病最容易耗伤气津，重症患儿可导致伤阴或伤阳，或阴阳俱伤；如泄泻迁延不愈常可导致营养不良，影响生长发育或成为疳证等慢性疾病。

本证在《黄帝内经》称为泄，有"濡泄""洞泄""飧泄"等。《难经》有五泄之分，汉唐时代称为"下利"，宋代以后统称为"泄泻"。

属于西医学的腹泻病。

【病因病机】

泄泻主要责之脾胃。胃主受纳乳食水谷，脾主运化输布精微，脾主升清，胃主降浊，若脾胃升降失职，则受纳运化水谷乳食功能失调而成泄泻。

1. 内伤乳食

由于调护失宜、乳哺不当、饮食失节或过食肥甘炙煿、生冷瓜果，损伤脾胃，脾伤则运化不及，胃伤则不能腐熟水谷，宿食内停，清浊不分并走大肠，因成泄泻，故《素问·痹论》中说："饮食自倍，肠胃乃伤。"

2. 感受外邪

小儿脏腑娇嫩，卫外不固，易为六淫所侵，泄泻则以湿邪侵袭更为常见，古有"无湿不成泻"之说。故寒、热、暑往往与湿相合而致病，如暑湿或湿热损伤脾胃，邪热下迫而成泄泻；若寒湿困脾，水湿不运，留于肠胃，升降之机失调，水谷不分，亦成泄泻。

3. 脾胃虚弱

先天禀赋不足，后天调护不当，或久病迁延不愈，导致脾胃损伤，脾虚则健运失司，胃弱则不能腐熟水谷，水反为湿，谷反为滞，清阳不升，合污而下成为脾虚泄泻。

4. 脾肾阳虚

脾以阳为运，肾寄命门真火，若小儿禀赋不足，或久病久泻均可损伤脾肾之阳，命门火衰，火不暖土，阴寒内盛，水谷不化，并走大肠。盖肾为胃关，开窍于二阴，职司二便，如肾中阳气不足，故令洞泄不止。

如久泻不止，脾土受伤，肝木无制，往往可因脾虚肝旺而出现慢惊风。

【辨证论治】

泄泻以八纲辨证为主，重在辨寒、热、虚、实。按起病缓急、病程长短分为暴泻、久泻，暴泻多属实，久泻多属虚或虚中夹实。治疗时主要以运脾化湿为基本法则。实证以祛邪为主，虚证以扶正为主。

1. 伤食泻

临床表现：腹痛腹胀，痛则欲泻，泻后痛减，粪便酸臭如败卵；不思乳食，嗳气呕吐酸馊，手心发热，夜卧不安，面黄口渴；舌苔黄腻或微黄，脉滑数，指纹紫红而滞。

证候分析：乳食入胃，停积不化，壅滞肠胃，气机不畅，故见脘腹胀满、发热。不通则痛，故见腹痛，痛则欲泻，泻后气机得畅，故腹痛亦能缓解，乳食内腐，气秽上冲，故嗳气呕吐酸馊。证属脾胃受损，运化失职。

治法：消食导滞，健脾和中。

处方：揉板门，清胃经，清补大肠，摩中脘，运内八卦，分腹阴阳，顺摩腹，按揉脾俞，按揉胃俞，按揉大肠俞。

方义：揉板门能健脾和胃，消食化滞；清胃经、清补大肠，清肠胃积滞，和胃降逆；运内八卦行滞消食；分腹阴阳理气消胀除腹满；摩中脘加强消化和中、健脾和胃的作用。

2. 寒湿泻

临床表现：大便清稀多沫，色淡不臭，肠鸣腹痛；面色淡白，口不渴，小便清长；苔白腻，脉濡，指纹色红。

证候分析：寒湿困脾，水湿不运，留于肠胃，升降之机失调，运化失职，故见泄泻清稀、粪多泡沫、臭气不甚；风寒郁阻，气机不畅，故见肠鸣腹痛。

治法：温中散寒，化湿止泻。

处方：补脾经，推三关，补大肠，揉外劳宫，摩脐，揉一窝风，拿肚角，推上七节骨，揉龟尾，按揉足三里。

方义：推三关、揉外劳宫，温阳散寒；补脾经、摩脐、按揉足三里能健脾化湿，温中散寒；补大肠、推上七节骨、揉龟尾，固肠止泻；揉一窝风、拿肚角，温中行气，止腹痛肠鸣。

3. 湿热泻

临床表现：泻下稀薄或暴注下迫，粪色黄而臭，或见少许黏液；腹部时感疼痛，食欲不振，身热，烦躁口渴，溲赤而短，肛门灼热而痛；舌苔黄腻，指纹色紫。

证候分析：湿热之邪，蕴结脾胃，下注大肠，传化失职，故见泻下稀薄或暴注如水；湿性黏腻，热性急迫，湿热交蒸，壅结肠胃气机，故见泻下色黄而臭；湿热困脾，则食欲不振，可见身热、口渴；湿热在下，故见小便短黄、肛门灼红且痛。苔黄腻，指纹色紫为湿热之象。

治法：清热利湿，调中止泻。

处方：清脾经，清胃经，清大肠，清小肠，退六腑，揉天枢，推下七节骨。

方义：清脾经、清胃经，清中焦湿热，调中和气；清大肠、推下七节骨、揉天枢，清利肠腑湿热积滞；退六腑、清小肠，消热利尿，除湿。

4. 脾虚泄泻

临床表现：泄泻日久，或经常泄泻，大便溏薄，水谷不化，食后即泻；面色萎黄，神疲倦怠，食欲不振；舌苔淡薄，脉濡，指纹色淡。

证候分析：脾胃虚弱，清阳不升，运化失职，故大便溏薄，色白不臭；脾虚则运化无权，故见食后作泻，食欲不振；精微不布，生化无源，气血不足，故见面色萎黄，神疲倦怠。

治法：健脾益气，温阳止泻。

处方：补脾经，补大肠，推三关，摩腹，揉脐，推上七节骨，捏脊，重提并按揉脾、胃、大肠俞。

方义：补脾经、补大肠、推三关、推上七节骨，温中散寒止泻；摩腹、捏脊、揉脐，健脾和胃；重提并按揉脾、胃、大肠俞，健脾胃理肠道。

5. 脾肾阳虚泻

临床表现：久泄不止，食入即泻，粪质清稀，完谷不化，或见脱肛，形寒肢冷，面色㿠白，精神萎靡，睡时露睛，舌淡苔白。

证候分析：久泻不止，脾肾阳虚。肾阳虚不能温煦脾阳，脾阳虚无权运化，土不制水，水反为湿，谷反为滞，阳不温布，阴寒内生，故形寒肢冷、面色㿠白，脾气虚陷则见脱肛等症。

治法：补脾温肾，温阳止泻。

处方：补脾经，补肾经，推三关，补大肠，运内八卦，揉脐，推上七节骨，揉外劳宫，按揉百会。

方义：补脾经、推三关，温阳散寒，健脾补气；补肾经、揉脐，温暖下元，补益气血；补大肠、推上七节骨，温阳止泻，涩肠固脱；揉外劳宫、运内八卦、按揉百会，温阳散寒，升阳举陷，行滞消食。

【注意事项】

密切观察患儿病情变化，包括呕吐及大便的次数、大便量和性质以及尿量等，以防脱水。同时，对于感染性腹泻患儿避免使用止泻剂，以免抑制胃肠动力，增加细菌繁殖和毒素的吸收。

【病案】

李某，男，7个月，2011年2月12日初诊。

主诉：腹泻5天，患儿2月7日开始发热，开始体温39.3℃，无感冒症状，但腹泻、呕吐，在某医院诊断为胃肠型感冒，静滴头孢呋辛钠，第三天热势得减，腹泻加重，日7～8次。今晨已大便2次，质先稠后稀，大便中肉眼能看到血丝，黏液，便前烦哭不安，吃奶少，小便正常，睡眠不安。

查体：精神不振，面色㿠白，舌淡苔薄白，指纹紫滞，腹胀，T38℃，肛周不红。大便常规：白细胞0～1个/HP，红细胞（±），潜血阳性，霉菌大量（++）。

中医诊断：湿热泻。

西医诊断：霉菌性肠炎。

病机：湿热之邪蕴结肠胃，下迫脏腑，清浊不分，合泻而下。

治则：热则清之。

治法：清热利湿。

处方：分手阴阳200次，清板门300次，清大肠300次，掐揉四横纹各50次，清肺经100次，运内八卦100次，揉一窝风100次，分腹阴阳100次，顺摩腹200次，揉肝、脾、胃、大肠俞，摩八髎各50次。

2月14日经两次推拿后，便前腹痛症状减轻，大便中血丝明显减少，体温37.2℃。

2月16日患儿精神明显好转，面色转红润，大便日2次，第一次大便基本成形，第二次先稠后略稀。查大便常规：白细胞0～1个/HP，其余阴性。

按上方继续治疗一次。

按语：患儿腹泻次数多，便前烦哭，肉眼见血丝，属热，伴体温升高，大便见黏液，应属湿热并重，湿热之邪蕴结肠胃，下迫脏腑，清浊不分，合污而下。故治疗时宜清肠解热，化湿止泻。本病由于应用抗生素治疗而引起菌群失调，霉菌大量繁殖，导致腹泻加重。故临床采用清板门，清大肠以清热利湿，达到止泻目的。

第九节　便秘

便秘是因饮食不节，胃肠积热或气血不足，传导无力引起的以大便秘结不通，或排便时间间隔过长，或虽有便意而排出困难为主要临床表现的疾病。便秘是儿科临床常见的一个证候，可单独出现，有时续发于其他疾病的过程中。

本证在《伤寒论》中有"阳结""阴结"及"脾约"名称，其后又有"风秘""气秘""热秘""寒秘""热燥"等说。

西医学亦称便秘，与肠动力缺乏、肛门疾病和先天性巨结肠等相关。

【病因病机】

便秘可由多种原因引起。单独出现便秘有两种情况。一为习惯性便秘，其原因与体质素禀有关，阴虚体质多因血燥，阳虚体质多因气弱。一为一时性便秘，其原因与饮食起居失调有关，如饮食内伤，过食辛燥，每致肠间津枯而大便不行；或生活不规律，未养成按时排便习惯等；也可续发于他病出现便秘。

饮食通过脾胃运化，吸收其精微之后，由大肠传送糟粕而出。《素问·灵兰秘典》云："大肠者，传道之官，变化出焉"；《素问·金匮真言论》说："北方黑色，入通于肾，肾开窍于二阴"，因肾主五液，津液盛则大便自调，津液竭则大便燥结，可见大便秘结虽属大肠传导功能失常，但与脾胃及肾亦有密切关系。

1. 实秘

乳食不节，喂养不当，或过食辛辣厚味香燥之品，致肠胃积热；或过用辛温药物，伤耗津液；或热病后余邪留恋，燥热内结，津液不足，肠道干涩，传导失常，故大便干结。

2. 虚秘

禀赋不足或后天失调，或久病脾虚运化无能，气血生化无源，导致气血两亏，气虚则温煦无权，以致阴气凝结，阳气不足，大肠传导无力而大便艰涩难下；血虚则真阴亏，火旺劫伤津液，津少不能滋润肠道，使大便排出困难。

【辨证论治】

小儿便秘根据其发病原因和临床表现，主要辨虚实。实证有热结、气滞，虚证有气虚、血虚。实证当清热润肠通便，虚证当益气养血通便。

1. 实秘

临床表现：大便干结，排出困难，烦热口臭，纳食减少，腹部胀满，面赤身热，口干唇燥，小便黄少；苔多厚腻或黄燥，脉弦滑，指纹色紫。

证候分析：肠胃结热，津液耗伤，热结津伤，大便干结，故排便困难，便闭不通；气滞郁结于腹，故腹部胀满，纳食减少，腑气不通，燥热秽浊熏蒸于上，故口干唇燥，口臭；身热面赤为阳明里热之候；热移膀胱，小便黄少。余证皆为燥热内结之征象。

治法：清热润肠通便。

处方：退六腑，清天河水，清脾经，运五经，清大肠，揉膊阳池，顺摩腹，拿天枢，推下七节骨。

方义：退六腑、清天河水配运五经，清热，通泄脏腑闭塞；清脾经、顺摩腹，清阳明之热，行气消滞；清大肠、拿天枢、推下七节骨，清肠腑热，荡涤积滞。

2. 虚秘

临床表现：排便时间间隔长，便秘不畅，或大便并不硬，但努责乏力难下，面唇㿠白，指爪无华，形瘦气怯，腹中冷痛，喜热恶寒，四肢不温，小便清长；舌淡苔薄，脉虚，指纹淡。

证候分析：食欲不振，素体虚弱；气虚则大肠传送无力，故大便不硬，但努责乏力难下；血虚津少，不能润滑大肠，故可致便秘不畅；心主血脉，其华在面，其荣在爪，面唇㿠白、无华均为血虚之证；形瘦气怯、腹中冷痛、喜热恶寒、四肢不温为正气虚弱；气血互根，气虚健运无权，且不能生化精微，故舌淡脉虚，指纹淡红。

治法：益气养血，润肠通便。

处方：分手阴阳，补脾经，推三关，清大肠，揉天枢，摩脐，按揉足三里，补肾经，推下七节骨。

方义：分手阴阳、补肾经，补虚损，润肠以助通便；补脾经、推三关、按揉足三里，健脾调中，益气养血；清大肠、揉天枢、摩脐、推下七节骨，健脾和胃，理气消食，补益气血并通便。

【注意事项】

不宜乱用泻药。对于因便秘造成肛裂的患儿局部可涂少量麻油，并注意减少其心理恐惧。

【病案】

陈某，男，4个月，2013年6月18日初诊。

主诉：大便不畅月余。

现病史：自今年5月初起无明显诱因而出现大便不畅，由以前每日大便1次而成现在3～5天一行，近期加重，已10日未大便，矢气特臭，无明显不适，纳减，小便正常，情绪稳定，眼眵多，夜间汗多，已经3次推拿治疗，尚未大便。

查体：舌淡红苔白，轻度流涎，指纹色红滞，腹不胀，左下腹未扪及宿便包块。

诊断：虚秘（气血虚）。

治法：健脾行气，通腑泻浊。

处方：分手阴阳300次，补脾经300次，清补大肠400次，运内八卦100次，掐揉四横纹50次，顺摩腹200次，按揉脾、胃、肾俞各50次，推下七节骨200次，推下承山50次，拿肚角14次。

6月19日复诊：昨日治疗后大便已下，质黏色绿量多，眼眵明显减少，上方改推下七节骨50次，拿肚角7次。

6月20日复诊：今晨大便1次，色转黄，量正常，上方巩固治疗一次。

按语： 小儿元气未充，脾气不振，气血俱弱，致大肠传送无力，疏泄失司，气机不降，故大便不通。本案为虚证便秘，切忌手法过重或过用清泄之法，使伤津耗气，大便愈加不通，因而用健脾行气、通腑泻浊之法。分手阴阳助气活血，补脾经、按揉脾、胃、肾俞健脾益气，推下七节骨、推下承山、拿肚角通腑泻浊。

第十节 脱肛

脱肛是因小儿血气未充或久泄久痢等，以致中气下陷，不能摄纳而引起的以肛管、直肠向外翻出而脱垂于肛门外为主要临床表现的病证，多见于1～3岁的小儿。正如《诸病源候论》中记载："小儿患肛门脱出，多因利久肠虚冷，兼用䠶气，故肛门脱出。"如脱出久不复位，脱出的肠管会肿胀，充血发炎，如不及时治疗，可使脱出组织坏死。因此，对严重脱肛患儿应引起重视。

西医学称直肠脱垂或肛门脱垂。

【病因病机】

1. 气虚下陷

小儿素体虚弱，营养不良，或久泻久痢，久咳正气耗损，气虚下陷，统摄升提无力而导致本病。

2. 大肠结热

湿热下注，大便干结，大便时用劲增加腹腔压力，迫肛外脱。

小儿解剖上发育缺陷，小儿身体未发育完全，骶骨弯尚未成长，直肠呈脱垂位，易于向下滑动；小儿直肠肌肉、提肛肌尚未发育完全，固位能力差。因此，久泻久咳，腹压增加，能使肛门、直肠脱垂。

【辨证论治】

脱肛主要辨虚证和实证，虚证以气虚为主，实证以实热为主，虚则补气升提，实则导滞固脱。

1. 气虚脱肛

临床表现：每逢大便时直肠黏膜脱出肛门外，轻者便后能自动回缩，重者便后需用手揉托方能复位。严重的脱肛不仅大便时脱出，而且平时啼哭、咳嗽、打喷嚏、用力时也会脱出。脱出的直肠色淡红，常有少量黏液。患儿形体消瘦，精神不振，面色㿠白，舌淡苔薄，指纹色淡。

证候分析：肛门为大肠的门户，肺与大肠相表里，故脱肛与肺和肠道疾病有关。小儿禀赋不足，肠胃薄弱，如长期腹泻、痢疾、久咳，脾胃虚寒，使气虚下陷，用力屏气则可使肛门脱出。形体消瘦、精神不振、面色㿠白等均是气虚的表现。

治法：补中益气，升提固脱。

处方：补脾经，补肺经，补大肠，推三关，捏脊，按揉百会，揉龟尾，推上七节骨。

方义：补脾经、补肺经、推三关、捏脊，补中益气；补大肠、推上七节骨，涩肠固脱；按揉百会升阳提气；揉龟尾理肠提肛。

2. 实热脱肛

临床表现：肛门直肠脱出，色鲜红，有少量鲜红渗出液，红肿刺痛瘙痒，兼有口苦苔黄，小便色黄，大便干燥，指纹色紫。

证候分析：因大肠结热，湿热下注，或因习惯性便秘，液燥肠干，排便时气迫于下，以致肛门外翻。

治法：清热利湿，导滞固脱。

处方：清补脾经，清大肠，清小肠，退六腑，按揉膊阳池，拿天枢，推下七节骨，揉龟尾。

方义：清补脾经清理中焦湿热，助脾运；清大肠、退六腑、拿天枢以清理肠腑积热；清小肠清利湿热；按揉膊阳池、推下七节骨，清热通便；揉龟尾理肠提肛。

【注意事项】

可用棉花或纱布蘸食用油少许，轻轻揉肛门托回，并嘱其两下肢并拢，休息后再下床活动。对于脱肛较严重的患儿，酌情考虑综合其他疗法。

【病案】

任某，男，2 岁 3 个月，1969 年 4 月 7 日初诊。

主诉：直肠自肛门脱出两月余。

现病史：因在托儿所坐便盆时间过长逐渐出现直肠脱出，开始温水洗后能回缩，近 2 个月来脱出物不能回缩，已服中药补中益气汤 28 剂，并外洗，症状无明显改善，故要求推拿治疗。

查体：精神一般，面色萎黄，舌红苔淡白，指纹淡青至气关，肛门可见小指头大小肿物，色略红，伴有少量黏液。

诊断：脱肛。

治法：健脾补中，升阳固脱。

处方：补脾经 400 次，补大肠 300 次，摩中脘 300 次，揉气海 200 次，摩百会 100 次，摩脾俞 200 次，摩肾俞 200 次，推上七节骨 200 次，揉龟尾 100 次。

4 月 10 日复诊：四次推拿治疗后，饮食有明显好转，面色转润，情绪好转，有笑容展现，每次洗完肛门后能回纳，肛门黏液变少。

再经 6 次治疗，患儿肛门脱出物已回纳，精神活泼，面色润泽，食欲大增。共经 23 次治疗后，每次排便后能主动回纳。

按语：《黄帝内经》云："实热则大便秘结，虚寒则肛门脱出。"本案患儿素体脾气虚弱，养育不当，久坐便盆，真元之气因虚下陷，导致肛门外脱。加之未能及时治疗，因而经久回纳无力。故治疗以益气升陷为主。推拿处方中补脾经、摩中脘、揉气海健脾益气；补大肠、推上七节骨涩肠固脱；摩百会提中升陷；揉龟尾理肠提肛。

第十章　心肝系疾病

小儿在生长发育阶段，因为自身特性影响，形成了心肝有余，而肺脾肾不足的生理特点。而心肝系疾病正是这种特点在病理过程中的体现。包括惊风、不寐、汗证、癫痫、抽动秽语综合征、儿童多动综合征等。

第一节　惊风

惊风也叫"惊厥"，俗称"抽风"，是因外感时邪、内蕴痰热、暴受惊恐或气血虚弱而致肝风内动引起的以肢体痉挛抽搐、两目上视、神昏为特征的证候。多发生于5岁以下的婴幼儿。年龄越小，发病率越高。其病势突然、凶险、变化迅速，往往威胁小儿生命，为儿科危重急症之一。正如《幼科释迷》曰："小儿之病，最重惟惊。"

Ⅰ　急惊风

【病因病机】

以外感时邪、内蕴痰热、暴受惊恐为其主要发病因素。小儿脏腑娇嫩，真阴不足，形气未充，又为纯阳之体，感邪之后，极易化热，热盛则生风，热极化火，火盛生痰，痰盛发惊。《厘正按摩要术》曰："惊风者，惊生于心，风生于肝。小儿热盛生风，风盛生痰，痰盛生惊。"可见惊吓、食滞、风、热、火、痰是惊风最常见的发病原因和病机变化。其病变主要在心肝二脏。《幼科发挥》说："肝主风，木也，飘骤急疾，莫甚于风。心主惊，火暴烈飞扬，莫甚于火，木火阳也，故病在于心肝者，谓之急而属阳。"故"急惊风者，肝风甚而心火从之"。

1. 感受时邪

小儿肌肤薄弱，腠理不密，极易感受四时六淫之邪气，由表入里，郁而迅速化热化火，引动肝风，风火相扇，煎熬津液，凝结为痰，壅闭清窍，发为惊风。故其主要的病机为热、风、闭。从而出现高热、抽搐、神昏。

2. 暴受惊恐

《小儿药证直诀》曰："因闻大声或大惊而发搐。"小儿形气未充，神气怯弱，突闻异声，乍见异物，不慎跌仆，暴受惊恐，惊则伤神，恐则伤志，而致其神志不宁，精神失守，引起惊惕不安，抽搐惊厥。

3. 乳食积滞

小儿脏腑娇嫩，脾常不足。由于饮食不节或误食污物，郁结肠胃，脾失运化，湿热内蕴，壅滞气机，肝失疏泄，气有余便是火，痰火湿浊蒙蔽清窍，引动肝风。

【辨证论治】

小儿惊风首先要辨急惊和慢惊，而急惊风以八纲辨证为主，辨表里寒热虚实。昏迷、抽搐为一过性，热退后抽搐自止者为表热；高热持续，反复抽搐、昏迷为里热。还要按发病原因辨外感内伤，感受时邪还是惊恐伤食。治疗时以清热、豁痰、镇惊、息风、导滞为治疗原则。

1. 感受时邪

临床表现：高热烦躁，面赤口渴，头痛项强，咽红呕恶，神昏谵妄，惊厥抽搐，舌红苔黄，脉数。

证候分析：小儿系纯阳之体，感邪之后化热化火，热陷心包，引动肝风，故惊厥抽搐。

治法：清热疏邪，开窍醒脑，镇惊息风。

处方：掐人中、十王、老龙、端正、天庭、印堂、眉弓、精宁、威灵，揉太阳，捣小天心，清心经，清肝经，清肺经，退六腑，清天河水，推下天柱骨，推脊，拿风池、肩井、曲池、合谷、委中、承山、仆参、昆仑等。

方义：急则治其标，先以掐人中、十王、老龙、端正开窍镇惊；掐天庭、印堂、眉弓、精宁、威灵，揉太阳，捣小天心能息风镇惊；清心经、清肝经、清肺经、退六腑、清天河水、推下天柱骨、推脊能清热平肝息火；拿风池、肩井、曲池、合谷、委中、承山、仆参、昆仑等能通经络。

2. 惊恐惊风

临床表现：小儿神气怯懦，面时青时赤，肢冷，惊慌惊惧，睡眠不宁，时有啼哭，手足抽搐，不发热或轻微发热，舌淡，脉细弱。

证候分析：小儿神怯胆虚，最易受惊受吓。心气受损，则真火不安本位，上越于面，故面赤，肝主筋脉，其色青，故面色泛青，惊则气乱，故惊慌恐惧，手足抽搐。

治法：镇惊安神。

处方：揉百会，揉神门，捣小天心，掐十王、老龙、精宁、威灵，拿肩井、曲池、合谷、委中、承山、昆仑，揉足三里，补脾经。

方义：揉百会、揉神门安神定惊；捣小天心，掐十王、老龙、精宁、威灵镇惊止搐；拿肩井、曲池、合谷、委中、承山、昆仑通其经络；揉足三里、补脾经健补脾胃。

3. 乳食积滞

临床表现：纳呆呕吐，腹满腹痛，神疲体倦，面青，喉间痰鸣，惊厥抽搐，便闭，苔腻，脉滑。

证候分析：饮食不节或误食毒邪之物，郁结肠胃则呕吐；湿热内阻则腹胀、腹痛；食积壅塞不消，气机不利，肝失于疏泄，气有余便是火，火热浊邪蒙蔽心包，引动肝风，则可见面青、惊厥抽搐。

治法：消导积滞，醒神开窍。

处方：掐十王，掐精宁、威灵，清脾经，清大肠，运内八卦，清胃经，揉中脘，摩腹，按弦走搓摩，推下七节骨。

方义：掐十王、精宁、威灵开窍镇惊；清脾经、清胃经、运内八卦清中焦湿热，健脾助运；清大肠、推下七节骨通便导滞；揉中脘、摩腹、按弦走搓摩消积理气。

Ⅱ 慢惊风

【病因病机】

慢惊风多因热病久病之后，或大吐大泻，或急惊风久治不愈，致使气血亏虚，脾胃受损，水谷精微不能化生气血，津液亏损，肝血不足，筋脉失去濡养；甚则肾阴肾阳衰败，导致危重之慢惊风。《小儿药证直诀》曰："小儿慢惊，因病后或吐泻，或药饵伤损脾胃……此脾虚生风无阳之证也。"《景岳全书》曰："小儿慢惊之病……总属脾肾虚寒之证。"《温病条辨》曰："病久而痉者，非伤脾阳，肝木来乘，即伤胃汁肝阴，肝风鸱张，一虚寒，一虚热，为难治也。"故慢惊风与脾肝肾三脏有密切关系。

1. 脾阳虚弱

由于大病久病、大吐大泻或惊风经治不愈，损伤脾阳，健运失司，土虚木贼，肝旺生风。

2. 脾肾阳衰

久病失调，脾胃久伤，损及肾阳，阴寒内盛，又不能温养脾土，脾阳更亏，肝木来乘，虚风内动。

3. 肝肾阴亏

急惊风或温热病后，迁延不愈，耗伤阴液，肾阴亏虚，不能滋养肝木，肝血不足，筋失濡养，阴虚风动。

【辨证论治】

小儿惊风首先要辨急惊和慢惊，而慢惊风以脏腑辨证为主，辨脏腑阴阳。脾肾阳虚者以健脾温肾，壮阳安神为治则，肝肾阴虚者以育阴潜阳，养肝息风为治疗原则。

1. 脾肾阳虚

临床表现：面色㿠白或萎黄，形瘦肢冷，神倦懒动，睡时露睛，惊惕不安，四肢抽搐或蠕动，溲清便稀，舌淡，苔白滑，脉弱。

证候分析：脾失健运，营养失调，故面色㿠白或萎黄，形瘦；脾阳不振，故四肢不温；脾虚木乘土，故四肢抽搐；余皆脾肾阳虚之证。

治法：健脾温肾，壮阳安神。

处方：补脾经，补肾经，推上三关，揉外劳宫，揉足三里，揉脾俞、肾俞，捏脊，揉丹田、关元、气海，揉小天心，掐精宁、威灵、十王，揉百会。

方义：补脾经、补肾经、推上三关、揉外劳宫温阳助气，健脾补肾；按揉足三里、捏脊强壮身体，益气活血；配揉脾俞、肾俞，揉百会，揉丹田、关元、气海，升阳益气；揉小天心，掐精宁、威灵、十王镇惊安神。

2. 肝肾阴亏

临床表现：虚烦倦怠，面色潮红，形体消瘦，手足心热，盗汗，肢体拘挛或强直，抽搐，溲赤便干，舌红而干，无苔，脉细数。

证候分析：久热耗伤阴液，肾阴亏损不能涵木，虚风内动，故虚烦倦怠，形体消瘦，手足心热；肝血不足，筋失濡养，肢体拘挛，强直，或抽搐。

治法：育阴潜阳，养肝息风。

处方：补肾经，揉二马，补脾经，清天河水，揉肾俞、脾俞，捏脊，揉足三里、涌泉，拿肩井，揉小天心，掐十王、精宁、威灵，揉委中、承山。

方义：补肾经、揉二马、揉肾俞育阴潜阳；补脾经、捏脊、揉足三里、揉脾俞健脾温阳；清天河水，揉小天心，掐十王、精宁、威灵平肝息风，镇惊安神；拿肩井，揉委中、承山解肌止搐；揉涌泉引火归原。

【注意事项】

抽搐时，切勿用力强制，以免扭伤骨折。将患儿头部歪向一侧，防止呕吐物吸入。将纱布包裹压舌板，放在上下牙齿之间，防止咬伤舌体。

【病案】

刘某，女，2岁9个月，2015年3月1日初诊。

主诉：惊厥反复发作1年余。

现病史：患儿起初因高热而致四肢抽搐，之后每次发热39℃以上，即出现惊厥。近半年来在没有发热的情况下2次发作，四肢抽搐，双目上视，牙关紧咬，口不吐沫，无异样发声。西医认为，因反复惊厥可能形成癫痫，已做脑MR及CT，等待做24小时脑电图。在等待期间要求做推拿治疗。患儿行走及语言较同龄儿童稍迟，平素纳少，不喜饮，大便偏干，一天1～2次，可自己排便，小便色黄频数，每10～15分钟小便1次，一般十来滴，夜寐不安，每夜3点左右会突然惊醒并指向窗户，口中念怕。

查体：精神好，面色黄，舌淡红，苔薄黄，腹软不胀。

中医诊断：慢惊风。

西医诊断：癫痫待排。

治法：去菀生新，温生乙木。

处方：分手阴阳，清胃经，清大肠，清肝经，揉总筋，捣小天心，补脾经，清肺经，补肾经，摩气海、关元，揉心俞、厥阴俞、肺俞、肝俞，推下七节骨。

3月11日复诊：经过10次治疗，目前精神好，纳虽少但能主动吃，小便30～40分钟一次，量多色清。前天夜寐不安、半夜惊醒，口中说出怕，昨夜睡眠安，最近玩得很好，面色两颊淡红，舌淡红，苔薄黄。处方在前方基础上加运水入土，补肾经。

第二节　不寐

小儿不寐，中医学亦称"少寐""不眠""少睡""不得眠""目不瞑"等。它的症情不一，有初睡即不能入眠；有初睡尚安，半夜即醒；有睡而易醒，时时中断；甚则转侧不安，整夜不能入眠。本病对小儿正常的生活、学习、健康造成严重影响，尤其给患儿家长增加了沉重的心理负担和精神痛苦。

西医学将小儿不寐包括在小儿睡眠障碍中进行讨论，将其分为原发性和继发性两种。原发性睡眠障碍主要包括梦游症、梦语、夜惊、梦魇及原发性遗尿等。继发性睡眠障碍包括夜间觉醒和睡眠不安、入睡困难、嗜睡和睡眠过度等。小儿以继发性睡眠障碍最多见。

【病因病机】

1. 情志失常

当代小儿多为独生子女，自幼娇生惯养，唯我独尊，情志稍有不遂则发怒，肝气则郁，久则化火，继而热扰心神，出现不寐之症。《血证论·六卷》载："人寤则魂游于目，寐则魂返于肝。"可见睡眠与肝有着密切联系。

2. 感受外邪

《灵枢·淫邪发梦》云："正邪从外袭，而未有定舍，反淫于藏，不得定处，于营卫俱行，而与魂魄飞扬，使人卧不安而喜梦。"小儿脏腑娇嫩，卫外不固，风、寒、暑、热之邪易侵袭人体，而令脏腑功能失调，气血运行失常，常易引发不寐。

3. 饮食不节

《素问·逆调论》说："胃不和则卧不安。"《张氏医通》说："脉数滑有力不眠者，中有宿滞痰火，此为胃不和则卧不安也。"由此可知饮食不慎，宿滞痰火停留胃中，致胃气不和，也能使人不寐。

4. 病后虚弱

《古今医统大全》说："凡病后及妇人产后不得眠者，此皆血气虚而心脾二脏不足。"又《证治要诀》有"病后虚弱，及年高人阳衰不寐"之说。这是由气血虚弱，心神不宁所致。病后虚弱一般现象可以是这样，若要指导治疗就要明确指出其为气血虚还是某脏虚，故列病后虚弱为病因不足以指出其具体病由，而需要临床具体分析。

综上所述，导致不寐之因虽多，总以心脾肝肾为主，因为心生血，脾统血，肝藏血。若思虑忧郁劳倦过度，心脾肝三脏血液俱亏，易成本证。肾藏精，精舍志，若肾阴一亏，或恐惧伤肾，精亏而志不定，则能形成顽固性的不寐证。

本节所讨论的，是以不寐为主症的，其并见于其他疾病过程中的不寐，不属本节范围之内。

【辨证论治】

此病的治疗原则为补虚泻实，平衡脏腑阴阳。病位在心，宜养血安神、镇静定志。同时与肝、胆、脾胃均有密切联系。实证者宜泻之，如疏肝泻火、消食和中、清热化痰；虚证者则当补之，如养血滋阴、健脾和中、滋补肝肾等。

1. 心脾两虚

临床表现：症见不易入睡，多梦易醒，心悸健忘，神疲食少，头晕目眩，四肢倦怠，腹胀便溏，面色少华，舌质淡，苔薄，脉虚无力，或细涩。

证候分析：血为神之舍，神得血则安，失血则散；心主血脉，为君，主神明；脾为后天生化之本，统摄一身气血。心脾两虚则见气血化生不足。血不足，则神不易安，故见不易入睡。血为阴，阴血不足，则阳气有余，化热扰心则多梦易醒。气血不足，神失所养，心脾气虚，脑髓欠充，则神疲食少，头晕目眩；脾主四肢，脾气虚，则四肢倦怠，腹胀便溏；心其华在面，心气不足则面色少华。舌质淡，苔薄，脉虚细无力，细涩，均为气血不足之象。

治法：补益心脾，养血安神。

处方：分推坎宫，分手阴阳，顺运内八卦，平肝经，退六腑，推上三关，补脾经，揉捻五指节，揉脐，揉心俞、厥阴俞、脾俞，捏脊，抚背。

方义：不寐总以气血不足为基础，气为阳，血为阴。故分推坎宫、分手阴阳以调和阴阳，安五脏；顺运内八卦安魂定魄，宽胸理气；心以肝为母，以脾为子，虚则补其母，而肝则以清为补，故先以平肝为主，再以退六腑，推上三关以佐之，此法补心而不动神；补脾经以助运，助后天以生气血；捻揉五指节可温通血脉，化阴浊定神志；神阙先天气血之门，揉之以助脾运吸收，资气血，以安神魂；揉心俞、厥阴俞、脾俞助养心脾；捏脊通阳助气，以兴奋脏腑，化生气血，为大补；抚背为反佐，以防阳升太过，神反不潜。诸穴共达补养气血，安神助眠之效。

2. 肝火扰心

临床表现：症见不寐多梦，甚则彻夜不眠，急躁易怒，头晕头胀，目赤耳鸣，口干而苦，不思饮食，便秘溲赤，舌质红，苔黄，脉弦而数。

证候分析：肝主升，属木，可生心火；心属火，为君，心有所动肝必从之。肝经有热，熏扰心君，则心火易动而难安。故见急躁易怒，不得寐，或寐而多梦。火热循肝经上扰清窍，则头晕头胀以双颞侧及颠顶部为主，肝开窍于目，胆经一支从耳后进入耳中，出走于耳前，至目外眦后方。肝胆络属，互为表里，肝热必致胆热，循经上扰，故见目赤耳鸣；肝热犯胃，循胃经上逆，故见口苦口干，不思饮食（胃气以降为顺），热气上升不降，故见便秘溲赤。舌质红，苔黄，脉弦而数均为心肝热盛之象。

治法：疏肝泻火，镇心安神。

处方：介质用凉水，头面四大手法，要求轻快，推两侧桥弓，顺运内八卦，清板门，清大肠，水底捞明月，打马过天河，退六腑，掐揉小横纹，推小横纹，掐揉二人上马，顺摩腹，揉按天枢，按弦走搓摩，推脊。

方义：心肝火旺，一为宣散，二为清退。火邪当宣散，热邪当清退。故用轻快的四大手法清宣风火，以利头目；推桥弓，清板门，清大肠以清肝；水底捞明月，打马过天河，退六腑以清心降火（心为君，肝主生发，对小儿不宜过清，以防伤根本正气，故张素芳老师多用替代法以清心肝，一般不直接清心经、肝经，这一点值得大家学习）；顺运内八卦宽胸理气，以助火热之邪的清降；掐揉小横纹散脏腑之火，推小横纹降气通腹以泄热。掐揉二人上马，引热下行，通利三焦，顺摩腹、揉天枢、按弦走搓摩、推脊疏泄肝气，通降大肠，以清热。诸穴共达清热安神之效。

3. 心胆气虚

临床表现：症见虚烦不寐，触事易惊，终日惕惕然，胆怯心悸，气短自汗，倦怠乏力，舌质淡，脉弦细。

证候分析：心为君火，主神明；胆为木火，以降为顺；心胆气虚，气火难降，扰动胸膈，故终日心烦虚怯，难以安寐。心胆气虚，胆火不降，火性跳动，则触事易惊，心神不安，终日惕惕然；心气虚，宗气不利，失于固摄，则气短自汗，诸事倦怠，乏力不任事。舌淡，脉弦细，均为气亏血少之象。

治法：益气镇惊，安神定志。

处方：四大手法以轻略缓为主，分手阴阳（轻手法多分阳），逆运内八卦，掐揉心经，补脾经，补肾经，揉二人上马，按揉五指节，推揉膻中，摩中脘，摩心俞、厥阴俞、胆俞、胃俞，轻揉足三里，揉涌泉穴，拿按肩井穴。

方义：心胆虚怯，当以降气安神为大法。本病虽虚，但虚火动扰，心神不定。火邪当先发散，但不能太过，唯恐耗伤元阳。故用四大手法，以轻缓为主，调节五脏阴阳，略为发散虚火。次分手阴阳，轻手法分阳多以补虚弱之气，扶阳降气之意；逆运内八卦以降胃气，胃气得降则胆气、心气亦降，火邪随之而降；掐揉心经、补脾经散火安神益气；补肾经、揉二人上马，益肾定志，引心火归肾水；按揉五指节，定志通经以安五脏；推揉膻中、摩中脘、揉足三里、揉涌泉，安胃降逆，通理三焦，引气归原；摩运心、厥阴、胆、胃俞助脏腑，以安心神。最后按肩井总收一身气机。

4. 胃中不和

临床表现：症见不寐，眩晕；由于痰火壅遏，则痰多目眩，口苦胸闷，二便不畅；因于食滞不消，则脘胀嗳气，舌苔黄腻，脉滑数。

证候分析：胃本主降，脾气乃升；胃中痰食阻滞，则气机难降。胃气不降，心胆之气亦随之难降，气火扰心则见不寐，胃气不降浊气亦不降，清气难升故见眩晕。如若胃中痰火壅滞，则痰随火生，壅遏胸膈，浊热上犯，则见痰多目眩，口苦胸闷，二便不畅；如为食滞，脾虚，则见饮食不消，胃脘胀闷，时有嗳气。舌苔黄腻，脉滑数均为中焦湿热壅滞之象。

治法：痰火壅遏，宜消痰和中；食滞不消，宜消滞和中。

处方：开天门，推坎宫（手法轻快），逆运内八卦，揉小天心，清天河水，清胃经，清大肠，掐揉四横纹，推四横纹，揉膻中，揉中脘，顺摩腹，揉天枢，揉足三里（手法略重），按揉脾俞、胃俞，推下七节骨。

方义：胃中不和以降为安，痰食亦消亦降，故本证当以清降为主。开天门、推坎宫清热安神；逆运内八卦、清胃经、清大肠清热降逆；揉小天心通活一身之经络，透热安神；清天河水清胸膈间热，以安心神；掐揉四横纹、推四横纹消食和胃，调和脏腑气机；揉膻中、揉中脘、顺摩腹、揉天枢、揉足三里理气降气，祛痰降逆；按揉脾俞、胃俞调和脾胃；推下七节骨通降大肠，通腑泄热。

5. 阴虚有热

临床表现：症见心烦不寐，入睡困难，心悸多梦，头晕耳鸣，腰膝酸软，潮热盗汗，五心烦热，咽干少津，舌质红，少苔，脉细数。

证候分析：阴虚则阳盛，营卫夜行于阴二十五度，阴血亏少，则阳气难安，故应难寐或入睡困难；加之阴虚有热，则症状更甚。阴血亏虚，不能濡养心神，虚热扰心则心悸多梦；阴血暗耗，精血亏虚，上不能充养清窍脑髓故见头晕耳鸣，下不能濡养腰膝则见腰膝酸软。阴虚血热，热迫津泻，故见潮热盗汗，五心烦热；肾经上至咽喉，阴虚则见入夜咽干，口舌少津。舌红苔少，脉细数均为阴虚有热之象。

治法：养阴清热，宁心安神。

处方：四大手法轻柔略快，分手阴阳（多分阴），顺运内八卦，清五经，清天河水，退六腑，揉二马，揉涌泉。

方义：阴虚有热当清热养阴。四大手法重推坎宫以安肾气，调五脏；分手阴阳多分阴以调节阴虚之象；清五经清五脏之热以安神；清天河水清气分浮热，退六腑配合二人上马以养肾阴；顺运内八卦安魂定魄，揉涌泉引热下行以安心神。

【注意事项】

1. 小儿不寐的原因很多，在小儿疾病中多散见于夜啼、惊吓及癫痫和发热等感染性疾病中。因此在治疗时应多考虑其他疾病的可能性，再做出判断。

2. 不寐的治疗应多进行原因分析，长时间的睡眠不安或不能入睡，一定要彻底审查病机，必要时可以积极进行其他检查和治疗，不能一味执意单一疗法。

【病案】

刁某，女，37 天，1995 年 12 月 3 日初诊。

主诉：患儿连续啼哭 15 天。

现病史：患儿系第一胎，剖宫娩出，产后一般情况好，出生 22 天某妇幼保健院医生家访，随后患儿即出现日夜啼哭不休，声嘶，哭声无力，唇颤，面红，双手发抖，吃乳少，二便正常，自出生至 31 天，体重仅增长 0.6kg，曾到省内各大医院检查，无异常发现，给服镇静药不能止哭。

查体：精神不振，囟门略凹陷，面色微红，山根青，唇淡青，哭声嘶哑，腹胀。舌质红，苔薄白，指纹青至风关。

辅助检查：大便检验无特殊发现，小便常规正常，血常规正常。

诊断：夜啼（客忤）。

治法：镇静安神。

处方：分手阴阳 50 次，揉小天心 49 次，运内八卦 24 次，补脾经 100 次，掐肝经 10 次，掐心经 10 次，摩中脘 100 次。

12 月 4 日诊：经推拿治疗后白天几乎不哭，能入睡，夜间哭两次，每次 1 小时，上方改分手阴阳为合手阴阳 100 次，余穴同前治疗 1 次。

12 月 5 日诊：啼哭已止，诸症消失，吃乳好，睡眠安。1 周后随访，患儿一切正常，昼夜安睡香甜。

按语：王履曰："小儿夜啼有四证：一曰寒，二曰热，三曰重舌口疮，四曰客忤。寒则腹痛而啼，面青白，口有冷气，手足腹俱冷，曲腰而啼，宜六神散、益黄散。热则心躁而啼，面赤，小便赤，口中热，腹暖，或有汗，仰身而啼，或上半夜仰身有汗而啼，面赤身热者，必痰热也，到晓方息，宜导赤散加黄芩。口疮重舌，则吮乳不待，口到乳上即啼，身额皆微热，急取灯照之，根据口疮重舌为治。客忤者，或见非常之物与未识之人，或经神庙佛寺，与鬼神气相忤而啼，有曰啼惊，夜必黄昏前后尤甚者，钱氏安神丸。"

本案小儿因目触生人而引起突然惊恐，惊则伤身，恐则伤志，故体弱纳呆，神色恐惧。治宜镇静安神为主。以分手明阳、掐肝经、掐心经、揉小天心镇静安神，以运内八卦、补脾经、摩中脘调和脾胃，使身安志宁，诸症消失。

第三节　汗证

汗证是指人体汗出异常的现象，多因人体阴阳失调，营卫不和，腠理开阖不利造成。因小儿肌表腠理疏松，临床上多以 5 岁以下小儿常见，但也多发于其他年龄段儿童。是临床常见病和多发病。

《素问·宣明五气论》说："五脏化液，心为汗"，指出汗与心的关系最为密切。关于出汗的原因，《黄帝内经》认为是由于人体的阳气蒸发阴液所致。正如《素问·阴阳别论》所说："阳加于阴，谓之汗。"出汗有生理性和病理性两种。正常出汗是人的生理现象。汗属于津液，由皮肤排出。出汗有助于皮肤润泽，体温调节和废物排出。正如《灵枢·五癃津液别》说："天暑衣厚则腠理开，故汗出。"《素问·热论》说："暑当与汗皆出，勿止。"小儿由于形气未充，腠理疏薄，又为纯阳之体，故较之成人更容易出汗。每因天气炎热，衣被过厚，喂奶过急，剧烈运动等而出汗，并无疾苦，不属于病态。

病理性的出汗如《素问·经脉别论》说："故饮食饱甚，汗出于胃；惊而夺精，汗出于心；持重远行，汗出于肾；疾走恐惧，汗出于肝；摇体劳苦，汗出于脾。"《灵枢·经脉》说："六阳气绝，则阴与阳相离，离则腠理发泄，绝汗乃出。"《灵枢·热病论》说："热病已得汗而脉尚躁盛，此阴脉之极也，死。其得汗而脉静者，生。"由此可见，汗液的异常是脏腑功能失调的表现，在临床上可以通过观察汗液的变化来判断病情。

另外，出汗可根据小儿寤寐与否分为自汗和盗汗，但临床上自汗、盗汗多并见，多难绝对划分；根据出汗部位分为全身出汗和局部出汗，局部出汗可见头汗、颈汗、胸汗、阴部汗等。

小儿汗证多见于西医某些感染性疾病的发热期和恢复期、甲状腺功能亢进症、植物神经功能紊乱、维生素 D 缺乏性佝偻病、风湿热结核感染、低血糖、虚脱、休克等，临床上应当注意鉴别，及时诊断治疗。

【病因病机】

小儿汗证可由多种原因引起，现将汗证的病因病机，列述如下。

1. 营卫不和

卫气有固护津液，不使妄泄的作用。肺主气属卫，肺气不足之人，肌表疏松，腠理不固而汗自出。明代王肯堂《证治准绳·自汗》说："或肺气微弱，不能宣行荣卫而津脱者。"此外，风邪侵袭表虚之体，或湿邪留于肌肤，也可使营卫不和，卫外失司而见汗出。另外，小儿脾常不足。脾主升，脾气虚，清阳升发不利；脾气虚，则湿邪难祛，多阻碍气机敷布，故小儿多出现虽然多汗，但汗出不彻，多齐颈、齐胸、齐腰而还很难下达至足膝。

2. 里热炽盛

里热炽盛多由风寒入里化热或感受风温暑热之邪所致。邪热于内，蒸发津液，则见大汗。《素问·举痛论》谓："炅则腠理开，荣卫通，汗大泄……"里热久蕴则津伤肠燥，也可迫津外泄而作汗。多由小儿饮食不节，或过食炙煿之品，胃肠积热，多易汗出。

3. 湿热熏蒸

小儿脾常不足，运化不足。或因外感湿邪或因饮食不节（如嗜食肥甘）致湿浊中阻。湿邪蕴久化热，则迫津外泄。熏蒸肌表，则可为自汗；上蒸于头，则头汗出；旁达四末则为手足汗出；湿热蕴于肝胆，胆汁随汗液外渍肌肤，则见汗出色黄，而为黄汗。湿热久蕴，阴血已伤，则可为盗汗。

4. 阴虚火旺

小儿调养不当，或久病耗伤精血，致血虚精亏；多见阳偏胜之象，易致虚火内生，扰动阴津，使阴不能自藏而外泄作汗。《证治准绳·盗汗》说："然虚劳之病，或得于大病后，阴气未复，遗热尚留；或得之劳役、七情、色欲之火，衰耗阴精；或得之饮食药味，积成内热，皆有以伤损阴血，衰惫形气。阴气既虚，不能配阳，于是阳气内蒸，外为盗汗……"

5. 阳气式微

《素问·生气通天论》说："阳者卫外而为固也。"小儿久病重病，正气耗伤，化源不充则阳气衰弱，或先天阳气衰惫，不能敛阴，多见汗液妄泄，动则大汗，汗出身凉，更甚者可发生亡阳之变而绝汗出。气虚乃阳虚之渐，故肺气虚、心气虚、心阳虚、脾气虚、脾阳虚、肾阳虚均因津液失于固护而汗出。若高热、暴泄而阴竭者，阴阳离绝也可导致亡阳汗脱之变。

6. 正邪交争

小儿在急性热病中，由于失治、误治，或正气素虚，致病邪稽留不去。正邪相争，多常见先战栗而后汗出，称为战汗。

【辨证论治】

本病治疗应标本兼顾，治本为主，临证之时应审因论治，虚则补之，实则泻之。

如若小儿汗出过多，大汗淋漓不止，则无论虚实均应及时敛汗以治其标。

1. 自汗

（1）营卫不和

临床表现：汗出恶风，周身酸痛或微发热，头痛或不痛，汗出不彻，多齐颈、齐胸、齐腹而还，脉浮缓，苔薄白。

证候分析：营卫失和，腠理不固，故汗出恶风，周身酸痛。如风邪在表者，则兼见脉浮、头痛、发热等症状。如若外受湿邪随风邪阻碍肌表气机，使营卫通行不畅，故见汗出于上（阳位）而不见于下，当湿邪渐去，则汗当逐渐下达，直至膝踝。

治法：调和营卫，祛湿通卫合营。

处方：四大手法，分手阴阳，揉一窝风，揉小天心，清补脾经，清补肺经，揉脐，按揉风门、肺俞，拿按肩井。

方义：四大手法，着重揉太阳。通常双太阳穴，左为太阳，右为太阴。对男孩揉左太阳发汗，揉右太阳止汗；对女孩揉右太阳发汗，揉左太阳止汗。故在临床中凡营卫不和汗出不彻者多揉太阳以促发汗，凡发汗太过者，揉太阳以止汗，不过男女有别而已。而四大手法本为调节在表之阴阳，使外邪得祛，营卫得调。分手阴阳，平衡整体阴阳，阳气盛者重分阳以泻阳气，阳弱者当多用轻手法分阳以补阳，同理分阴也如此（这是张素芳老师分阴阳的特点）。阴平阳秘则营卫自和，汗出见少。一窝风、小天心为一对穴，可以疏通表里，调畅气机，使风邪得祛；清补脾经、清补肺经，祛湿清热健脾，湿热消退，则汗出下达，配合揉脐使气机上下通达，调内而和外，湿热既去汗出自止。按揉风门、肺俞活血疏风；拿按肩井总收一身之气机。

（2）肺脾气虚

临床表现：久病咳喘或泄泻，体弱纳少，汗出恶风，动则益甚，面色萎黄或㿠白，脉弱，舌苔薄白。

证候分析：肺主皮毛，脾主肌肉，咳喘或泄泻日久，伤及脾肺，久病体弱纳少，或虽能食但排泄亦多，饮食难消，以致营气不充，肌表不实，皮毛不固，腠理疏松，故畏寒恶风。又兼动则气耗，气不摄津，故汗出益甚。肺脾不健，则见面色萎黄或㿠白。脉细弱，苔薄白为气虚之征。

治法：补益脾肺，益气止汗。

处方：揉阳池穴，揉外劳宫，补脾经，补肾经，揉肾顶穴，摩气海、关元穴，摩肺俞、心俞、脾俞、肾俞，摩百会。

方义：揉阳池穴总助一身之阳气，揉外劳宫升阳以固表；补脾经补脾益气，补肾经补益肾气，脾肾气足，气机得生，卫气乃固；肾顶止汗之要穴，凡虚汗均可固摄；摩气海、关元温补元气，摩肺俞、心俞、脾俞、肾俞温养诸脏以固表止汗；百会为百脉交会之处，摩之可升提一身气机，安神温阳，总统一身气血。诸穴同用可固表止汗，内外兼治。

（3）里热蒸迫

临床表现：蒸蒸汗出，或但头汗出，或手足多汗，面赤，发热，气粗，口臭，口渴，喜冷饮，胸腹胀闷，烦躁不安，大便干结不行，脉洪大或滑数，或沉实，舌质红，苔黄腻或黄糙。

证候分析：阳旺之躯，里热素盛，或好饮多食，积滞酿热，热邪在里，蒸迫津液外泄，故见蒸蒸汗出，面赤气粗；津液被劫，故见口臭，口渴饮冷，大便干结。脉洪大为气分热炽，滑数多为宿食停积化热，沉实则属腑实燥结。黄腻苔多见于宿食，黄燥则属里热化火、津液被劫之象。

治法：清热泻火。

处方：揉小天心，清天河水，退六腑。气分热盛者加推脊至出痧；宿食停积者加掐揉四横纹，推四横纹，摩中脘；腑实燥结者加清大肠，顺摩腹，揉天枢，推下七节骨。

方义：揉小天心清心透热除烦，汗为心之液，里热蒸迫当先安心，所谓心静自然凉；清天河水、退六腑气血同清，使内热清退而止汗，此为大方向。对于气分热盛者推脊可大泄内热，推至出痧可助里热外透；对宿食停滞者，掐揉四横纹可清除积热，退五脏之烦热，推四横纹可调和胃肠气血，使积滞得以通降，摩中脘以助胃气下降；对腑实燥结者，当以通腹泄热为主，清大肠、顺摩腹、揉天枢、推下七节骨诸穴配合使腑气得降，燥结得除。

2. 盗汗

（1）心血不足

临床表现：心悸少眠，睡则汗出，气短神疲，面色不华，脉细，舌淡苔薄。

证候分析：小儿久病血虚或素体气血亏虚，血不养心，则心神不宁，故可见惊悸少寐，或夜不安寐，寐则阳入于阴，阴血不足，受阳蒸迫，神气浮越则睡中多见盗汗，汗出背部发凉；气血不充故面色不华，气短神疲。脉细，舌淡为血虚之征。

治法：补血养心。

处方：顺运内八卦，补脾经，清补肝经，补肾经，揉五指节，推三关，退六腑，揉脐，按揉肺俞、厥阴俞、心俞，抚背，揉涌泉。

方义：心血不足当以养血为主。心血不足，则神不得安。故顺运内八卦以安神定魄；心主血、脾统血、肝藏血、肾精化血，安补诸脏可助生血；按揉五指节安魂定志，化痰顺气；推三关温补气血，退六腑佐之以防燥热；揉脐助运化以资化源；按揉肺俞、厥阴俞、心俞以养心血；抚背敛降浮神以止汗；揉涌泉引火归原以安神。诸穴共达养血安神止汗之效。

（2）阴虚火旺

临床表现：小儿食滞日久化生疳热，耗伤阴血，内伤五脏，或久咳久病虚喘，或先天禀赋不足，可见虚烦少眠，寐则汗出，形体消瘦，骨蒸潮热，五心烦热，脉细数，舌红少苔。

证候分析：小儿食滞日久化生疳热，伤及五脏阴血，或久病久咳、先天禀赋不足，多见阴血亏耗，虚火内炽，迫液外泄，故见入夜盗汗，形体消瘦，骨蒸潮热，五心烦热，热扰神明，则虚烦少寐。脉象细数，舌红少苔，为阴虚火旺之象。

治法：滋阴降火。

处方：掐揉小天心，清天河水，推五经，水底捞明月，退六腑，推四横纹，轻推脊，揉涌泉穴。

方义：阴虚火旺当以清热降火为先，掐揉小天心可散火透热除烦，清天河水、水底捞明月为清心除烦之要穴；推五经清五脏虚热，退六腑清血分之热，共达凉血清热除烦之效；推四横纹调和脏腑气血，使血脉通和；轻推脊可降虚热，揉涌泉引热下行以除烦。诸穴共奏滋阴降火之功。

3. 黄汗

临床表现：发热汗出，色正黄如柏汁，染衣着色，口干不欲饮，或身体浮肿，状如风水，脉沉滑，苔黄腻。

证候分析：湿热素盛，再感外湿之邪，交阻于肌表，故身体浮肿；湿热熏蒸肝胆，胆汁随汗液外渍皮肤，故汗出而色黄，染衣着色；湿热中阻，故口渴不欲饮。脉沉滑，苔黄腻，为湿热之征。

治法：清热利湿。

处方：揉一窝风，揉小天心，清板门，清脾经，清小肠，清天河水，摇肘肘，分腹阴阳，摩中脘，顺摩腹，按弦走搓摩，按揉肝俞、胆俞、脾俞、胃俞。

方义：对于黄汗当以清热利湿为要。揉一窝风通经疏透以利湿邪外透；小天心为经脉之门户，揉之可透热外达；清板门、清脾经、清小肠，可清利湿热，使中焦湿浊从小便而去；清天河水清热除烦；摇肘肘疏畅气血；分腹阴阳可疏利肝胆气机，配合摩中脘、顺摩腹、按弦走搓摩使气机得降，湿热得除；按揉肝俞、胆俞、脾俞、胃俞，手法要重，以通为用，使脏腑气机得以疏通，更除湿阻。诸穴共成利湿清热之功。

【注意事项】

1. 出汗为现象，疾病有本质。临床应认真寻找出汗原因，有针对性地进行治疗。尤其是外感病证，邪气从外而入，出汗有利于祛邪。此时不能盲目止汗。

2. 血汗同源。汗出太多，津液耗伤，营血受损，故汗出之际，应及时补充水分。

【病案】

徐某，男，1岁3个月，2016年3月12日初诊。

主诉：患儿汗出过多6月余。

现病史：患儿出汗多，夜间尤甚，自头至背部均湿透，汗出至凌晨方止。近2日白天体温经常35.4～35.9℃。患儿精神尚可，食量较多，大便日1～2次，量大，不成形，无特殊气味，小便正常，睡眠时间长，白天4小时，夜间12小时。白天偶尔咳嗽，无痰。

查体：发育差，精神可，面色白少泽，青筋明显，舌淡苔少，指纹淡紫，腹胀，翻肋，皮下脂肪少，肌肉松软，筋骨无力。

中医诊断：自汗（气阴两虚证）。

治法：益气养阴，调和营卫。

处方：分手阴阳，补脾经，揉板门，揉太阴、太阳，按揉风门、肺俞、厥阴俞、心俞、脾俞，摩中脘，按肩井。

经上方推拿3次后，体温36.4℃，仍汗出，纳好，大便1次，成形。上穴加推三关。再经治疗6次后，汗出时间短，体温36.1℃，二便正常。治疗同上。前后共治2个月，患儿夜间基本无明显汗出，体重增加2kg，活动时较前有力。

按语：本案患儿因饮食过量，脾胃损伤，致后天失养，气血虚弱，营卫生成乏源，荣虚则内热煎灼，卫虚不能固密，均致津液泄越。血虚则心失所养，心气虚不能敛阴，故致心液失藏，汗自外泄。治宜益气养阴，调和营卫。补脾经、揉板门、揉脾俞、摩中脘调补中焦，益气生血；揉心俞、厥阴俞养血敛阴；按揉风门、肺俞，按肩井固表敛汗，调和营卫；《保赤推拿法》认为揉太阴、太阳穴可调节汗出异常。诸穴合用则气阴充盛，营卫和调。

第四节 癫痫

癫痫又称"痫证""癫疾"，即俗称羊癫疯。病名始见于《素问·奇病论》。其中云:"人生而有病巅疾者,病名曰何,安所得之?岐伯曰:病名为胎病,此得之在母腹中时,其母有所大惊,气上而不下,精气并居,故令子发为巅疾也。"临床表现为突然仆倒,昏不知人,口吐涎沫,两目上视,肢体抽搐,口中发出猪羊叫声,醒后一如常人的一种发作性疾病。

西医学认为,癫痫是由于多种原因引起的一种脑部慢性疾患,其特征是脑内神经元群反复发作性过度放电引起突发性、暂时性脑功能失常,临床出现意识、运动、感觉、精神或自主神经功能障碍。癫痫患病率为3‰～6‰,大多数癫痫患者起于儿童时期。小儿癫痫具有易变性、不典型性、临床表现多样性、周期性等特点。

推拿治疗对于控制癫痫症状、减少发作次数和改善患儿体质等有积极意义。

【病因病机】

癫痫发作的原因颇为复杂,有先天因素也有后天因素。先天之由多为元阴不足,或胎内受惊;后天之由颇多,有手术或外伤瘀血、脑部损伤、惊恐过度、反复惊风发作等。而身受外邪引起的发热、紧张、疲劳、声光刺激多为诱发因素。

癫痫病机可以概括为积痰内伏、惊恐、惊风、瘀血、脾虚痰盛、肝肾两虚。

1. 痰邪内伏

痰与癫痫的发生密切相关。"无痰不作痫",痰浊阻滞经络,影响脏腑气机升降,致使阴阳气不相顺接,清阳被蒙,而成癫痫。初病实证,多由痰热迷塞心窍所成;久病虚证,多由痰湿扰乱神明而致。

2. 惊恐过度

小儿受惊有先、后天之分。先天之惊多指胎中受惊,若母惊于外,则胎感于内,势必影响胎儿,生后若有所犯,则引发癫痫。后天之惊与小儿生理特点有关,小儿神气怯弱,元气未充,若乍见异物,猝闻异声,或不慎跌仆,暴受惊恐,可致气机逆乱,痰随气逆,蒙蔽清窍,阻滞经络,发为癫痫。《证治汇补·痫病》云:"或因卒然闻惊而得,惊则神出舍空,痰涎乘间而归之。"可见惊对癫痫的发作至关重要。因惊则心神失守,如突然感受大惊大恐,包括其他强烈的精神刺激都可导致发痫,此即《诸病源候论》所称惊怖之后,气脉不足,因惊而作痫者。

3. 外伤瘀血

难产手术或颅脑外伤,血络受损,血溢络外,瘀血停积,脑窍不通,致精明失主,昏乱不知人,筋脉失养,一时抽搐顿作,发为癫痫。正如《普济方·婴孩一切痫门·候痫法》所论:"大概血滞心窍,邪气在心,积惊成痫。"

4. 惊风频发

外感瘟疫邪毒，伤阴耗气，炼液为痰，邪毒风火相扇，痰火交结，上扰心窍，可发惊风。惊风频作，未得根除，风邪与伏痰相搏，进而扰乱神明，闭塞经络，亦可继发为痫。《活幼心书·痫证》有"惊传三搐后成痫"之论。

5. 脾虚痰盛

癫痫频发日久，或迁延失治，顽痰凝滞，气血受损，病机则由实转虚或虚实夹杂，导致五脏气血阴阳俱虚，所谓"痫久必归五脏"。临床以脾虚痰盛较为常见。

6. 阴阳两虚

脑为髓之海，癫痫经久不去或因先天胎禀不足者，精髓亏耗剧烈，损耗肝肾之阴阳，则出现阴阳两虚的病机归转。

【辨证论治】

本病的疗程较长，治疗时宜分标本虚实，频发者当急则治标，重在豁痰行气，开窍定痫；缓解期则以治本为主，宜健脾化痰，活血通窍，柔肝缓急，益气养血等。

1. 痰痫

临床表现：发作时痰涎壅盛，喉中痰鸣，或喉中发出猪羊叫声；多伴神志恍惚、失神、猝倒，甚至昏不知人；抽搐不重或局部抽动，智力逐渐低下，或伴头痛、呕吐等，症状骤发骤止，日久不愈；舌苔白腻或黄腻，脉弦滑。

证候分析：痰浊阻滞经络，影响脏腑气机升降，痰溢膈上，则见痰涎壅盛，喉中痰鸣；肝风夹痰上窜，通身脂液随之而上，吐出于口，故见喉中发出猪羊叫声；气机不降，清阳被痰浊蒙蔽，神机失明，则神志恍惚、失神猝倒，甚至昏不知人；痰重风轻，故抽搐不重，或局部抽动，清窍不利，痰浊阻滞则头晕痛、呕吐。窍闭则发，窍开则止，故临床骤发骤止。痰浊困阻脑络日久，则见智力逐渐低下。苔腻，脉滑为痰浊壅盛之象。黄苔多为痰热，脉弦盛为肝气冲逆之象。

治法：豁痰开窍，顺气定痫。

处方：掐人中，掐老龙，清板门，清肝经，补脾经，顺运内八卦，推揉膻中穴，按弦走搓摩，分腹阴阳，揉中脘，揉丰隆，推天柱骨，揉风府，揉脑户穴、脑空穴，按揉肺俞、心俞、脾俞、肾俞。

方义：痰浊壅阻，法当豁痰开窍。掐人中、掐老龙醒脑开窍首当其冲，神醒志定后再行其他治疗。痰痫以痰热为主者重在清热涤痰，故清板门、清肝经、揉丰隆以清化痰热；痰浊壅上当顺气降逆，痰随气降，神方能安，故以顺运内八卦、推揉膻中穴、按弦走搓摩、揉中脘、分腹阴阳、推天柱骨以降逆顺气。脾为生痰之源，肺为储痰之器，肾为生痰之本。补脾经，揉肺俞、脾俞、肾俞，助益肺脾肾脏，脏气得通，水湿得运，则痰浊可见少见消。按揉心俞，揉风府穴、脑户穴、脑空穴可以改善心脑血运，以达养脑安神定痫之效。

2. 惊痫

临床表现：多由惊吓引发，发作时多见惊叫，啼哭，神志恍惚，惊惕不安，四肢抽搐，多因猝受惊吓而引发，发作时伴有惊叫、惊惕不安、惊恐等精神症状，舌淡红，苔白，脉弦或弦数。

证候分析：惊怖之后，气脉不足，神出舍空，痰涎乘间蒙扰心窍，故临床可见惊叫，啼哭，神志恍惚，甚至昏厥不知；惊则气乱，恐则气下，惊恐则心肝浮越，脾肾大伤。脾胃主四肢，突受惊吓，肝乘脾胃，故可见四肢抽搐。舌淡苔白，脉弦或弦数，乃心肝浮越之象。

治法：镇惊安神，祛痰定痫。

处方：掐人中，按压百会穴，顺运内八卦，清心经，清肝经，分手阴阳，补脾经，补肾经，捣小天心，掐揉五指节，揉膻中穴，按揉心俞、肝俞、脾俞、肾俞，捏脊，抚背。

方义：突受惊恐，神昏抽搐，急当掐人中以醒脑开窍，之后按压百会穴以安百脉，百脉安和，气血可定。顺运内八卦可安魂定魄，清心经、清肝经平肝息风，清心安神；分手阴阳调和一身阴阳，平复逆乱之气机；补脾经，补肾经健脾化痰，柔肝定志；捣小天心，安神定惊，掐揉五指节祛痰养血安魂；揉膻中宽胸化痰理气；按揉心俞、肝俞、脾俞、肾俞安抚诸脏，以定神志；捏脊以助元气，抚背摄纳浮阳，以起镇惊安神，定痫之效。

3. 瘀血痫

临床表现：本证有明显产伤及脑外伤史，表现为单侧或四肢抽搐，抽搐部位及动态固定；发作时多见头晕眩仆，神志不清，头痛，大便色黑或干结，舌见瘀点色青紫，脉涩。

证候分析：颅脑外伤致血络受损，血溢络外，瘀血停积。头为精明之府，诸阳之会，瘀血阻碍脉外，则头痛剧烈难耐；阳经经脉瘀阻，则气脉欠通，精明失主，则易致气机逆乱，昏不知人，诱发惊风抽搐。因瘀阻部位固定，故抽搐部位及动态固定；阳并于上不能下达，邪在血分，可见大便色黑或干结。舌现瘀点或青紫，脉涩均为瘀血内停之象。

治法：活血通窍，息风定痫。

处方：先掐人中穴，或掐老龙，继揉百会，揉太阳，开天门，揉耳后高骨，推坎宫，从头顶正中线向两颞侧分推头部，按揉风府穴及两侧风池穴，按揉阿是穴（头痛点）；按揉膊阳池，顺运外八卦，平肝经，推双侧桥弓，推揉膻中，按弦走搓摩，顺摩腹，揉天枢，揉肺俞、心俞、膈俞，拿揉双侧血海，按揉双侧涌泉，最后拿按肩井。

方义：本证当以活血通窍为主。先掐人中穴或掐老龙，以醒脑开窍，神醒之后继以活血通窍为方向，因血瘀脑窍，故手法应着重于头部，以疏通头部脉络为主，可揉百会，揉太阳，开天门，揉耳后高骨，推坎宫，从头顶正中线向两颞侧分推头部，按揉风府穴及两侧风池穴，按揉阿是穴（头痛点）；按揉膊阳池，顺运外八卦，平肝经，以通三焦和血气；又血瘀于上，气机难降，故当配以推桥弓双侧，推揉膻中，按弦走搓摩，顺摩腹，揉天枢。并揉肺俞、心俞、膈俞，拿揉双侧血海以活血和血；同时按揉双侧涌泉穴以引瘀热下行，最后拿按肩井以和一身气血。

4. 风痫

临床表现：常由外感发热引发，表现为突然仆倒，神志不清，颈项及全身强直，继而四肢抽搐，角弓反张，两目上视或斜视，牙关紧闭，口吐涎沫，口唇色青。持续时间长会危及生命。舌苔白，脉弦滑。

证候分析：外感风热邪毒，毒热炽盛，耗气伤阴，炼液为痰，外风引动内风（热势过盛，阴血亏耗为前提），夹痰上迫精明之府，即发惊风。故临床见高热时突发颈项及全身强直，继而四肢抽搐角弓反张，两目上视或斜视，牙关紧闭均为外风引动内风，风热急迫，惊厥发搐之象。风痰上犯，精明被扰，经络被痰浊瘀阻，则窍闭神昏，可见突然仆倒，神志不清；痰浊上犯，夹风从口中涌出可见口吐涎沫。足厥阴肝经环唇内，足阳明胃经环唇，口唇色青为肝风强劲，克土，由内及外，故唇现木色。抽搐长时间不止，元神难复，易致阴阳离绝，变发危症。舌苔白，脉弦滑为风热夹痰上涌之象。

治法：清热息风，豁痰开窍，止痉定痫。

处方：毒热炽盛，引风痰上犯，当以清热息风为主。先掐人中，或掐老龙，以醒脑开窍，随后以清法为主，速清热毒以息风，用开天门，推坎宫，揉太阳，揉耳后高，配清天河水，退六腑，清心经，清肝经，推天柱骨，推脊（以出红痧为度），再捣小天心（眼向上斜向下捣，眼向左斜向右捣，眼向右斜向左捣），掐揉总筋，补肾经，凤凰展翅，推揉膻中，按弦走搓摩，掐揉行间穴、太冲穴，按揉前承山或丰隆穴。

方义：毒热炽盛，引风痰上犯，当以醒脑开窍为先，后以清热息风为主。故先掐人中或掐老龙以醒脑开窍，随后以清法为主，速清热毒以息风，用四大手法以息风，配清天河水、退六腑、清心经、清肝经、推天柱骨、推脊（以出红痧为度）以清热。再捣小天心，掐揉总筋以定惊息风止痉，补肾经补益肾水以柔肝息风；凤凰展翅功能救暴亡、定惊、舒喘胀、除噎，对突发惊吓疗效颇佳；推揉膻中 50 次，按弦走搓摩 15 遍顺气祛痰定痫，掐揉行间穴、太冲穴助泻肝热，息肝风。按揉前承山或丰隆穴祛痰止痉。

5. 脾虚痰盛

临床表现：癫痫反复发作，经年不愈，多为瘛疭、瞤动为主，神疲乏力，面色无华，眩晕欲呕，食欲欠佳，大便稀溏，舌淡苔腻，脉细软。

证候分析：癫痫反复发作，最耗人体正气，因脑为人之精明之府，精气汇聚之所。每发癫痫均会使脑部受伤，精气受损，反复发作久而不愈，则精气大损。脾为后天之本，为气血生化之源；肾为先天之本，主藏精。精气久亏，势必损伤二脏。头为诸阳之汇，故当先伤及阳精。故临床多见脾肾阳气不足，痰浊不降之象，如神疲乏力，面色无华，眩晕欲呕，食欲欠佳，大便稀溏等。先后天受伤，气血不济，经脉失养，风气难平，故时见肌肉及肢体瘛疭、瞤动。癫痫发作亦不剧烈。舌淡苔腻，脉细软均为脾虚血弱之象。

治法：健脾养血，化痰止痫。

处方：顺运内八卦，顺运外八卦，平肝经，补脾经，补肾经，推三关，掐揉五指节，按揉百会穴、印堂穴、风府穴，摩膻中，摩中脘，摩气海、关元穴，按揉肺俞、心俞、脾俞、肾俞，按揉足三里，捏脊。

方义：癫痫日久，精气耗伤，损及脾肾。当大补脾肾，养血息风为要。顺运内八卦安魂定魄，顺运外八卦通运一身之气血，开五脏六腑之闭结。平肝经柔肝养肝，补脾经、补肾经补养先后天，以益精血；推三关补益气血，掐揉五指节化痰定志；按揉百会、印堂、风府养脑疏风活血；摩膻中，摩中脘，摩气海、关元益气，理气，祛痰；按揉肺俞、心俞、脾俞、肾俞补益诸脏，以益气血；按揉足三里助益胃气，补益后天；捏脊助阳养脏，补益正气。诸穴合用，以冀补养精血，健运脾肾，以达息风定痫的作用。

6. 阴阳两虚

临床表现：癫痫屡发不止，瘛疭抖动，时有眩晕，智力迟钝，腰膝酸软，神疲乏力，少气懒言，四肢不温，睡眠不宁，大便稀溏，舌淡红，苔白，脉沉细无力。

证候分析：癫痫日久，元气精血大伤，肝肾阴阳两虚。虚则邪气残留难去，虚阳夹邪风时时上扰清窍，故见癫痫屡发不止，瘛疭抖动，时有眩晕。因邪气不强，正气亦亏故发作程度不重。癫痫久发，伤及精髓，脑精大亏，故见智力迟钝。肾主骨生髓，上充于脑，脑髓枯竭，肾精大亏，腰为肾之府，肝主筋，膝为筋之会，精血大亏故见腰膝酸软。精气不足则见神疲乏力，少气懒言，四肢不温，大便稀溏；精血亏虚，血不养神故见睡眠不宁。舌淡红，苔白，脉沉细无力均为精血亏虚，阴阳不足之象。

治法：峻补阴阳，益气养血，填精止痫。

处方：四大手法，按揉百会、四神聪，轻推桥弓，补肾经，揉二马，补脾经，清肝经，顺运内八卦，推三关，退六腑，揉脐，揉涌泉，按揉肺俞、心俞、肝俞、脾俞、肾俞。

方义：癫痫日久耗伤精血，精血耗伤，虚风时时伤窜，扰动神明。故首当四大手法，息风开窍，多用推坎宫以和脏腑阴阳，平调气机，以安神定志；次揉百会、四神聪以和气血，安魂魄；轻推桥弓以息风平肝，收上窜之肝气；补肾经，揉二马，补脾经，峻补脾肾以益精血，清肝经以清肝火，息肝风；顺运内八卦安魂定魄；推三关大补气血，退六腑佐以清热，以防虚阳上犯；揉脐以助运化；揉涌泉以引虚热下行。按揉肺俞、心俞、肝俞、脾俞、肾俞以助五脏，益精血，养魂魄，定痫疾。

【注意事项】

1.癫痫发作时切勿强力制止，以免扭伤筋骨。应使患儿保持侧卧位，用纱布包裹压舌板放在上下牙齿之间，使呼吸通畅，痰涎流出，避免咬伤舌头或发生窒息。

2.癫痫发作后往往疲乏昏睡，应保证患儿休息，避免噪音，不要急于呼叫，使其正气得以恢复。

【病案】

冯某，男，1岁6个月，2012年5月2日初诊。

主诉：患儿双目上视，口角、舌体不时抽动一年余。

现病史：患儿自出生后即出现双目上视，口角、舌体不时抽动，某医院诊断为"癫痫"，口服"德巴金"，5月2日改用"妥泰"。现症见：双目望向前额正中，口角、舌体不时抽动，腹泻每天10余次，水样便，有时色绿不黏，小便清多。

查体：精神一般，面色黄白，舌淡红，苔薄少，指纹淡红，腹软不胀，肛门略红，大便常规（－），双目上视，咳时尤甚。平时左眼活动度差，舌体、口角、头部、双上肢颤抖。

诊断：癫痫。

治法：镇惊止搐。

处方：分手阴阳，捣小天心，掐肝经，补脾经，运内八卦，摩腹，摩八髎，揉心、肝、脾、肾俞，摩百会。

按语：癫痫发病的原因既有先天因素，也有后天因素，多因顽痰、过食膏粱厚味、暴受惊恐、惊风频发、外伤血瘀诸因素而致。肾为先天之本，先天元阴不足，肝失所养，克脾伤心，则小儿出生后可作癫痫。癫痫频发日久，或迁延失治，顽痰凝滞，气血受损，病机则由实转虚或虚实夹杂。该患儿出生即有抽搐发作，经久不愈，至今一年余，致使脾阳虚弱，从而症见抖动为主，泄泻较重。

本方中捣小天心，可镇惊定搐，用于惊风眼翻、斜视；补脾经、摩八髎用于补脾益肾；患儿泄泻，故用运内八卦、摩腹止泻；掐肝经可柔肝解痉；摩百会用于提升阳气，安神镇惊，开窍明目。

抗癫痫药物选用妥泰（托吡酯），用于婴幼儿痉挛症、全身性发作及难治性癫痫。应遵医嘱长期、规律用药。

第五节　儿童多动综合征

儿童多动综合征又称注意力缺陷多动障碍，是一种儿童时期行为障碍性疾病。多指智力正常或基本正常的小儿，表现出与年龄不相符的以注意力不集中、不分场合的过度活动，容易冲动、自控力差，并可能伴有不同程度的认知障碍和学习困难的一组证候群。本病多见于学龄期儿童，患病率为3%～5%，男孩多于女孩。临床症状大多在学龄前出现，9岁左右是症状最突出的年龄，至青春期后可逐渐缓解或自愈，其发病机制至今仍然不十分清晰，多数研究认为本病的发生是多种因素如生物因素（包括遗传因素、神经介质、神经解剖与代谢等方面）、社会心理因素、环境因素等协同作用造成的。

本病在古代文献中无专门记载，在《寿世保元》记载聪明丸治疗"学童为事有始无终，言谈不知首尾"，似对儿童多动综合征症状的描述。根据患儿临床表现多动多语、容易冲动、精神涣散不易集中等特点，可与中医"脏躁""躁动"相关联。

【病因病机】

1. 病因

（1）先天禀赋不足：先天之精，禀受于父母，如果父母的健康状况不佳，特别是神经系统健康欠佳或母亲孕期罹患外邪，可致子女先天不足，其中肝肾虚弱者多见。肾藏精、生髓、通于脑，肝藏血、主魂。肝肾精血互生，相互为济。若先天肾精不足，则脑髓空虚，元神失养。精血亏虚不能摄纳肝魂，则魂不守舍。阴精虚损，水不涵木，肝阳偏亢，肝风动之于内则上扰于心。

（2）产伤、外伤及病后失调：分娩时有难产、产伤、窒息病史，或头部外伤史，可导致患儿气血瘀滞，经脉不通，髓海失充，心肝失养而神魂不安：或小儿罹患其他疾病，如感染、中毒、高热抽搐昏迷之后，由于疾病所伤或病后失养，造成气血不足或气血逆乱使心神失养，神不安藏，或致脏腑虚损，阴阳失调而阴虚阳亢。

（3）饮食因素：脾为后天之本，小儿"脾常不足"，乳食不知自节，择食不辨优劣。如果饮食营养不当（如过多食用含铅过高的食品，被铅污染的食物），生冷不节，易损伤脾胃，若过食肥甘厚味，则酿生湿热痰浊，阻滞气机；过食辛热，致心肝火炽，均可扰乱心神。

（4）情致因素：小儿脏腑娇嫩，形气未充，心神怯弱。"心常有余"，肾阴不足，水火失济，而致心火易炎，出现注意涣散，多动冲动，烦躁易怒等症状。稚情稚志，其神易动，其志易往，易惊易怒。若环境不良，教育不当，溺爱放纵或挨打受罚，委屈不悦，所欲不遂，皆会影响肝之疏泄功能，致使肝失条达，气郁化火，而心神受扰；或又因为学习负担过重，思虑过度，损伤心脾，脾失健运，心失所养，也可导致性情不稳，意志不坚，神思涣散。

（5）生长发育影响：儿童在发育阶段，肾精尚未充足，肾气亦未旺盛，而生长发育迅速，阴精相对不足，故易出现阴不制阳，阳盛则多动的现象。

2. 病机

儿童多动综合征多以患儿的情绪和神志相关，而人的情志活动与脏腑有着密切的关系，情志是以五脏的精气作为基础的，如果五脏功能失调，必将影响情志活动。本病病位在心、肝、脾、肾。由于心主神明，如果心气不足，心失所养，则可导致情绪多变，注意力不集中；肾精不足，髓海失养则导致脑失精明，智力低下；肾阴不足，水不涵木，则致肝阳上亢，可见有脾气暴躁；脾主意，脾精气不足，则兴趣多变，言语冒失。

其主要病机可归纳为：①先天禀赋不足或后天失护致髓海不足，窍道不畅。②肝肾阴血不足，君相火旺，虚阳亢动。③心脾气血两虚，心神失养。④过食肥甘厚味，痰热内扰心神。

【辨证论治】

本病治疗重在平衡阴阳，调整脏腑功能，从而达到"五脏安定，血脉和利，精神乃居"的目的。在治疗患儿个体的同时，应兼顾其生活及学习环境的改善，做到综合施治，只有患儿、家长、教师、医生共同努力，相互配合，才能取得良好疗效。

1. 肝肾阴虚

临床表现：多言多语，好动难静，急躁易怒，冲动任性，难于自控，神思涣散，注意力不集中，难以静坐，或有记忆力欠佳、学习成绩低下，动作笨拙不灵，腰酸乏力，或有面颊潮红、五心烦热、盗汗，舌质红，苔少或无苔，脉细弦或弦细数。

证候分析：《黄帝内经》有言，肝热则语多。此类患儿肝肾阴虚，阴虚则阳偏盛。阳偏盛则多动难静，易受外物影响。肝体阴而用阳，肝阴虚则急躁易怒，冲动任性，多言多语；肾精血虚则见神思涣散、注意力不集中，记忆力欠佳，动作笨拙不灵。腰为肾之外府，膝为筋之会，故肝肾精血亏虚则见腰膝酸软乏力；如兼有热象，可见面颊潮红，五心烦热，盗汗等。舌质红，少苔或无苔，脉细弦或弦细数均为阴虚或阴虚有热之象。

治法：滋阴潜阳，宁神益智。

处方：单纯阴虚者，分推坎宫（阴虚有热宜用轻快手法，单纯阴虚宜用轻缓手法），分手阴阳（多分阴），顺运内八卦，补肾经，平肝经，补脾经，捣小天心，清天河水，拿揉三阴交，揉涌泉穴，抚背。如兼有热象者，可去捣小天心，用按揉内劳宫替代，同时可加退六腑。

方义：阴虚当以滋阴潜阳为主，如兼有热则又当清热以存阴。分推坎宫可平衡脏腑阴阳，如有内热手法当轻快，如单为阴虚则手法宜缓；分手阴阳，多分阴方能平衡阴阳，以达阴平阳秘，其神乃安之效。顺运内八卦，以安魂定魄；补肾平肝，以滋养肝肾之阴，补脾经以资化源，养阴血；捣小天心，清天河水清心安神去浮热；拿揉三阴交促养阴精上承，以安心火；揉涌泉引热下行，以安神。如兼有热象，揉内劳宫清热之力强于小天心，同加退六腑可清血分之热以安脏腑。诸穴共奏滋阴潜阳，清热凝神之功。

2. 心脾两虚

临床表现：神思涣散，心悸健忘，注意力不集中，神疲乏力，失眠多梦，形体消瘦或虚胖，多动而不暴躁，多语而少激昂，做事有头无尾，厌食纳少，面色无华，舌质淡，苔薄白，脉虚弱。

证候分析：心主血，脾统血。心脾两虚，多见气血不足之象。故临床可见神思涣散，心悸健忘。神无所主，思虑纷纭，故注意力难持久，失眠多梦，神疲乏力；气血亏虚，补养失当，形体可见消瘦（以阴虚血虚为主）或见虚胖（以阳虚血虚为主）；因气虚，虽多动不见暴躁，虽多语难见激昂；心脾气血亏虚，常见任事少思草率，饮食厌食纳少，心气不足则面色无华。舌淡苔薄白，脉虚弱均为气血不足之象。

　　治法：补益心脾，养血安神。

　　处方：按揉百会穴，顺运内八卦，平肝经，退六腑，推三关，补脾经，运板门，揉五指节，摩腹（先顺摩腹后逆摩腹），捏脊，按揉心俞、肝俞、脾俞、肾俞。

　　方义：百会为百脉交会之处，按揉以安百脉，安神志；顺运内八卦安魂定魄；心以肝为母，以脾为子，虚则补其母，而肝则以清为补，故先以平肝为主，再以退六腑，推上三关以佐之，此法补心而不动神；重补脾经以资气血生化之源；运板门、摩腹，助脾之运化吸收；揉五指节，通脏腑之阳气，以安神；捏脊，按揉心、肝、脾、肾俞，助益脏腑，培补气血。

3. 脾虚肝旺

　　临床表现：注意力涣散，多动多语，坐立不安，兴趣多变，做事有头无尾，急躁易怒，言语冒失，记忆力差，食欲不振，面色无华，大便干稀不调，舌淡红，苔白，脉弦弱。

　　证候分析：小儿肝常有余，脾常不足。若素多娇惯，凡有不遂，则易致肝气郁结。木曰曲直，其性畅达为顺，郁结日久，一可化热（其气不虚者）则见急躁易怒，大便偏干，脉弦；一可伤脾（其气已虚者），为木克土象，脾伤则见食欲不振，大便偏稀而脉弱。脾为后天之本，脾伤后天化源不足，日久造成精血亏虚。精血亏虚，在脾则兴趣多变，注意力涣散；在心则多动多语，言语冒失，面色无华；在肾则做事有头无尾，记忆力差；在肝则易激。本证虽为脾虚肝旺，但亦兼涉心肾。

　　治法：平肝息风，健脾化痰。

　　处方：按揉百会，按揉四神聪，分手阴阳（多分阴），推三关，补脾经，清肝经（气不虚者）或平肝经（气虚者），顺运内八卦，补肾经，掐心经，揉五指节，分腹阴阳，摩气海、关元，按揉心俞、肝俞、脾俞、肾俞，捏脊。

　　方义：本证当以平肝健脾为原则。但究其前提当为脾虚造成的精血亏虚，调摄一身气血为要，故按揉百会通调一身之气血；分手阴阳多分阴意在养阴和阳；略推三关补益气血；重补脾经以资化源，生养气血；揉五指节通五脏之阳气，旨在温养五脏气血；摩气海、关元补益元气；按揉心俞、肝俞、脾俞、肾俞以养诸脏之气血；捏脊兴奋脏腑以生精血。诸法以健脾益气，补养精血为主。又用按揉四神聪、清肝经或平肝经以平肝镇静，顺运内八卦以安魂定魄，补肾经滋肾水以柔肝养精；掐心经以散火镇静，此为辅。

4. 痰火扰心

　　临床表现：多动多语，烦躁不宁，冲动任性，难于制约，兴趣多变，注意力不集中，胸中烦热，懊恼不眠，痰多口苦，便秘尿赤，舌质红，苔黄腻，脉滑数。

证候分析：本证多动不宁多由痰热所致。或因诸病或由饮食，致使痰热壅结于胸膈，扰动心神，耗伤精血，遂发本证。痰热扰心，则见胸中烦热，懊恼不眠；痰热不降，踞于中焦则见痰多口苦，便秘尿赤。病久体虚，精血亏耗，神髓空虚，则见多动诸症。

治法：清热豁痰，宁心安神。

处方：逆运内八卦，掐揉小天心，清天河水，掐揉小横纹，清胃经，清大肠，掐揉掌小横纹，掐揉二人上马，开璇玑，按揉丰隆，按揉（手法略重）心俞、厥阴俞、膈俞，推脊（手法略快，出红痧为度）。

方义：痰火壅滞胸膈，当清热化痰降气为主。其中逆运内八卦、开璇玑、掐揉二人上马以降气；清天河水、清胃经、清大肠经、推脊以清热；揉小天心通经络，散心中郁热；掐揉掌小横纹、揉丰隆穴以化痰热；按揉心俞、厥阴俞、膈俞通利心中气血，散热活血理气以祛痰。

5. 肝热偏盛

临床表现：多动多语，冲动任性，性情执拗，急躁易怒，注意力不集中，难以静坐，伴头痛头晕，面红目赤，大便秘结，小便色黄，舌质红或舌尖边红，苔薄黄，脉弦或弦数。

证候分析：小儿心肝有余。肝主疏泄，性喜条达。如若阴血不足，甚至伴有阳明燥热，大便秘结，则会疏泄太过，出现急躁易怒，冲动任性，性情执拗。肝热夹风上扰头面，则人见头晕头痛，面红目赤。小便色黄主内热偏盛。舌质红或尖边红，苔薄黄，脉弦或弦数均为肝热偏盛之相。

治法：平肝泻火，清心安神。

处方：头面四大手法（以轻快为主），开天门，推坎宫，揉太阳（向耳方向揉），掐揉耳后高骨，推桥弓，分手阴阳（多分阳），顺运内八卦，清心经，清肝经，清天河水，退六腑，补肾经，按弦走搓摩，顺摩腹，揉天枢，推脊（以出红痧为度）。

方义：本为实证，当重泻法。故头面四大手法以疏散肝经风热，推桥弓降冲逆之肝气；分手阴阳重分阳以泄阳分之热；顺运内八卦以宽胸理气，安魂定魄；清心经、清肝经、清天河水、退六腑、推脊以清泄里热；按弦走搓摩、顺摩腹、揉天枢通腑降气泄热；补肾经滋水以助阴。

6. 瘀血内阻

临床表现：神思涣散，多动不能自控，反应迟钝，记忆力差，时有头痛，大便色黑，干硬如羊屎，舌红或见瘀点，苔少，脉涩，指纹沉滞。

证候分析：脑部经络瘀堵，经脉不畅，则脑髓失充，元神失藏，故可见记忆力差，神思涣散，多动不能自控，反应迟钝。瘀血阻滞，固定不移，故时有头痛，痛有定处。血瘀气滞，气机难降，则大便见黑，干硬如羊粪。舌现瘀点，脉见细涩多为血瘀之象。

治法：化瘀通窍，活血益智安神。

处方：头部拿五经，从前额拿到后枕部，按揉百会、太阳、风府、阳白，沿头部督脉向两旁做分推，推揉局部阿是穴，按揉膊阳池，顺运外八卦，掐揉五指节，捻揉十指和十趾，补肾经，推四横纹，顺摩腹，按揉心俞、膈俞，拿揉血海。

方义：瘀血阻滞脑部，当用拿、揉、推法消散之。故拿头部五经以活血，按揉百会、太阳、风府、阳白以及局部阿是穴，并沿督脉做分推以散瘀。按揉膊阳池，通畅三焦，疏散表里之气机，对有头昏痛，大便秘结者尤为适用，久揉疗效佳。运外八卦、掐揉五指节、推四横纹、顺摩腹、拿揉血海可以通活气血，运通大便。捻揉十指十趾通络散瘀益肾。补肾经直补肾气以益精髓。

【注意事项】

1. 在推拿治疗过程中，遇到情绪激动，躁动不安，难以安静的患儿不能强迫制动，不能强行对抗，尽量语言或方法安抚患儿配合推拿操作，操作手法应轻柔、平稳，使患儿安静。如若实在不能配合，可以择期推拿。

2. 对于难治或较重的患儿应当积极配合其他疗法综合治疗，不能只进行单一推拿疗法，以免影响预后。

3. 本病的推拿是一个相对漫长的过程，一般不是一蹴而就的，故而在诊疗时应当给患儿进行合理的诊疗计划，以助患儿能坚持推拿治疗。

【病案】

杨某，男，6 岁半，2005 年 5 月 7 日初诊。

主诉：患儿上课不专注 1 年多。

现病史：患儿上课不专心，小动作多，智力、行动均落后于同龄儿童，上课不用眼看黑板、老师，曾就诊于北京某医院，诊断为"轻度多动症"，未行治疗。来本院后，追问其根源，妈妈说患儿 4 岁时其父因公出国，孩子思念父亲，每夜睡前必问爸爸什么时间回来，连续问长达 3 个多月。当时妈妈没能与孩子及时沟通，自后孩子性情渐变，当父亲回国时症状减轻，再度出国后又变得烦躁不安，答非所问，不午睡，纳少，大便偏干，小便黄，夜眠不安。

查体：精神一般，面色黄滞少泽，双下眼睑色暗如袋，舌红苔淡黄，脉浮数而大，腹胀，脑电图正常。

诊断：轻微脑功能障碍综合征（阴阳不交）。

治法：清心安神，交通上下。

处方：分手阴阳 100 次，揉小天心 49 次，清心经 300 次，清板门 500 次，清大肠 500 次，补肾经 600 次，揉二人上马 50 次，耳穴压豆双神门、心、肾。

5 月 8 日诊：经推拿治疗后，当夜睡眠好，食欲增加。

5 月 9 日诊：对喜欢的话题能够主动描述，与大人交流，说话次数明显增多（如对喜欢的小动物会津津乐道）。

5 月 14 日诊：最近几天均能睡午觉，能回答老师的问话。

5 月 15 日诊：今天心情烦躁，易发脾气，对老师所问不肯面对。前方加摩心俞、肝俞、胆俞。

5 月 18 日诊：最近 2 天，情绪明显好转，中午能午睡，下午能完成 50 道题，回答问题时能面对老师。说话多，面色转润，双眼袋黑色变浅，小便清，睡眠安。

经 40 余次治疗后诸症消失，学习成绩提高，说话有序，行为正常。

2007 年中秋患儿父亲回国，全家亲临致谢，告知患儿一切正常，学习非常优秀。

按语：本病患儿智力正常，由于思念父亲，母亲缺少沟通疏导，长期抑郁，气结于内，阴阳不相接续。阳游于外而见情绪不稳，冲动任性，并会一定程度上影响学习。阴闭于内则心窍不开，出现神不守舍，注意力不集中，反应迟钝。治宜交通心肾，水火相济。用清心经泻无根之火，补肾经、揉二人上马滋养阴液，清板门、清大肠畅通中焦，使气机上下交通。合以分手阴阳、揉小天心，共奏阴阳贯通之功。

第六节　抽动秽语综合征

小儿抽动秽语综合征，主要是指患儿的抽动症状包含有运动抽动和发声抽动，但二者不一定同时出现，总病程大于 1 年者。其又被称为多发性抽动症、Tourette 综合征等，是小儿抽动障碍中病情相对较重的类型，高发年龄为 5～8 岁的儿童，男女之比约为 3∶1。抽动症状多于 9～11 岁达到高峰，随着患儿自我控制力的增强，在青少年时期抽动症状可得到一定程度上缓解，但仅有少部分患儿的抽动症状可完全消失且不再出现，也有一部分患儿的抽动症状伴随终生。患儿病程长，症状复杂多变，且往往共患病较多，病情相对较重，对患儿的身体和心理都产生了较大影响。西医学认为其与遗传、神经化学、神经免疫、神经解剖、社会心理与环境等因素相关，另外围生期异常、饮食习惯、药物作用，以及婴幼儿时期惊厥、感染、颅脑外伤、血铅过高、钙锌缺乏也与本病发生有一定联系。

中医谓"抽动"为"抽搐""瘛疭""筋惕肉瞤"和"振掉";"秽语"则与神志异常有关。该病证与中医"慢惊风""慢风""异常瞬目"相类似。

【病因病机】

1. 病因

多认为该病的发生与先天禀赋不足、产伤、窒息、感受外邪、疾病影响、情志失调等因素有关。而现代儿童抽动症的发生,更应注重情志因素的影响。小儿五脏精气不充,五脏所主之五神与五志皆不稳固,易受惊扰,加之其对外界环境的适应能力差,若突遇刺激,五志过极,情绪失调,则五神尽易其位,因此在儿童抽动症的病因中首推五志过极。现代社会独生子女多,父母在平时的生活中容易对子女过分溺爱,事事顺其心意,使儿童在面对困难或挫折时心理承受能力差,又或者学校的学习负担过重,家长、老师的期望值过高,同学之间的竞争激烈或相处不和谐,都可能造成儿童的心理压力过大,情志失调,进而产生精神行为方面的疾病。

2. 病机

小儿"阳常有余,阴常不足"。在本病的发生过程中,大多数医家认为抽动秽语综合征的中医发病机制主要有以下四个方面:

(1)外风引动肝风:现代中医名家刘弼臣认为抽动症"本源在肝,病发于肺",将抽动症的发病规律总结为"外风引动内风",并认为其基本病机是因小儿素体阳亢有余,阴静不足,加之风痰鼓动,横窜经隧,动静平衡失制而导致抽动症状的发生。

(2)脾虚肝旺,风痰上扰:清代医家沈金鳌认为:"脾虚则生风者,非风自脾生,以脾虚则肝木必强,乃风生于肝也,故风盛则筋急,以肝主筋故耳。"近代许多医家主张从肝脾论治本病,认为本病在中医归属"肝风证","肝常有余、脾常不足"为本病发病的基础,脾虚肝旺、风痰内扰为基本发病机制。治疗上则多以疏肝健脾,化痰息风立法。

(3)气郁生痰,化火生风:元代医家曾世荣认为:"搐证虽分急慢惊,亦因气郁致昏沉……中焦不和,饮食时偶被惊搐,则惊气停滞中脘,食不克化,淹留日久,气郁痰结,痰结则风热生。"《黄帝内经》有"诸风掉眩,皆属于肝"的记载,小儿若平素任性,欲求不满时,往往肝郁气滞,若素体肝阴不足,则肝阳容易上亢,肝风容易内动而导致抽动的发生。因此小儿抽动症状多因饮食或情志等因素引起气郁痰结,肝风夹痰上扰清窍,则摇头耸肩,口出秽语。治疗上"宜宽中顺气,去风痰,疗惊积,和脾胃"。主张理气消痰以止抽动。

（4）水不涵木，阴虚风动：明代医家张介宾认为"凡小儿之病最多者，惟惊风之属……此其为故，总由筋急而然。盖血不养筋，所以筋急。真阴亏损，所以血虚，此非水衰之明验乎？"由于患儿素体阴血不足，或热病伤阴，或肝病及肾，肾阴亏损，水不涵木，以致虚风内动，治疗上当以滋阴潜阳，平肝息风为治疗大法。

【辨证论治】

本病治疗多从肝风论治，治疗法则以抑木扶土，滋水涵木为主。中焦健运，则气血化生有源，心神得安；肝木疏泄调达，则气机调畅，内风得祛。与此同时，应加强心理治疗，并适度调整患儿生活及学习环境，并鼓励其加强体育锻炼。

1. 气血不足，风邪留恋

临床表现：本证型为临床最为常见的一型，症见频繁眨眼，面肌抽搐，头摇摆不定，甚或腹部抽动时作，咽喉不利，或清嗓频频，受风后更加明显，舌淡红，苔薄白，脉微浮细、略弦、不受按。

证候分析：患儿"肺"常不足，若气血虚弱，则营卫不足。卫虚则腠理疏松，易招风邪，营虚则经脉失养，易致拘挛。头面为阳位，最易招致风邪。风性善行而数变，时发时止，留恋颜面经脉难去，更有营血不足，则易致局部肌肉搐动频频。在眼则频繁眨眼，在面则面肌抽动，在头颈则摇摆不定，在咽则咽喉不利，清嗓频频；如风邪扰动腹部肌肉则腹部时抽，时时弯腰及下蹲。少阳之上火气主之，厥阴之上风气主之。本证时发时止，即为风火象。病位初发在少阳（涉及三焦经及胆经），重则兼厥阴本证。三焦为元气、命火、水液所过之所，敷布全身，胆经行于两旁。少阳在半表半里之间，正气充足则邪气可由里达表，正气虚弱则邪气日陷，留恋不去。故本证涉及少阳厥阴，当以正气（气血）不足为主。舌淡红，苔薄白，脉微浮细、略弦、不受按，均为气血不足，风邪留恋之象。

治法：益气养血，祛风逐邪。

处方：头面四大手法（手法当沉缓），推三关，补脾经，揉二人上马，揉一窝风，按揉风池穴，按揉风门、心俞、肝俞、脾俞、肾俞，拿按肩井。

方义：风邪留恋不去，当以疏风为主，但虚风当缓疏。故四大手法宜沉宜缓；三关为大补气血之要穴，重推三关补益气血，气足血盛则虚风难留；补脾经以固化源；揉二人上马，沟通心肾，助益肾阳，元气充足亦能祛邪外达；揉一窝风、风池穴、风门穴以疏风邪；按揉心俞、肝俞、脾俞、肾俞助脏而生气血。最后拿按肩井疏散风邪，通利气血。

2. 脾虚肝旺，风痰上扰

临床表现：症见眨眼、皱眉、耸鼻、噘嘴、腹部抽动，或伴喉中吭吭、秽语、精神倦怠，面色萎黄，食欲不振，夜卧不安，大便溏薄或干结，小便清长，舌淡，苔薄白或腻，脉弱或弦细。

证候分析：脾主肌肉四肢，主意主思，开窍于口，小儿"脾常不足"，饮食失节，恣嗜寒凉，常吃零食，或患病用药，损伤脾胃，脾气虚弱，木乘脾土，脾虚肝亢，可见口努嘴张、挺胸鼓肚、四肢抽动；脾虚痰滞，气道不利，故有痰鸣怪声；意舍不藏则心神不宁、注意力不集中。

治法：扶土抑木，息风定痉。

处方：头面四大手法（轻快），分手阴阳，补脾经，捣小天心，清心经，平肝经，补胃经，运内八卦，清板门，掐揉人中、兑端，按揉心俞、厥阴俞、脾俞、肝俞、肾俞，捏脊重提脾俞。

方义：土薄木强，肝木藩盛，每易被外风所引。藩篱疏松，风邪留恋不去。故本证既有外风又有内因。祛外风当用四大手法以宣散，故手法轻快柔和，有利风邪疏散。脾虚肝旺，当以补脾为主，故重补脾1000次，再清心肝以息风，故捣小天心，清心经，平肝经；肝经主升，胃经主降，补胃经，一则补土以增化源，二为降气以降心火；运内八卦安魂定魄，宽胸理气；清板门清降逆气而止呕；手阳明大肠经还出挟口，交人中，手阳明从手走头，其气上承，掐揉人中不仅可以醒神，主要在于人中可提升阳明中气，助阳上行以祛邪；兑端为督脉任脉相续接的点，掐揉之可顺接阴阳二气，使气脉畅盛；按揉心、厥阴、脾、肝、肾诸俞，补益脏腑气血，配合捏脊，并重提脾俞以达健脾养血安神，息风定痉之效。

3. 气机郁滞，化火生风

临床表现：症见烦躁易怒，或情绪抑郁、闷闷不乐，时有叹息或胸胁胀痛不适，挤眉弄眼，摇头耸肩，张口噘嘴，发作频繁，抽动有力，口出异声秽语，面红目赤，大便干结，小便短赤，舌红，苔黄，脉弦数。

证候分析：气机郁滞，一指少阳经脉之气，若手少阳三焦经气郁滞，则胸闷不舒，时时叹息；足少阳胆经不利者摇头耸肩。一指厥阴经气，手厥阴心包经气郁滞，则感胸闷，情绪抑郁，闷闷不乐，郁而有热则口出秽语，骂詈难听；足厥阴肝经气郁滞，则见胁肋胀满，挤眉眨眼、张口噘嘴。气郁化热，则见面红目赤，大便干结，小便短赤。舌红，苔黄，脉弦数均为气郁有热之象。

治法：理气清热，息风止痉。

处方：四大手法，并用快速手法闪点太阳、印堂、鱼腰、四白、山根、人中、地仓、颊车、廉泉、风府、风池、率谷、翳风，以散风火；顺运内八卦，揉小天心，揉一窝风，清天河水，退六腑，清板门，清大肠，摇肘肘，分推八道，揉膻中，按弦走搓摩，揉天枢，略重手法按揉肺俞、厥阴俞、心俞、膈俞、肝俞，推下七节骨，拿揉肩井。

方义：气郁化火当以疏利气机，宣散清利为主。四大手法配合快速闪点法，可散头面风火，明显改善头面，口角抽动症状；用顺运内八卦宽胸理气；揉小天心、一窝风疏散郁热；清天河水、退六腑、清板门、清大肠，清热通降；摇肘肘，分推八道，揉膻中，按弦走搓摩，揉天枢，推下七节骨宣通理气降逆，重按诸腧穴以透散诸脏之热。拿揉肩井总理一身之气。共奏理气清热，息风止痉之效。

4. 水不涵木，阴虚风动

临床表现：症见形体消瘦，两颧潮红，性情急躁，口出秽语，摇头耸肩，挤眉眨眼，肢体震颤，睡眠不宁，五心烦热，大便干结，舌质淡红或红绛，舌苔光剥，脉细数。

证候分析：素体真阴不足，或热病伤阴，或肝病及肾，肾阴虚亏，水不涵木，虚风内动，故肢搐头摇，抽动无力。阴虚则火旺，木火刑金，肺阴受损，金鸣异常，故吼发异声；阴血不足，心失所养，心神不宁，则秽语不断。病位责之于五脏，主要在肝，病性有虚有实，病初多实，迁延日久不愈易转为虚证，病理演变以风痰鼓动为主。

治法：滋阴潜阳，柔肝息风。

处方：四大手法，分手阴阳（多分阴），掐揉总筋，掐揉四横纹，清心经，清肝经，清天河水，水底捞明月，退六腑，补肾经，揉二人上马，顺摩腹，拿揉三阴交，揉涌泉。

方义：风热当散，但虚风不宜过散，故四大手法宜清少用，多用调散法，故多用分推坎宫，揉耳后高骨；分手阴阳以调和一身之阴阳；掐揉总筋、掐揉四横纹透热散邪止痉。阴虚有热当先清后养，故清心经、清肝经、清天河水、退六腑、水底捞明月以清热；补肾经、揉二人上马、按揉三阴交以养真阴。顺摩腹通腑泄热，揉涌泉引热下达。共奏滋阴清热，潜阳息风之效。

5. 对症治疗

面部抽搐掐人中、承浆；上肢抽搐掐合谷、曲池；下肢抽摘掐百虫、承山和委中（以上穴位为古今治惊止抽搐的经验穴位，各穴掐10次左右）。动作协调性差，抽搐频繁可加掐十宣（5遍）和调五脏（5遍），该两法于患儿十指操作，能协调五脏，调节心智；眨眼频繁加明目、祛风、止痉之点按攒竹（一手食中二指分开按之，

10次），拿睛明（拇、食二指按于睛明，并同时向中部用力拿之）和点丝竹空（10次）；鼻部抽搐加通鼻窍、止鼻部抽搐的点迎香（10次），振山根（10次）；挠耳不止或耳部抽动加长于祛风镇静的点角孙（10次），振翳风（10次）；甩手耸肩加拿肩井（1～2分钟，祛风通络），掐老龙（10次），掐五指节（10遍）以定惊止搐；下肢摆动不止加点犊鼻（10次，疏通气血，止惊风），拿跟腱（即拿太溪并昆仑，约1分钟，能解痉，息风）；喉间声响加推颈后三线（正中线及左右旁开1.5寸线，疏理膀胱经，利于改善头部气血供应），拿肩井（约1分钟，缓解喉部肌肉痉挛），按三凹（振按天突10次，两手食指同时按缺盆，至最大忍受度停留数秒钟，放开，再按，操作6～8次，利咽喉，散瘀滞，缓解喉肌痉挛）。

【注意事项】

1. 在治疗过程中，若辨证推拿疗效不理想时，当考虑患儿寰枢关节及寰枕关节及其余颈椎下关节或颈胸关节紊乱，因此对小儿进行相应的颈椎调整，可能会起到意想不到的效果。

2. 本病在初期调理见效后，仍应继续治疗调理一段时间，因为多数为虚证，祛除风邪或震慑内风后，仍有一段时间补虚，通理血气的过程。若不进行调理恢复，很容易再次发生抽动。

【病案】

衣某，男，6岁，1980年11月初诊。

主诉：患儿挤眉弄眼噘嘴20天。

现病史：因患儿顽皮，家长严厉斥责后，出现挤眉弄眼，家长以为孩子又调皮故意扮作怪相，仍责之，近20天来症状加重，甚至扭脖子作怪相。现患儿形神疲惫，食欲不振，平时大便不成形，这才引起家长注意，西医认为无须行药物治疗，至本院儿科给服中药，患儿不配合，故来诊。

查体：神气不足，面色淡黄失华，坐立不安，不时扭脖，噘嘴，挤眉弄眼，两手相交扭动，舌质淡红，苔薄白，指纹淡滞，脉沉细。

诊断：抽动症（脾虚肝旺）。

治法：温运脾阳，扶脾缓肝。

处方：分手阴阳300次，补脾经1000次，捣小天心100次，清心经200次，平肝经100次，补胃经300次，运内八卦300次，清板门300次，掐揉人中、兑端各100次，按揉心俞、厥阴俞、脾俞、肝俞、肾俞各100次，捏脊5遍，重提脾俞，疗程10次。

复诊：治疗1次后，噘嘴停止，嘱咐家长不要过于集中注意孩子的动作。治疗5次后，颈项扭动、挤眉弄眼诸症见轻，继续按原方治疗1周后，患儿诸症消失，精神活动良好。

按语： 患儿面色无华，烦躁不安，食欲不振，挤眉弄眼噘口，扭颈等动作时时发生，舌质淡，苔薄白，脉沉细。患儿素有脾阳不振，土壅木郁，"木曰曲直"，木欲达则动，故出现挤眉弄眼，家长一再责之，木郁欲伸则动作更频，出现噘口扭颈等动作。其本为脾虚，标为肝风。故治宜温运脾阳，扶脾缓肝。

抽动症患儿家长不要过分注意患儿的动作，以免引起患儿紧张，应通过各种方法转移孩子的注意力，及时疏导孩子情绪。

第十一章　肾系疾病

小儿在生长发育阶段，肾起了一个非常重要的作用。肾为先天之本，生命之根，肾脏有病，并非仅是肾脏本身的损伤，而是体内各脏腑不协调造成的结果，抵抗力薄弱才会发生肾病。肾病的发生机制，主要是肾、脾、肺的功能发生障碍，升降出入功能不协调。

第一节　尿频

尿频是以小便次数增多为特征的病证。好发于学龄前儿童，婴幼儿发病率高，女孩多于男孩。本病预后良好。婴儿时期因脏腑娇嫩，气化功能尚不完善，若只有小便次数较多这一症状，无尿急及其他不适，不属病态。

尿路感染、结石、肿瘤、白天尿频综合征等疾病均可出现尿频，但儿科以尿路感染和白天尿频综合征最为常见。《素问·脉要精微论》云："水泉不止者，是膀胱不藏也。"隋唐时期多将尿频混于淋证中论述，宋代《幼幼新书》将小儿尿频与淋证分节论述。明清时期，对本病病因争鸣较多，认为有火热、肾虚、脾虚之不同。

【病因病机】

1. 病因

（1）肺脾气虚：病后失调，肺脾气虚，肺气虚宣降失常，不能将水津布散周身，脾气虚运化无力，升清无能，清气不能上输于肺而布散全身，则水津不布而下行，导致尿频发生。

（2）阴虚内热：素体阴虚，或热病之后阴液耗伤，肾阴不足，不能潜阳，虚火内生，下移膀胱，膀胱约束无力而致尿频。或肾阴不足，不能上济心火，心火下迫，移热膀胱，亦可致尿频发生。

（3）湿热蕴结：久居湿地，外感湿邪，或食积日久，酿湿生热，湿热内蕴，下注膀胱，膀胱失约，而尿频自生。热邪郁肺，升降失常，随经络影响膀胱，清气不升，精化为浊，故小便增多，膀胱失约，开合失常则尿频。

2. 病机

（1）病位：尿频的发生关键部位在肾与膀胱。肾主水，与膀胱相表里，膀胱的气化主要靠肾气主司，各种原因，只要能导致肾气不足，则使膀胱气化失司，尿频乃生。若外邪侵袭，湿热蕴结，下迫膀胱，则也可致膀胱失约而生尿频。除肾与膀胱外，尿频的发生也与脾、心、肺有关；中气不足，运化失常，升清无能，水津下输则尿频；心阴不足，或肾阴不足，不能上济心火，心火亢盛，或肺经热郁，移热膀胱，使膀胱失约，则小便频数。

（2）虚实：小儿尿频的发生有虚有实，肾气不足，膀胱失约；肺脾气虚，水津不布；肾阴不足，心火过亢皆脏腑虚弱为患，属虚证。肺经热郁，膀胱湿热则属实证。临床上虚实之间也可互相转化，脏腑虚弱，卫外不固，易感外邪，外感风热，湿热内侵则可见虚中有实之象；湿热内蕴日久可损伤肾气而见肾气亏虚之证。

【辨证论治】

本病分虚实证治。实证宜清热利湿，虚证宜温补脾肾或滋阴清热，病程日久或反复发作者，多为本虚标实、虚实夹杂之候，治疗要标本兼顾，攻补兼施。

1. 湿热下注

临床表现：起病急，小便频数、短赤，尿道灼热疼痛，尿液淋沥浑浊，镜检可见红细胞、白细胞等，小腹坠胀，腰部酸痛，婴儿则时有啼哭不安，畏惧小便，常伴有发热，口渴不欲饮，烦躁不安，头痛身痛，恶心呕吐，舌质红，苔薄腻微黄或黄腻，脉滑数有力。

证候分析：外感湿热，内伤积滞，湿热内蕴，湿热之邪侵袭下焦，客于肾与膀胱，气化不利，开阖失司，小便频数。热邪重则烦躁不安，尿道灼热疼痛，小便短赤；湿邪重，腰酸背痛，肢体困倦，湿邪侵袭膀胱，清气不升，精化为浊，小腹坠胀，小便增多，膀胱失约，则尿频出现。

治法：清热利湿，通利膀胱。

处方：分手阴阳，清心经，清小肠，清天河水，推下七节骨，推箕门，按揉三阴交，退六腑，捣小天心，揉二马，按揉阴陵泉。

方义：心与小肠相表里，心火移热于小肠发为淋证。方中清心经清心火，清小肠经清利小肠，二穴表里同治，使湿热、心火从小便排出；清天河水能清心泄热利水，推下七节骨为清为降为泻，能清热化湿、退热降气以通淋；推箕门、按揉三阴交为利尿通淋之常法，能清热利湿，通调水道；退六腑清泻湿热；捣小天心缓急止痛，镇静除烦；按揉阴陵泉健脾利湿，通利三焦；揉二马滋阴补肾、清热不伤阴、通淋不伤肾。全方以清见长，功能清热利湿，利尿通淋。

2. 脾肾气虚

临床表现：病程日久，小便频数，淋沥不尽，尿液清冷，神倦乏力，面色萎黄，食欲不振，甚则畏寒怕冷，手足不温，大便稀薄，眼睑浮肿，舌质淡或有齿痕，苔薄腻，脉细弱。

证候分析：久病体弱，脾肾气虚，出现畏寒怕冷，手足不温；脾气虚，则中气下陷，运化无力，升清无能，水津下输故排尿功能失控，小便频数，尿液清冷。肾主闭藏而司二便，肾气不足，则固摄无力，气化失司，开阖失调，膀胱气化失司，故小便频数，淋沥不尽。

治法：温补脾肾，升提固摄。

处方：补脾经，补肾经，运土入水，推上三关，揉外劳宫，摩丹田，按揉脾俞、肾俞，揉命门、腰阳关，推上七节骨，摩百会。

方义：补脾经补土制水，补肾经益肾元、固肾水，二穴同用脾肾双补，制水摄水，配合运土入水，则能调节先天肾与后天脾，增强运土制水功效。推上三关，揉外劳宫温补阳气，固摄小便。揉脾俞、肾俞，揉命门、腰阳关健脾益气，温助元阳。摩丹田和推上七节骨为温补要法，能温命门火，培元气，固本而升阳制水，止尿频。摩百会增加升提固摄之功。全方以温补固摄见长，以调节脾肾之气和阴阳为特点，切中脾肾气虚尿频病机。

3. 阴虚内热

临床表现：病程日久，小便频数或短赤，低热，盗汗，颧红，五心烦热，咽干口渴，唇干，舌质红，苔少，脉细数。

证候分析：病程日久，久病伤阴，阴伤津少，则咽干口渴；阴虚内热，虚热内灼，颧红唇干，五心烦热；虚火侵袭下焦，膀胱气化失司，烧灼尿路，则小便频数、短赤。多见于尿路感染病程较长或反复发作者。

治法：滋阴补肾，清热降火。

处方：分手阴阳，清天河水，推箕门，按揉三阴交，捣小天心，揉二马，补肾经，水底捞月，推肾顶，摩丹田、百会，揉涌泉，拿太溪。

方义：清天河水能清热不伤阴；推箕门、按揉三阴交清热利湿，通调水道；捣小天心缓急止痛，利水通淋；揉二马、水底捞月滋阴清热；补肾经、推肾顶、拿太溪滋阴补肾；摩丹田固本制水，止尿频；分手阴阳配合百会、涌泉，调和阴阳，增强其自我控制能力。

小便拘急加点内关、摩揉小腹、点揉足三里；小便疼痛加点揉阳陵泉、拿肚角；

小便淋沥不尽加推上三关、点揉中极；小便无力、遗尿加关尿门。（关尿门：一手拇指置于关元，其余四指握拳，以四指手背指间关节置于肚脐平面；在拇指点按关元的同时，以拇指为圆心，四指指间关节为半径逐渐从外上向内下方推按直到腹正中线止，左右两侧各操作9遍。）

【注意事项】

1. 节饮食，调情志。
2. 积极治疗泌尿系感染、结石、肿瘤等疾病。
3. 白天尿频综合征要注意患儿的心理疏导。

【病案】

张某，女，4岁，2013年4月10日来诊。

主诉：尿急尿频加重8天。

现病史：患儿因大便秘结来诊，经4次治疗大便秘结已明显好转，目前大便日1次，仅形态略粗、质干，但最近8天尿频尿急，口渴，频频喜饮，喝水后十几分钟就开始排尿，连续5～6次，甚至更多，尿量少色黄，无明显气味，入夜遗尿2～3次，不会自醒，用花椒水冲洗外阴，症状无明显改善。去某医院门诊，诊断为"尿路感染"，给口服"头孢克肟"5天，症状无明显改善，来诊。

查体：精神可，面色略黄，舌质红，苔薄黄，咽红，扁桃体Ⅰ度肿大，脉细数。

辅助检查：尿常规示白细胞0～4个/Hp，红细胞0～4个/Hp，上皮细胞（＋）。

中医诊断：尿频（脾肾两虚）。

西医诊断：尿路感染。

治法：滋阴清热，健脾益肾。

处方：分手阴阳200次，捣小天心49次，清板门300次，清补肾经500次，揉肾纹100次，摩关元300次，按揉肺俞、脾俞、肾俞、三阴交各30次。

4月12日复诊：经2次治疗后小便频数明显见轻，口渴见轻。上方加清肺经300次。

4月13日复诊：小便量增加，色淡，大便正常，夜间能自己起床小便。

4月16日复诊：诸症消失，尿常规无异常。

按语：小儿由于身体虚弱，或过度疲劳，脾肺气虚，上虚不能利下，土虚不能制水，常易发生小便频数。小儿体质素弱，肾气不足，阳气尚微，不能约束膀胱而致气化不宣。故尿急尿频不但与肾和膀胱相关，还可因肺、脾两脏俱虚而致症状出现。

本案小儿原患虚秘，津液不足，出现口渴喜饮、便干的阴虚症状。阴虚生内热，水不得宁，故尿频、尿急、小便短赤。因久病伤阴，肾气不充，气化不宣，膀胱约束无能，故而小便不能自禁而发生遗尿。治疗应养肾阴，清虚热，健脾气。以清补肾经、揉肾纹、按揉肾俞、按揉三阴交养阴清热，以清板门、按揉脾俞促中焦健运，以捣小天心、分手阴阳、按揉肺俞对症治疗。

第二节　遗尿

遗尿是指3周岁以上的小儿睡中小便频繁自遗，醒后方觉的一种病证。本病又称尿床。早在《灵枢·本输》就有"三焦者……入络膀胱，约下焦。实则闭癃，虚则遗溺。遗溺则补之，闭癃则泻之"的记载。《诸病源候论·小儿杂病诸候·遗尿候》说："遗尿者，此由膀胱有冷，不能约于水故也……肾主水，肾气下通于阴，小便者，水液之余也，膀胱为津液之腑，既冷气衰弱，不能约水，故遗尿也。"嗣后，历代医家均认为小儿遗尿多系虚寒所致，常用温补之法。明清时期拓展了肝经湿热的病机。现代对于本病的辨证论治及多种疗法有多方面的研究进展。

婴幼儿时期，由于发育未全，脏腑娇嫩，"肾常虚"，排尿的自控能力尚未完善；学龄儿童也可因白天游戏玩耍过度，夜晚熟睡不醒，偶然发生尿床，均非病态。年龄超过3岁，特别是5岁以上的儿童，睡中经常遗尿，每周超过一定次数，则为病态，称为遗尿症。本病的发生男孩多于女孩，部分有明显的家族史。病程较长，常反复发作。

【病因病机】

1. 病因

（1）禀赋不足：先天禀赋不足，素体虚弱，肾气不足，下元虚寒，则闭藏失职，膀胱气化功能失调，而发生遗尿。

（2）病后失调：大病久病之后，失于调养，致使脾运失健，肺气虚弱，"上虚不能制下"而遗尿。

（3）湿热内蕴：或因疾病影响，或因饮食失调，以致湿热内蕴，郁于肝经，肝经疏泄失利，移热于膀胱而致遗尿。

（4）情志失调：突然受到惊吓，或因小儿自幼缺乏教育，没有养成良好的夜间排尿习惯；或因小儿白天嬉戏过度，夜间睡眠过深，呼唤不应；或骤然更换新环境等，均可造成遗尿。

现代研究认为，蛲虫病、尿道畸形、隐性脊柱裂、脊髓炎、脊髓损伤、癫痫、大脑发育不全、膀胱容积小、尿路感染等，都可能导致遗尿。

2. 病机

下元虚寒，肾为先天，职司二便，与膀胱相表里，膀胱为州都之官，主藏溺，小便的潴留和排泄为膀胱气化功能所司约，而膀胱气化功能的正常发挥又赖于肾的气化功能来调节。

若小儿先天禀赋不足，后天病后失调，素体虚弱则肾气不固，下元虚寒，膀胱气化功能失调而致遗尿。正如《诸病源候论·小儿杂病诸候·遗尿候》说："遗尿者，此由膀胱有冷，不能约于水故也。"《幼幼集成·小便不利证治》也说："睡中自出者，谓之尿床，此皆肾与膀胱虚寒也。"

脾肾两虚，肾主水液，脾主制水，脾肾功能正常，则水液固摄有权，气化有序。由于小儿有"脾常不足""肾常虚"的生理病理特点，若失于调养或因其他疾病导致脾肾虚弱，则水液代谢紊乱而发生遗尿。

肺脾气虚，肺为水之上源，有通调水道，下输膀胱的作用，脾主运化水湿而能制水，肺脾功能正常，方能维持机体水液的正常输布和排泄。若病后失调，致肺脾气虚，则水道制约无权而见遗尿。

心肾失交，心主神明，内寄君火，肾主水液，内藏相火，心火下炎以温肾水，肾水升腾以济君火，水火既济则心有所主，肾有所藏。若因教养不当，或睡眠较深，不易唤醒，失去对排尿的警觉，与心主神明功能失调有关，心神不宁，水火不济，故夜梦纷纭，梦中遗尿，或欲醒而不能，小便自遗。

肝经湿热，肝主疏泄，肝之经脉循阴器，抵少腹。若因湿热之邪蕴郁肝经，致肝失疏泄，或湿热下注，移热于膀胱，致膀胱开合失司而遗尿。正如《证治汇补·遗溺》所说："遗尿又有挟热者，因膀胱火邪妄动，水不得宁，故不禁而频来。"

【辨证论治】

虚证以扶正培本为主，采用温肾阳、健脾运、补肺气、醒心神等法；肝经湿热之实证宜清热利湿为主。

1. 肾气不足

临床表现：睡中经常遗尿，多则一夜数次，醒后方觉，面色无华，精神萎靡，智力欠佳，腰酸腿软，小便清长；舌质淡，脉沉细。

证候分析：膀胱与肾相表里，小儿先天禀赋不足，后天久病失调，素体虚弱则肾气不固，下元虚寒，膀胱气化功能失调而致遗尿。肾气不足则真阳不足，故神疲乏力、面色无华；腰为肾之府，骨为肾所主，肾虚故腰腿酸软乏力，下元虚冷故小便清长。

治法：温阳补肾，固涩小便。

处方：补肾经，补脾经，掐揉二马，运内八卦，揉肾俞、关元，按揉百会。

方义：补肾经、补脾经健脾益气；掐揉二马滋阴补肾，利水通淋；运内八卦调和五脏，升清降浊；揉肾俞、关元，温补肾阳，固涩下元；按揉百会升阳益气。

2. 肺脾气虚

临床表现：尿频而量不多，经常小便自遗，神疲乏力，消瘦，食少便溏，常自汗出；舌淡苔薄白，脉细弱。

证候分析：肺脾气虚，肺为水之上源，上虚不能制下，故遗尿；脾主运化水湿而制水，脾气虚，则水道制约无权而见遗尿；肺主气，肺气不足故神疲乏力；脾虚运化不健，输化无权，故食少便溏。

治法：补中益气，固涩小便。

处方：补脾经，补肺经，捣小天心，补肾经，摩丹田，揉关元，按揉肾俞、脾俞，擦八髎，摩百会。

方义：补脾经、摩丹田、摩百会补中益气，调补气血；补肾经、揉关元、按揉肾俞，培元补肾，固涩小便；补肺经、擦八髎益气固涩；捣小天心醒神缩尿。

3. 肝经湿热

临床表现：遗出之尿尿量不多，但尿味腥臊，尿色较黄；平时性情急躁，或夜间梦语龄齿，口角糜烂；唇红，苔黄，脉数有力。

证候分析：肝经郁热，蕴伏下焦，热迫膀胱，故尿遗而出；湿热蕴结膀胱，热灼津液故尿臊色黄、尿短量少；湿热内蕴，郁结化火，肝热偏亢，故性情急躁；又肝火内扰心神，故梦语龄齿。

治法：平肝清热。

处方：分手阴阳，捣小天心，清小肠，清心经，掐肝经，清肝经，清脾经，补肾经，揉丹田，推箕门。

方义：掐肝经、清肝经，泻肝清湿热，调达肝气；清小肠、清心经，实则泻其子，清心火以平肝；清脾经清热利湿；补肾经、揉丹田、推箕门以养阴清热；捣小天心，清热镇惊醒神。

【注意事项】

1. 节饮食，调情志。
2. 积极治疗泌尿系统疾病或神经系统疾病。
3. 注意患儿精神方面，避免患儿精神压力过大。

【病案】

宋某，男，12岁，1993年10月初诊。

主诉：遗尿7年余。

现病史：患儿自5岁以来，每夜尿床1～2次，睡梦中找厕所，找到后即尿，醒后方觉尿在床上，白天有时不能控制，受冷时尤其明显，小便清长，入睡后不易叫醒，记忆力差，纳正常，大便正常。

查体：面色㿠白，形神疲乏，声音低沉，舌质淡红，苔薄白，脉沉细无力。

辅助检查：尿常规无异常，腰骶椎正位片未见异常。

诊断：遗尿（下元虚寒）。

治法：温阳补肾，健脾益气，固涩小便。

处方：分手阴阳500次，补肾经1000次，补脾经1000次，掐揉二马800次，运内八卦500次，揉肾俞1000次，灸关元3壮，揉百会500次。

经6次治疗后遗尿次数明显减少，面色转红润，精神变活泼。共经12次治疗后诸症消失，家长告知，原来的小屋臊气满屋，现家长给做了全新被褥，孩子精神焕发，像换了一个人。

按语：《诸病源候论·小儿杂病诸候·遗尿候》云："遗尿者，此由膀胱有冷，不能约于水故也。足太阳为膀胱之经，足少阴为肾之经，此二经为表里，肾主水，肾气下通于阴，小便者，水液之余也。膀胱为津液之府，既冷气衰弱，不能约水，故遗尿也。"

本患儿遗尿多年，夜间遗尿1～2次，白天亦不能控制，小便清长，遇冷加重，面色㿠白，形神疲乏，证属肾气不足，下元虚寒，肾与膀胱气虚，以致膀胱失约，小便不能自控。脾主藏营舍意，脾虚则睡梦多不易叫醒，记忆力差；脾虚土无以制水，故而小便量多。虚则补之，治以健脾补肾，温补元阳，固涩小便，重用补脾经、补肾经、揉肾俞、掐揉二马以壮先后天之本，揉百会以升阳提气，灸关元以温助元阳。诸法合用，确有殊效。

第三节　癃闭

癃闭是指小便量少，点滴而出，甚则小便闭塞不通为主证的疾患，其中又以小便不畅，点滴短少，病势较缓者为癃；小便闭塞，点滴不通，病势较急者为闭。《类证治裁·闭癃遗溺》曰："闭者，小便不通；癃者，小便不利。"癃和闭都是指排尿困难，只是程度上不同，因此多合称癃闭。

西医学中由于各种原因引起的尿潴留、无尿及少尿症均可列入癃闭的范畴，如急慢性肾衰竭、膀胱括约肌痉挛、尿路肿瘤、尿道狭窄、尿路结石、神经性膀胱炎、脊髓炎等。本病在小儿的发病率远低于成人，其中比较常见的疾病是急性肾衰竭。

【病因病机】

1. 病因

癃闭的病因可分为外感、内伤及邪恋三大方面。

（1）外感因素：久居湿地，冒雨涉水，致使湿热内侵，下注膀胱而成癃闭，故《诸病源候论·小儿杂病诸候·小便不通利候》指出："小便不通利者，肾与膀胱热故也。"因外感六淫、内伤乳食导致积滞不通，化热化火，热壅于肺，水道不通；或邪热炽盛，下移膀胱而致膀胱气化不利，而致癃闭。

（2）内伤因素：思虑忧愁，气郁化火；或素体热盛，热蕴心经，移于小肠，壅塞下焦而致小便不利。正如《辨证录·小便不通》中所言："人有小便不通……人以为小肠之热极也，谁知是心火之亢极乎。夫心与小肠为表里，小肠热极而癃闭，乃热在心而癃闭也。"素体脾胃虚弱或久病伤气，劳倦伤脾，以致小便闭癃不通。如《灵枢·口问》指出："中气不足，溲便为之变。"先天禀赋不足，脾肾素弱，或久病体弱，失于调养，以致脾肾不足，膀胱气化无权，而见小便不通。

（3）邪恋因素：热邪内炽，或肺脾肾亏虚而致三焦闭塞，气化不行，小便不通，湿无出路；或其他原因致癃闭发生后，小便不通，水湿浊邪内停，均可致湿浊内蕴，湿浊为有形之邪，停于体内，影响气机运行，终致全身气机紊乱而产生各种严重证候。先天发育畸形或跌仆损伤，或因肿块、结石阻塞尿路而致瘀血凝滞、水道不利，发生癃闭。

2. 病机

病变部位，肾与膀胱。癃闭之病变脏腑主要在肾与膀胱，与脾和肺也有关系。因肾为水脏，主津液，尿液的生成和排泄与肾中精气的蒸腾气化直接相关，如果肾中精气的蒸腾气化失常，可引起水道的关门失利，使水液代谢障碍而发生癃闭等症。《素问·水热穴论》说："肾者，胃之关也，关门不利，故聚水而从其类也。"肾与膀胱相表里，膀胱储尿和排尿的开合作用，全赖于肾的气化功能。肺主宣发肃降，通调水道，为水之上源，脾主运化水湿，为制水之脏，故癃闭的发生与肺、脾也有密切关系。此外，三焦能通行元气，为水液运行的道路，是气化的场所，虽然尿液的生成和排泄是与肺、脾、肾、膀胱等诸多脏器相关，但必须以三焦为通道。如果肾的气化功能失调，三焦的通调失司，膀胱的开合失权，均可致癃闭的发生。

病理因素，湿热虚瘀。本病多由于湿热蕴结膀胱，或热邪壅滞，致三焦气化失常，而致排尿困难。小便不通，水湿不能下流而排出体外，湿浊内蕴则化热化火，形成恶性循环。故湿热既是本病致病之因，也是其病变过程中的病理产物，湿热既生，可产生一系列病理变化，首先湿为有形之邪，阻碍气机运行，气滞不通，瘀血则生；其次，湿为阴邪易伤阳气，热为阳邪，易伤真阴，病程日久则可致虚证产生。

病机演化，分清虚实。本病初期或膀胱湿热，或三焦热盛，多属实证热证。日久不愈，邪气损伤正气，或禀赋不足，可致脾气亏虚，肾阳不足，肾阴亏损诸证，而出现脏腑亏虚、实邪内蕴的虚实兼杂之证。若湿热邪盛，三焦壅塞，气化不利，或因肾气衰微，命门火衰，气化无权，形成无尿，则病情转重。湿浊内闭，气机紊乱，可出现面色晦暗、头痛、头晕、全身水肿、腹胀、恶心、呕吐、尿少、尿闭、畏寒怕冷、四肢不温、腰膝酸软等一系列复杂的证候。

【辨证论治】

实证治疗宜清宜利，虚证治疗宜补脾肾、助气化，而达气化得行则小便自通之目的。根据癃闭病变脏腑不同，有治上焦法、治中焦法及治下焦法之不同，治上焦法以肺为主，治中焦法以脾胃为主，治下焦法以肝肾为主。清代《谢映庐医案·癃闭门》指出："小便之通与不通，全在气之化与不化。"癃闭者见急迫不通，下腹胀满难忍者，内服药物缓不济急，则要按急则治标的原则，采用针灸、按摩、敷贴、探吐以及导尿等方法以解燃眉之急，必要时应中西医结合治疗。

1. 膀胱湿热

临床表现：小便滴沥而下，甚则小便不通，尿少短赤，伴有口干，口苦，口黏，渴不欲饮，或腹胀便秘，舌质红，苔黄腻，脉数。

证候分析：湿热之邪蕴结膀胱，使膀胱气化不利，气化不利则水湿郁阻膀胱，导致膀胱开阖失司，排尿困难。湿热之邪壅塞三焦，从而导致三焦气化失常，小便灼热不利，而致癃闭。热邪日久伤津，三焦气化不利，水液不能上输，则口干、口苦，湿邪留恋，渴不欲饮。

治法：清热利湿，通利小便。

处方：分手阴阳，揉小天心，清小肠，推箕门，推下七节骨，按揉利尿点。

方义：分手阴阳平衡阴阳、调和气血、化湿；揉小天心清热，镇静安神；清小肠清热利尿、泌别清浊；推箕门利尿清热；推下七节骨清热通便；按揉利尿点促使小便排出。

2. 肺热气壅

临床表现：小便不畅，或点滴不通，发热，咽干，烦渴欲饮，呼吸急促，或有咳嗽、咳痰，痰黄而黏，舌红，苔薄黄，脉数。

证候分析：湿热外袭，热壅于肺，肺失肃降，津液输布失常，水道通调不利，津液不能上输，则咽干，口渴欲饮，浊液不能下排，则小便不畅，点滴不通。热邪侵袭则烦躁易怒，发热。肺气不降则咳嗽，呼吸急促。肺热气壅，肺气失宣，敷布失常，三焦壅遏，水湿停聚，致小便排出困难。

治法：清泄肺热，宣通肺气。

处方：分手阴阳，清肝经，清肺经，清天河水，清小肠，推箕门，按弦走搓摩，按揉利尿点。

方义：分手阴阳平衡阴阳，调和气血；清肺经清肺泄热；清天河水除烦热；清肝经平肝泻火；清小肠清热利尿，泌别清浊；推箕门利尿清热；按弦走搓摩理气化痰，开积聚利尿；按揉利尿点促使小便排出。

3. 气虚水停

临床表现：小腹坠胀，时欲小便而不得出，或量少而不爽利，兼见神疲乏力，面色苍白气短声微，食欲不振，舌淡，苔薄白，脉沉细无力。

证候分析：久病体弱，中气不足，气虚水停，水液代谢失常，小便量少而不畅，出而不得出；气虚日久，神疲乏力，则面色苍白，神疲乏力，气短声微；脾虚日久，则食欲不振。

治法：益气升清，行气利水。

处方：推三关，补脾经，摩中脘，揉关元，推箕门，摩百会，按揉利尿点。

方义：推三关温阳散寒，益气活血；补脾经健脾胃，补气血；摩中脘健脾和胃；揉关元培补元气，温肾壮阳；摩百会补气，升阳举陷；推箕门利尿清热；按揉利尿点促使小便排出。

4. 肾气不充

临床表现：小便不通或点滴不爽，排出无力，神气怯弱，腰膝酸软，或耳鸣不聪，脉沉无力。或见面色㿠白，手足清冷，畏寒倦卧，口舌俱淡，舌苔淡白，脉沉而迟。或见两颧潮红，口干咽燥，手足心热，舌红苔少，脉象细数。

证候分析：肾阳不足，命门火衰，气化不利，小便形成困难，则小便点滴不爽，排出无力，肾阳亏虚，则面色㿠白，畏寒肢冷。肾阴不足，虚火上浮，则两颧潮红，口干咽燥，手足心热；津液不足，小便量少，膀胱开阖失司，小便不通。

治法：肾阳不足者宜温补肾阳，肾阴虚者宜滋阴利尿。

处方：分手阴阳，补脾经，清小肠，推下七节骨，揉肾俞，推箕门，按揉利尿点。肾阳不足者加补肾经、摩肾俞。肾阴不足者加揉二马、揉涌泉。

方义：分手阴阳平衡阴阳，调和气血；补脾经健脾胃，补气血；补肾经温养下元，清热利尿；清小肠清热利尿，泌别清浊；推箕门利尿清热；揉二马补肾滋阴，顺气散结，利水通淋；揉肾俞补益肾气；按揉利尿点促使小便排出。

【注意事项】

1. 节饮食，调情志。
2. 积极治疗淋证、水肿、尿路肿块等疾病。
3. 对于癃闭患者需导尿者，注意无菌操作。

【病案】

1. 病案 1

姜某，女，6 岁，1995 年 5 月 6 日初诊。

主诉：小便不通 24 小时。

现病史：无明显诱因而致小便不通 24 小时，患儿情绪烦急，今晨在本院急诊科导尿 1 次，现又下腹胀满，欲尿不得，由本院职工陪同前来诊治。

查体：患儿痛苦面容，情绪急迫不安，面红，小腹胀满如鼓。声粗息促，未闻及异常气味。小腹胀，膀胱充盈至脐下二指，拒按，舌红苔薄黄，脉细数。

中医诊断：癃闭（湿热下注）。

西医诊断：尿潴留。

治法：清热利湿。

处方：分手阴阳 500 次，捣小天心 500 次，掐揉小天心 500 次，清小肠 1000 次，推箕门 1000 次，按揉利尿点 100 次。

做完推箕门后，用右手拇指轻轻按压鼓胀的膀胱边缘（利尿穴），按到计数 10 时患儿开始排尿，并畅通如流，所有在场的人都松了一口气，建议明天再复诊一次。

次日家长告知，患儿一切正常，小便畅通无阻，按前方去利尿穴治疗 1 次。

按语：尿潴留一般与膀胱逼尿肌、尿道内括约肌（膀胱括约肌）、尿道外括约肌的功能失调相关。本患儿虽膀胱过度充盈，尿意急迫，但因尿道括约肌相对紧张，导致膀胱有尿不能排出。利尿穴为经外奇穴，有研究表明，利尿穴引起排尿的机制为：①刺激该穴位能促进膀胱以下尿道周围组织急性炎症病灶的血管收缩，减少局部充血肿胀，使尿道获得畅通而达到排尿目的。②通过刺激该穴，促使支配膀胱的交感与副交感神经互相协调，促进膀胱平滑肌的收缩和抑制膀胱括约肌的痉挛。在操作时用力方向斜向尿道口，按压力度不宜过大。

2. 病案 2（癃闭）

苗某，男，2 岁，本院儿科住院患者。

主诉：小便 2 日未行。

现病史：因患严重腹泻入院半月余，已下病危通知，2 天来虽膀胱充盈，但小便不下，家长要求为其排尿，但主管医生考虑到患儿已经奄奄一息，禁不起折腾，故要求会诊，以推拿利尿满足家长要求。

查体：精神萎靡不振，双目无光，面色白无血色，全身消瘦，囟门凹陷，声息低微，无力，皮肤弹性差，身冷，小腹胀，膀胱充盈有尿，无压痛，不拒按，舌质淡无苔，指纹淡青而滞。

中医诊断：癃闭（气虚型）。

西医诊断：尿潴留。

治法：健脾运胃，温阳补气。

处方：推三关 5000 次，补脾经 1000 次，摩中脘 3000 次，揉关元 100 次，推箕门 500 次，摩百会 300 次。

手法宜轻柔，边推边注意患儿神色变化，推箕门时患儿尿下约 400mL 小便，较前有精神。

按语：本病属于癃闭的虚证。癃闭发病机理为脾虚气弱，中气下陷，清阳不升，浊阴不降，导致小便不通；或因肾气亏虚，三焦气化功能失常，膀胱开阖失司所致。《灵枢·口问》有"中气不足，溲便为之变"之说，说明脾的功能失调，可引起排尿的异常。而《素问·灵兰秘典论》说："膀胱者，州都之官，津液藏焉，气化则能出矣。"肾为先天之本，开窍于二阴，主司二便，司膀胱之开阖，脾为后天之本主运化水湿，只有脾肾双补才更有利于藏与泄，故治宜温补脾肾，益气启闭。

本患儿极度虚弱，气血双亏，气化失职，无气力排出小便，宜塞因塞用，以补开塞，治疗这真虚假实证，以推三关、补脾经、摩中脘鼓舞中气。局部以推箕门与揉关元穴为主穴。箕门为足太阴脾经穴，以箕门为主穴，可调补中气，健脾运湿，以助膀胱气化，使尿得出。关元为任脉之强壮保健穴，有补肾气、理三焦、通尿闭之功效。两穴相配，能调节后天之本脾的功能，进而补充先天之本肾的功能，脾肾气充，则肾气充足，下元固摄，膀胱开阖有度，小便通畅。百会临近大脑旁中央小叶的高级排尿中枢，摩百会穴可醒脑开窍，促进排尿中枢发放冲动下行至膀胱而完成排尿反射。

第四节　小儿脑性瘫痪

脑性瘫痪是由于发育中的胎儿或婴儿脑部非进行性损伤或发育缺陷引起的一组持续存在的活动受限的运动和姿势发育障碍综合征。脑性瘫痪的运动障碍常伴随感觉、认知、交流、感知和（或）行为障碍，以及癫痫和继发性骨骼肌问题。

本病属"五迟""五软""五硬"等范畴。以立迟、行迟、语迟、发迟、齿迟，项软、手软、脚软、口软、肌肉软，或手硬、足硬、肌肉硬、头项硬、关节硬为主要特征。

【病因病机】

1. 病因

（1）肝肾亏虚：筋失所养，骨髓不充，一则表现为"迟"，运动发育迟缓，坐、爬、站立、行走等均落后于正常儿，发迟、齿迟，智能发育迟缓。表现为活动不灵，肢体紧张，手紧握拳，僵硬不伸，或肢体扭转。可有头颅方大，囟门迟闭，目无神采，或伴易惊，夜卧不安，盗汗，舌质淡，舌苔少，脉沉细无力，指纹淡红等。

（2）脾肾不足：肌肉、骨骼失其所养，则以肢体萎软无力为主，肌肉松弛，头项低垂，腰膝无力，多伴多卧少动、言语低微、神疲倦怠等。

（3）心脾两虚：心主神明，心开窍于舌，脾藏意，主思虑，心脾亏虚则心智不开，言语落后。

（4）肝风内动：肝藏血，肾藏精，乙癸同源，肝血肾精不足，肝失濡养，则肝风内动，可见肢体震颤、手足徐动，或肢体强直，或突然抽搐。

（5）脾虚肝亢：脾气不足，土虚木乘，肝风内动，可见手抖肢颤、摇头晃脑等不随意运动，舌淡，苔白，体弱神疲。

（6）痰瘀阻窍：脑窍不开，心神迷蒙，表现为痴呆、言语謇涩或两耳失聪，或惊厥抽搐。

（7）痰瘀阻络：脉络不通，则肢体僵硬，活动不利，手紧握拳。临证可见舌有瘀点瘀斑，脉沉涩，指纹暗滞等。

2. 病机

病变主要在脑，涉及肝、脾、肾三脏。缘于母体虚弱、感受邪毒，影响胎儿发育，致小儿先天禀赋不足；或后天受戕，肝肾亏损，髓海失养，气血虚弱，经脉瘀阻所致。

脑居颅中，由髓汇集而成。《素问·五脏生成论》曰："诸髓者，皆属于脑。"《灵枢·海论》曰："脑为髓之海。"脑髓是脑发挥作用的物质基础。《素问·脉要精微论》曰："头者，精明之府。"李时珍谓"脑为元神之府"，汪昂的《本草备要》有"人之记性，皆在脑中"，王清任在《医林改错》中说"灵机记性在脑"。肾藏精主骨生髓，肾中精气充盈，则髓海得养，脑的发育健全，就能发挥其"精明之府"的生理功能；充养骨髓，骨得其养，才能正常发育成长。肝藏血，主筋。《素问·五脏生成论》说："肝受血而能视，足受血而能步，掌受血而能握，指受血而能摄。"《素问·痿论》曰："肝主身之筋膜"，主要是由于筋膜有赖于肝血的滋养，肝血充盈，筋得其养，运动有力而灵活。脾主运化，主肌肉四肢，脾气健则气血生化有源，四肢肌肉充养，活动自如。

病程短多病在肝脾气血不足，病程长多病在肝肾，阴精内亏，且均与髓海不充有关，大多属虚证，少数为虚中夹实或实证，实证因血瘀痰浊阻滞脑窍脉络所致。

【辨证论治】

本病以补为治疗大法。健脑益智，醒脑开窍为脑瘫的基本治法。先天不足，肝肾亏损，宜补养肝肾，强筋壮骨；后天失调，心脾两虚，则健脾养心，益智开窍；先天、后天均不足，致脾肾虚弱，宜健脾益气，补肾填精。因难产、外伤、窒息、感染等因素致痰瘀阻滞，亦可见实证，宜化痰开窍，化瘀通络。亦有部分患儿虚实夹杂，须辨证选方用药，在补养的同时灵活配用活血通络、涤痰开窍、平肝息风等法。治疗应从早期开始。若至病成痼疾则难以收效。

推拿原则：因人制宜，根据患儿的不同病情、体质、年龄等选择不同的按摩手法。平衡阴阳，通过手法调整患儿的阴阳平衡，促进患儿整体的正常发育。调整脏腑，经络内通于脏腑，以整体观念为指导，通过手法循经推按、穴位点压等，改善脏腑功能，促进发育，改善运动。以柔克刚，对于肢体僵硬、痉挛严重的部位，推拿按摩手法宜柔缓。以刚制柔，对于张力低下、软弱无力的部位，推拿按摩手法宜重着。抑强扶弱，对于张力高的肌群采用柔缓手法缓解痉挛的同时，在其拮抗肌群运用重着手法以提高肌力。

1. 肝肾亏损

临床表现：运动发育迟缓，翻身、坐起、爬行、站立、行走、生齿均落后于正常同龄小儿，反应迟钝，肢体僵硬，筋脉拘挛，屈伸不利，或伴筋骨萎弱、头项痿软、头颅方大、囟门迟闭、目无神采，或伴易惊、夜卧不安、盗汗，舌质淡，舌苔少，脉沉细无力，指纹淡红。

证候分析：坐立，行走属小儿动作发育，与肾精关系密切，肾藏精主骨；肝藏血主筋。若肝肾亏损，气血不足，不能荣养筋骨，每见运动发育迟缓，坐、爬、立都迟于正常人，肢体僵硬，筋脉拘挛，关节屈伸不利。

治法：补肾填髓，养肝强筋。

处方：推五经，捏十王，摇四肢关节，捻十指及十趾，捏脊，补肾经，清肝经，揉二马，摩囟门，揉涌泉，揉肝俞、肾俞、悬钟、太溪。

方义：推五经，捏十王，摇四肢关节，捻十指及十趾，捏脊可促进小儿智力开发，身心健康，精神愉快；并对小儿的五迟（立迟、行迟、发迟、齿迟、语迟）、五软（头项软、口软、手软、足软、肌肉软）、解颅等属小儿发育障碍的疾患有一定的治疗作用。补肾经滋肾壮阳，强筋健骨，温养下元；清肝经养阴平肝，和气生血，镇肝息风；揉二马补肾滋阴；揉涌泉引火归原；揉肝俞、肾俞、悬钟、太溪填精益髓，养肝柔筋。

2. 心脾两虚

临床表现：发育迟缓，四肢痿软，肌肉松弛，咀嚼无力，语言迟滞，智力低下，发稀萎黄，或伴精神呆滞、吐舌、口角流涎，或伴神疲体倦、面色不华、食少纳差、大便秘结，舌淡胖，苔少，脉细缓或细弱，指纹淡红。

证候分析：脾胃为后天之本，气血生化之源，小儿生长发育所需要营养全赖脾胃运化水谷精微与气血以供应。若脾胃虚弱，吸收困难，营养不足，往往会导致肌肉松弛，四肢痿软；心主血脉，若心气不足，心神不养，往往会导致精神呆滞，智力低下。

治法：健脾养心，补益气血。

处方：推五经，捏十王，摇四肢关节，捻十指及十趾，捏脊，补脾经，揉外劳宫、神门、足三里、脾俞。

方义：推五经，捏十王，摇四肢关节，捻十指及十趾，捏脊可促进小儿智力开发，身心健康，精神愉快；并对小儿的五迟（立迟、行迟、发迟、齿迟、语迟）、五软（头项软、口软、手软、足软、肌肉软）、解颅等属小儿发育障碍的治疗作用。补脾经健脾益气；揉外劳宫升提气机；揉神门养心安神，补益气血；按揉足三里、脾俞补中益气助运化，生气血。

3. 痰瘀阻滞

临床表现：发育迟缓，肢体麻木不遂，筋脉拘挛，屈伸不利，言语不利，耳窍不聪，反应迟钝，步态不稳或伴吞咽困难、喉间痰鸣、口角流涎，或伴癫痫发作，舌胖有瘀斑瘀点，苔厚腻，脉沉涩或沉滑，指纹暗滞。

证候分析：痰湿阻滞，经脉不通，筋脉拘挛，则肢体麻木不遂，痰湿困脾，脾失健运，发育迟缓。痰湿蒙窍，经络不通，则时作癫痫。瘀阻脑络，则肢体瘫痪或偏瘫。

治法：化痰开窍，活血通络。

处方：推五经，捏十王，摇四肢关节，捻十指及十趾，捏脊，补脾经，揉板门，按揉阴陵泉。

方义：推五经，捏十王，摇四肢关节，捻十指及十趾，捏脊可促进小儿智力开发，身心健康，精神愉快；并对小儿的五迟（立迟、行迟、发迟、齿迟、语迟）、五软（头项软、口软、手软、足软、肌肉软）、解颅等属小儿发育障碍的疾患有一定的治疗作用。补脾经补脾胃，化痰涎；揉板门健脾和胃，通达上下之气；按揉阴陵泉豁痰开窍，逐瘀通络。

4. 脾虚肝旺

临床表现：发育迟缓，伴手足震颤、肢体扭转、表情怪异，或四肢抽动、时作时止，或伴吞咽困难、言语不利、口角流涎，或伴面色萎黄、神疲乏力、不思饮食、大便稀溏，舌淡，苔白，脉沉或弦细，指纹淡红。

证候分析：脾虚则脾胃运化无力，气血生化不足，影响生长发育，故发育迟缓。肝火旺盛，筋失所养，故四肢抽动，时作时止。

治法：健脾益气，柔肝息风。

处方：推五经，捏十王，摇四肢关节，捻十指及十趾，捏脊，补脾经，清肝经，揉脾俞、肝俞。

方义：推五经，捏十王，摇四肢关节，捻十指及十趾，捏脊可促进小儿智力开发，身心健康，精神愉快；并对小儿的五迟（立迟、行迟、发迟、齿迟、语迟）、五软（头项软、口软、手软、足软、肌肉软）、解颅等属小儿发育障碍的疾患有一定的治疗作用。补脾经健脾胃，补气血；清肝经柔肝息风，和气生血；揉脾俞、肝俞，健脾益气，柔肝。

【注意事项】

1. 节饮食，调情志。
2. 早治疗、早康复，一旦发现，马上治疗。

【病案】

王某，男，3 个月，2001 年 6 月 2 日初诊。

主诉：患儿头向后仰 2 月余。

现病史：患儿系第 1 胎，早产 24 天，在病房接受蓝光治疗后，情况基本稳定。出院回家后经常惊哭不安，腹胀、呕吐、纳差。2～3 个月时抱起时头向后仰，不能纠正。曾在本省各大医院检查颅脑 CT，均为正常，诊断为运动滞后，给服"尼可林"，最后去北京某医院，诊断为"脑瘫"。回当地儿童医院，检查认为目前患儿智力正常，知觉正常，上肢及上身运动正常，下肢活动功能尚差，暂不能定为"脑瘫"，必须及时入院治疗。给"冬虫夏草"每次 1g，日 1 次，连服 1 个月，"钙锌片"口服，高压氧每日 1 次。目前症状，患儿神志清，喜怒表达好，纳少，每次只喝 80mL 奶粉，喜饮，大便日 1～3 次，质正常，小便清长，夜间醒 2～3 次，认人，要母亲抱才能安睡，放下即醒。

查体：发育营养可，精神好，面色白少泽，舌淡苔白，指纹淡红，前囟门 1.5cm×2cm，前缝宽，未闭合，双上肢肌张力略高，左手握力较右手差，双侧膝跳反射亢进，双下肢扶立时脚尖着力，双髋臀部下沉，巴氏征未出现。

诊断：脑发育滞后（脾肾不足）。

治法：温阳壮肾，健脾助运。

处方：补脾经 600 次，补肾经 600 次，掐十王各 30 次，捻十指各 10 遍，揉小天心 200 次，揉二马 500 次，掐揉八风八邪各 20 次，揉督脉，摇肘肘，按揉足三里、阳陵泉。

每疗程 30 次，每日 1 次，疗程间休息 5 天。

6 月 20 日复诊：纳增进，睡眠安，能卧床入睡，头向后仰症状已明显见轻，左上肢握力较 2 周前有增长，双手主动拿物意识增进。

患儿经过 2 年 6 个月的连续治疗后，每月保健 2～3 次，目前已读初三，学习成绩为班级 1～2 名，身高 180cm，任体育委员。

按语：脑发育滞后在中医属五软或五硬的范畴，多因先天肾精不足，后天脾胃失养，肾精不得后天之精的充养，肝不藏血，筋脉失养，出现肢体僵硬、筋脉不柔，因而应以补益先后天之本，养血柔筋为法。

第五节　解颅

解颅是指患儿囟门扩大，颅缝裂开，到一定年龄应合而不合者，其目珠下垂，如落日状。西医学认为由于脑脊液分泌及吸收失去平衡，绝大多数为脑脊液循环发生障碍，引起脑积水。《育婴家秘》中说："儿本虚怯，由胎气不成，则神气不足，目中白睛多，其颅即解。"此病可同时伴有五迟、五软或癫痫等。

本病多见于 6 个月至 7 岁的小儿。解颅患儿在病变进展过程中，常有烦躁、嗜睡、纳呆、呕吐等症，甚至可以出现惊厥，重者常致失明，以及出现营养不良、智力发育障碍，大多不易养育，预后不良。但有部分轻症患儿如能及时治疗，常可逐渐缓解。

【病因病机】

1. 病因

解颅的发病原因，归纳起来不外先天因素和后天因素两类。

（1）先天因素：多因父精母血亏损，以致小儿先天禀赋不足，肾气亏损，脑髓不足，头颅开解而成解颅。

（2）后天因素：由于外感时邪，热毒壅滞，上攻于脑，或后天失养，病后失调，脾虚水泛，或水不涵木，肝阳上亢，风水上泛，或瘀血阻络，压迫脑髓，阻塞脑窍，终致囟宽颅裂而致解颅。

现代研究认为，脑积水产生的原因主要为脑脊液循环障碍，而导致脑脊液循环障碍的主要原因有先天畸形（导水管狭窄、脊柱裂、第四脑室孔闭塞等）、新生儿缺氧和产伤所致的颅内出血、脑膜炎继发的粘连、肿瘤等。

2. 病机

（1）肾气亏损：肾主骨生髓，通于脑，脑为髓海。若小儿所禀父母精血亏损，先天肾气不足，不能生髓养骨，则髓海不充，头颅失养，以致颅囟逾期不合，颅缝开解，头颅增大。《保婴撮要·解颅囟填囟陷》说："小儿解颅……因肾气有亏，脑髓不足。"又说："肾气怯则脑髓虚而囟不合。"

（2）肾虚肝亢：肾为水脏，水火相济则阴阳平衡。病后肾虚，则水不胜火，火性上炎，火热蒸腾，其髓则热，髓热则颅解；或因肾虚水不涵木，木亢则生风，风水上泛则头颅开解。如《育婴家秘·头病》说："解颅有二……由病后肾虚，水不胜火，火气上蒸。其髓则热，髓热则解，而头骨复分开矣。"

（3）脾虚水泛：小儿先天不足，后天失调，真阳不足，火不暖土，脾阳气虚，不能运化水湿，日久成饮成痰，水湿痰浊乘虚上泛于脑，停聚脑络致头颅解开。如《片玉心书·头项门》说："病久致阳虚阴盛，真阳不足，不能化气生髓，塞水为积，潴留于脑。"

（4）热毒壅滞：外感时邪，热毒壅滞，炼液为痰，痰热之邪，上攻于脑，闭塞脑窍而为本病。

【辨证论治】

解颅的治疗原则以补肾利水、益髓健脑为主，并根据风邪、水湿、热毒、痰浊的不同，而分别运用健脾利水、化痰降气、平肝息风、清热解毒等法，同时配合外敷药物、针灸、推拿等综合措施，以提高疗效。由于本病为一难治的慢性病，疗程不可过短，以2～6个月为宜。

1. 肾气亏损

临床表现：小儿生后囟门逾期不合，反而逐渐加宽、开解，头颅明显增大，头皮光急、青筋暴露，目珠下垂、白多黑少，头大颈细，头颅不立，身体瘦弱，发育落后，神识呆钝。

证候分析：小儿先天不足，或病后肾气亏损，髓脑不充，故颅囟裂开，并逐渐加重，使颈细头颅不立；血络受阻、气血循行不利，故头皮光急，青筋暴露；气血不足，故身体瘦弱，发育落后；脑髓不足，则神气不充，故神识呆钝；肾精不能上注于目，故目珠下垂，目无光彩。

治法：补肾益气。

处方：推三关，补脾经，退六腑，补肾经，推四神聪，揉二马，揉小天心，揉肾顶。

方义：推三关、补脾经温补元阳，健脾助运；推三关、退六腑、补肾经大补元精，强健骨骼；推四神聪配揉肾顶以敛元阳，可促进头围缩小；揉小天心，揉二马可疏通经络，解郁通滞。若食欲不振，大便稀溏加运内八卦，摩腹以加强健脾助运，大补元气的作用。

2. 肾虚肝亢

临床表现：颅缝开裂，前囟宽大，眼球下垂，白多黑少，目无神采，心烦不安，手足心热，筋惕肉瞤，时或惊叫，口干舌红，脉沉细数，指纹紫红。

证候分析：肾为水脏，水火相济则阴阳平衡。病后肾虚，则水不胜火，火性上炎，火热蒸腾，其髓则热，髓热则颅解；或因肾虚水不涵木，木亢则生风，风水上泛则头颅开解。

治法：滋肾养阴，平肝息风。

处方：补肾经，揉二马，清肝经，清天河水，四大手法，推四神聪，揉肾顶。

方义：补肾经、揉二马滋阴补肾；清肝经、清天河水平肝潜阳；四大手法、推四神聪配揉肾顶以敛元阳，可促进头围缩小。

3. 脾虚水泛

临床表现：囟门宽大，颅缝开解，面色淡白，精神倦怠，纳呆便溏，脘腹胀满，舌质淡，苔薄白或白腻，脉细弱，指纹淡红。

证候分析：小儿先天不足，后天失调，真阳不足，火不暖土，脾阳气虚，不能运化水湿，日久成饮成痰，水湿痰浊乘虚上泛于脑，停聚脑络致头颅解开。

治法：温脾利水。

处方：推三关，补脾经，推四神聪，揉肾顶，摩中脘，推箕门，捏脊。

方义：推三关、补脾经、摩中脘、推箕门，温阳健脾，利水消肿；推四神聪配揉肾顶以敛元阳，可促进头围缩小；捏脊通调脏腑。

4. 热毒壅滞

临床表现：头颅日见增大，囟门高胀，颅缝合而复开，两目下垂，发热气促，烦躁哭闹，面赤唇红，或见两目斜视，四肢痉挛，小便短赤，大便秘结，舌红苔黄，脉多弦数，指纹紫滞。

证候分析：外感时邪，热毒壅滞，炼液为痰，痰热之邪，上攻于脑，闭塞脑窍而为本病。

治法：清热解毒，化瘀通络。

处方：退六腑，清天河水，清肝经，清大肠，清小肠，掐揉四横纹，推四神聪，揉肾顶。

方义：退六腑、清天河水、清肝经、掐揉四横纹，清热解毒，涤痰开窍；清大肠、清小肠，清利脏腑热盛；推四神聪配揉肾顶以敛元阳，可促进头围缩小。

【注意事项】

1. 改善患儿生活环境

日常护理当中一定要保持患儿生活空间的清洁，定时开窗通气，定期进行空气、地面消毒。常带脑瘫患儿到户外活动，细心地做好其卫生护理。注意让脑瘫患儿远离危险物品，防止意外事故的发生。

2. 日常饮食改善

在患儿饮食方面，需供给高热量、高蛋白及富有维生素、易消化的食物。对独立进食困难的患儿应进行饮食训练，在喂食时，切勿在患儿牙齿紧咬情况下将匙硬行抽出，以防损伤牙齿。

3. 语言训练

语言训练是日常护理中很容易忽略的一步，也最难达到训练目的。因此，在平时的护理过程中一定要增加患儿说话的量，不管患儿懂不懂，都要利用各种机会跟患儿说话，多次反复地鼓励患儿发声。当患儿发声时，立即与其对话和应答，多表扬和夸奖，利用患儿的各种欲望，提高其发声的积极性。

【病案】

姚某，男，71 天，2015 年 4 月 25 日来诊。

主诉：患儿小脑延髓池增宽两月余。

现病史：孕母在怀胎 7 个月做超声检查，发现胎儿小脑延髓池增宽，询问是否作引产，家长回答要保留。出生 71 天时来诊，述当前临床表现：双目不追视，对声音反应不灵敏，哭闹时双下肢并拢并挺直，吃乳次数多、量少，大便 4 ~ 5 日一次，小便正常，夜醒次数多并哭闹，哭声响亮。

查体：发育良好，面色暗，头围 42cm，前囟门 2.5cm，前矢状缝未合，囟门略高，双目轻度下视，双下肢肌肉紧张。叩击头左右两侧时有震动感，拉起试验（＋），双下肢肌张力略高，两手拇指内收，双髋关节紧张，分髋可。舌红苔淡白。

影像学诊断结果，符合胎儿小脑延髓池增宽。

MRI 表现，头围 42cm，囟门长 2.5cm，宽 2cm，双目轻度下视。

孕 7 个月超声医学影像报告：晚期妊娠，单胎头位，羊水指数 14.7，胎儿小脑延髓池增强，胎儿颅内囊性暗区，建议结合 MRI。

中医诊断：解颅（先天禀赋不足，肾气亏损）。

西医诊断：脑积水。

治则：客者除之。

治法：清热利湿，健脾益肾。

处方：分手阴阳，捣小天心，清肝经，补肾经，补脾经，轻叩胆经，拿风池、风府，摩后枕下部、颅后窝，叩足太阳膀胱经及督脉。

2017 年 11 月 10 日：推拿治疗两年，现一切正常。

第十二章　五官科疾病

五官科疾病是指与目、舌、口、鼻、耳相关的一系列疾病。其中鼻渊、鼻窒、鼻衄、乳蛾、中耳炎、耳鸣、耳聋、结膜炎、近视、睑腺炎等在儿科较为常见。在此类疾病中，最常见的发病因素是外感、内伤及小儿先天禀赋不足。

第一节　鼻渊

鼻渊是因外邪侵袭，脏腑失调或脏腑虚损所致的以鼻流浊涕、量多不止为特征的鼻部疾病。临床常伴有鼻塞、头痛、嗅觉减退等症状。"渊"即渊深之意。如《素问·气厥论》说："鼻渊者，浊涕下不止也。"

近年对儿童鼻窦炎的研究主要侧重于临床治疗方面。许多报道显示，以中药为主，采用多种疗法治疗鼻窦炎，均取得了较好的疗效。

【病因病机】

1. 病因

（1）外感因素：外感因素主要为肺经风热。外感风寒之邪或风热之邪均可致鼻渊。风寒之邪从皮毛或口鼻而入，内犯于肺，郁而化热，循经上炎，灼伤鼻窦而致病；风热之邪从口鼻而入，循经上犯，蒸灼鼻窦而为病。如《医碥·伤风寒》所说："盖鼻渊属风热入脑，热气涌涕伤鼻。"又如《类证治裁·鼻口症》说："有脑漏成鼻渊者，由风寒入脑，郁久化热。"

（2）食伤因素：平素嗜食肥甘厚味，湿热蕴积，郁而化火，侵犯鼻窦而为病；或饮食不节，日久损伤脾胃，脾虚不运，鼻窦失养，邪毒久稽，腐蚀肌膜而为病。

（3）情志因素：情志不遂，喜怒失节，肝胆失于疏泄，气郁化火，循经上犯伤及鼻窦而致病。

（4）体虚因素：主要由于久病体虚，病后失养，邪毒内困，迁延失治而致。肺气虚则卫外不固，易为外邪所犯。肺气不足，治节失职，清肃失司，则邪毒易于滞留，上结鼻窦而致病。

2. 病机

（1）病变脏腑为肺、脾、胆：鼻渊的病变脏腑主要为肺、脾、胆。鼻为肺之外窍，乃气息出入之通道，肺气充沛，则肺功能正常，肺鼻相互协调，完成其生理功能。肺气通调，则鼻功能正常，若肺气失常，不能宣发肃降，则鼻窍壅塞，通气不畅而为病，故鼻部疾病，多与肺经病变有关。脾主运化，为气血生化之源，鼻依赖脾气的滋养才能健旺，脾功能失职，则影响鼻的生理功能。若饮食不节，过食肥甘，湿热之邪内蕴脾胃，不能升清降浊，均可使湿热循经上壅鼻窍而成鼻病。胆之经脉起于目内眦，曲折布于脑后，通过经络与鼻发生联系。胆之经气上通于脑，脑为精髓之海，下通于额，胆通过髓海与鼻相互联系，胆腑有热，可以循经直犯于鼻，亦可循经移热于脑，下犯鼻窍。

（2）病机属性分外感、内伤：引发鼻渊的内因为脏腑功能失调，外因多为风热或风寒之邪，脏腑的病理变化是鼻病发生的基本条件，而外邪是疾病发生的主要因素。由风热或风寒所致者属外感发病；由肝胆或脾胃功能失调所致者属内伤发病。

【辨证论治】

治宜祛邪、扶正、通窍。实证，宜宣肺散邪，清泄胆热，清脾化湿；虚证，宜温肺散寒，健脾益气。基于肺、脾常不足的生理病理特点，儿童鼻窦炎的特征在于鼻塞、涕多且长期存在，缠绵难愈，故健脾、化湿、通窍是治疗儿童鼻窦炎的重要治法。

1. 肺经风热

临床表现：鼻塞，涕多色白或微黄，嗅觉减退，部分患儿有头痛、发热恶寒、咳嗽、咳痰，舌苔薄白，脉浮数。

证候分析：风热犯肺，治节失司，化生痰浊，壅滞鼻窍，故鼻涕黏稠，量多；肺中邪热，循经上壅，蒙蔽清窍，故鼻塞、头痛，前额、颌面及鼻根等部位压痛，嗅觉减退；肺热熏蒸黏膜，则鼻黏膜红肿明显。肺经风热，故发热恶风，咳嗽痰多，舌红，苔薄黄，脉浮数。

治法：疏风清热，宣肺通窍。

处方：清天河水，清肺经，掐揉少商，四大手法，推摩咽周，揉风门、肺俞。

方义：清天河水、清肺经，宣散肺经之热；掐揉少商清咽利喉；四大手法，推摩咽周，揉风门、肺俞，祛外风、通鼻窍。

2. 胆经郁热

临床表现：鼻塞，头痛较甚，涕多色黄而浊，量多，有臭味，嗅觉差，全身并见发热、口渴、大便干燥，鼻腔内可见较多脓性分泌物，舌红苔黄腻，脉弦数。

证候分析：胆腑郁热，循经上犯鼻窍，燔灼气血，煎炼津液，化腐成脓，故鼻涕黄稠量多，或有臭味，鼻黏膜红肿，鼻道可见脓性分泌物；胆热移脑，清窍不利，故鼻塞、嗅觉减退，头痛明显，眩晕耳鸣，前额、颌面及鼻根、枕后等处有压痛；胆腑郁热，故烦躁易怒，口苦、咽干、便秘尿赤；舌红苔黄，脉弦数。

治法：清泻肝胆，利湿通窍。

处方：退六腑，清大肠，平肝清肺，四大手法，扫散胆经，推摩咽周，按弦走搓摩。

方义：退六腑、清大肠、平肝清肺、扫散胆经、按弦走搓摩清肺热，退肝胆火；四大手法、推摩咽周宣通鼻窍。

3. 脾胃湿热

临床表现：鼻涕黄浊量多，缠绵不愈，涕有臭味，鼻塞较甚，嗅觉消失，全身并见头昏头痛，食欲不振，大便溏薄，舌苔黄腻，脉濡数。

证候分析：脾胃湿热，循经上蒸鼻窍，熏灼黏膜，湿浊化腐，故鼻流脓涕，黄黏量多，中鼻道或嗅裂等处可见较多脓性分泌物。湿热上蒸，壅遏清窍，故鼻塞较重、嗅觉减退，头昏闷胀或头重如裹。湿盛则肿，热盛则红，湿热滞鼻，壅阻气血，故鼻黏膜红肿较甚，且头面部有压痛。脾胃湿热，故见胸脘痞闷，倦怠乏力，食少纳呆，小便黄赤，舌红苔黄腻，脉滑数。

治法：清脾泄热，利湿降浊。

处方：清板门，清大肠，掐揉四横纹，运八卦，四大手法，推摩咽周，摩腹。

方义：清板门、清大肠、掐揉四横纹、运八卦、摩腹，健脾助运，和胃化湿；四大手法、推摩咽周通鼻利窍。

4. 肺脾气虚

临床表现：鼻塞，日久不愈，鼻涕浑浊，时多时少，伴头昏，记忆力减退，嗅觉减退。全身可见面色萎黄或白，少气乏力，大便溏薄，舌淡苔白，脉细弱。

证候分析：肺气虚弱，寒湿滞鼻，蒙蔽清阳，故鼻涕白黏量多，鼻塞，嗅觉减退，头昏头胀；正邪相争，则时有喷嚏；正虚邪滞，寒湿凝聚脉络，故鼻黏膜色淡肿胀，中鼻甲肥大及息肉样变。肺气虚弱，卫表不固，故自汗恶风，诸症遇风冷加重。肺气虚寒，故气短乏力，声微懒言，咳吐白黏痰，舌淡苔薄白，脉缓弱。

治法：温补肺脾，祛湿散寒。

处方：推三关，补脾经，揉外劳宫，补肺经，摩中脘，四大手法，推摩咽周。

方义：推三关、补脾经、揉外劳宫、补肺经、摩中脘，温阳健脾，宣肺利窍；

四大手法、推摩咽周宣通鼻窍。

【注意事项】

1.平时注意鼻腔卫生，养成早晚洗鼻的良好卫生习惯。

2.注意擤涕方法。鼻塞多涕者，宜按塞一侧鼻孔，稍稍用力外擤。之后交替而擤。鼻涕过浓时以盐水洗鼻，避免伤及鼻黏膜。

3.注意保持心情开朗，精神上避免刺激，同时注意不要过劳。

【病案】

任某，男，7岁半，2011年10月29日初诊。

主诉：患儿鼻塞伴头痛一周余。

现病史：患儿平素即有鼻塞症状，近一周来鼻塞加重并伴有头痛。患儿鼻涕黄浊量多，嗅觉不灵敏，食欲不振，大便溏薄。

查体：上额窦压痛阳性，舌苔黄腻，脉濡数。

诊断：鼻渊（脾胃湿热）。

治法：清脾泄热，利湿降浊。

处方：清板门300次，清大肠200次，掐揉四横纹200次，运八卦200次，四大手法各100次，推摩咽周3分钟，摩腹3分钟。

11月3日复诊：推拿后鼻塞缓解，头痛减轻。上方继续推拿一周。后续随访诸症减轻。

第二节　鼻窒

鼻窒是指以长期鼻塞、流涕为特征的慢性鼻病。以鼻塞时轻时重，或双侧交替性鼻塞，甚至不闻香臭，反复发作，经久不愈为主要表现。

本病在历代文献中又称"鼻塞""鼻齆（wèng）""齆鼻"等。鼻窒一名首见于《素问·五常政大论》："大暑以行，咳嚏、鼽衄，鼻窒。"《素问玄机原病式·六气为病》曰："鼻窒，窒，塞也"，又曰："但见侧卧上窍通利，下窍窒塞"，指出了鼻窒的主要症状特点。多因脏腑虚弱，邪滞鼻窍所致，鼻塞可呈交替性、间歇性、持续性，可伴有流涕，头痛，嗅觉下降等症状。西医学称慢性鼻炎。

本病无季节性和地域性，在受凉、受湿后症状更加明显。

【病因病机】

1. 病因

本病多为脏腑虚弱，邪滞鼻窍所致，尤肺脾虚弱及气滞血瘀为多。多因素体肺脾虚弱，伤风鼻塞反复发作，或因鼻窍附近病灶或自身的异常累及其功能所致。也可因邪气久滞，肺经伏热致发病。

2. 病机

（1）肺经蕴热，壅塞鼻窍：伤风鼻塞失治误治，迁延不愈，浊邪伏肺，久蕴不去，肺经蕴热，失于宣降，熏蒸鼻窍，肌膜肿胀，鼻窍不通而为病。

（2）肺脾气虚，邪滞鼻窍：肺卫不足，或久病体弱，肺气耗伤，肺失清肃，邪毒留滞鼻窍。或饮食劳倦，病久失养，损伤脾胃，水湿失运，浊邪滞留鼻窍而为病。

（3）邪毒久留，血瘀鼻窍：素体虚弱，或伤风鼻塞失治，邪毒久犯，正虚邪滞，气血不行，浊邪久滞，壅阻鼻窍，气滞血瘀而为病。

【辨证论治】

本病是以长期鼻塞、流涕为特征的慢性鼻病，宣通肺窍是本病的基本治法，治疗中根据不同的证型，配合不同的治法，如属肺经蕴热配合清热散邪，属肺脾气虚配合补益肺脾，属邪毒久、血瘀留配合行气活血化瘀。

1. 肺经蕴热，壅塞鼻窍

临床表现：间歇性或交替性鼻塞，时轻时重，鼻涕色黄而黏，可伴有口干，咳嗽痰少而黄。鼻腔肌膜充血暗红，下鼻甲肿胀，表面光滑，触之柔软有弹性。舌尖红或舌质红，苔薄黄，脉数。

证候分析：肺经郁热，清肃失职，邪热上壅鼻窍，故鼻塞，鼻黏膜色红，下鼻甲肿胀，涕黄量少；肺经郁热故口干，咳痰黄稠，舌红苔薄黄，脉数。

治法：清热散邪，宣肺通窍。

处方：清天河水，清肺经，清大肠，四大手法，推摩咽周，飞经走气。

方义：清天河水、清肺经、清大肠、飞经走气清泄肺热；四大手法、推摩咽周疏风散热，宣通肺窍。

2. 肺脾气虚，邪滞鼻窍

临床表现：鼻塞间歇性或交替性发作，遇寒加重，鼻涕白而黏或稀清，量较多。头晕头重，倦怠乏力，少气懒言，面色㿠白，咳嗽痰稀，恶风怕冷，易感冒。鼻腔肌膜肿胀，色淡红。舌淡苔白，脉浮无力或缓弱。

证候分析：肺脾气虚，卫表不固，邪滞鼻窍，故鼻塞，涕白而黏，鼻黏膜肿胀；肺脾气虚，卫外不固，不能抵御外寒，故恶风自汗，遇寒冷时症状加重；肺气不足，故少气懒言；肺气不宣，故咳嗽痰稀；脾虚不运，故倦怠乏力，纳呆便溏，舌淡或有齿印、苔白，脉弱。

治法：补益肺脾，散邪通窍。

处方：推三关，补脾经，运八卦，四大手法，推摩咽周，揉大椎、肺俞、脾俞。

方义：推三关、补脾经、运八卦、揉脾俞温阳健脾，益气助运；四大手法、推摩咽周宣通肺窍；揉大椎、揉肺俞补益肺气，托邪外出。

3. 邪毒久留，血瘀鼻窍

临床表现：鼻塞重，或持续性鼻塞，鼻涕黏白或黏黄，鼻音重，或嗅觉减退，头痛头胀，可伴有耳胀闷堵塞，听力下降等症状。舌质暗红或有瘀点，脉弦或弦细。

证候分析：邪毒久滞鼻窍，气血瘀滞，故持续鼻塞，鼻涕黏稠，嗅觉减退，头胀头痛；气滞血瘀，故舌暗红或有瘀点，脉弦或涩。

治法：行气活血，化瘀通窍。

处方：分手阴阳，补脾经，补肾经，运八卦，四大手法，推摩咽周，揉肺俞、心俞、膈俞、肝俞。

方义：分手阴阳、补脾经、补肾经、运八卦，扶正祛邪；四大手法、推摩咽周，宣通肺窍；揉肺俞、心俞、膈俞、肝俞，活血化瘀，宣通鼻窍。

【注意事项】

1. 避免感冒。注意气候变化，尤其是天气冷热变化，及时增减衣物避免感冒。

2. 环境质量。保证生活的环境空气清洁，有良好的通风，避免滋生有害细菌，积累灰尘等。

3. 饮食清淡。少吃辛辣、生冷食物，避免刺激。

4. 热水泡脚。睡前用热水泡脚，有很好的通气作用。

【病案】

刘某，女，6岁，2015年11月9日初诊。

主诉：鼻塞时轻时重，伴鼻流清涕2年，加重一周。

现病史：间歇性鼻塞已有两年，经常感冒，不感冒时也会鼻流清涕，涕色白、量大，时黏时稀，遇寒时加重。近一周因外出游玩受凉后感冒，鼻塞流清涕，咳嗽痰稀，晨起时咳吐白痰，大便不调，有时2天1次，有时日1～3次，不成形，味不重，量正常，睡眠好。

查体：精神倦怠，面色㿠白，鼻腔肌膜肿胀色淡红，舌淡苔白，脉浮无力。

诊断：鼻窒（肺脾气虚，邪滞鼻窍）。

治法：补益肺脾，散邪通窍。

处方：推三关 300 次，补脾经 300 次，运八卦 200 次，四大手法各 100 次，推摩咽周 3 分钟，开璇玑 100 次，揉大椎、肺俞、脾俞各 50 次。灸肺俞 10 分钟。

11 月 10 日复诊：流涕、咳嗽明显减轻，上方继续治疗。

11 月 15 日复诊：咳嗽症状消失，痰消，基本不流鼻涕，夜间稍有鼻塞。嘱一周两次保健推拿。

第三节　乳蛾

乳蛾是因外邪客于咽喉，邪毒积聚喉核，或因脏腑虚损，虚火上炎，聚于喉核，以咽痛，喉核红肿、化脓为特征的咽部疾患。以咽喉两侧喉核红肿疼痛、吞咽不利为主要症状。因喉核肿大，形状似乳头或蚕蛾，故称乳蛾，又名喉蛾。本病是儿科临床常见病、多发病，多见于 4 岁以上小儿，一年四季均可发病，多发于春秋两季。幼儿症状较成人为重，常伴有高热，若治疗得当，一般预后良好，但婴幼儿的病程较长，可迁延不愈或反复发生，如不及时恰当治疗，容易出现鼻窦炎、中耳炎、颈淋巴结炎等并发症。偶可继发急性肾炎、风湿热或风湿性心脏病。

乳蛾属于西医学的急性扁桃体炎和慢性扁桃体炎的范围。急性扁桃体炎以发热、咽痛、吞咽困难、腭扁桃体红肿化脓为主要特点。慢性扁桃体炎以低热、咽异物感、扁桃体上有少量脓点为特点。长期不愈，反复发生亦可形成反复呼吸道感染，降低小儿机体免疫力，影响小儿的健康成长，因此必须给予足够的重视，积极防治。

【病因病机】

1. 病因

本病的发生，起病急骤者，多为外邪侵袭。慢性发生者，常有久病体弱、脏腑功能不足等内在原因。

外感主要因风热邪毒，从口鼻而入，热毒搏结于喉。内伤因乳食过热，积聚胃腑，或先天禀受母体胃热，而致脾胃积热。由于小儿为稚阴稚阳之体，热病久病伤阴，或素体阴虚者，均可出现肺肾阴虚，甚则虚火上炎。

2. 病机

风热侵袭，胃火炽盛，致火热内盛属阳证，是为阳蛾。急乳蛾缠绵日久，邪热伤阴；或治疗中寒凉攻伐太过，损伤元阳；或温热病后，阴液亏损，余邪未清，以及素有肺肾阴虚，虚火上炎，与余邪互结喉核，发为慢乳蛾，是谓阴蛾。如《辨证录·卷三》所云："阴蛾则日轻而夜重……斯少阴肾火下元可藏之也，直奔而上炎于咽喉也。"

【辨证论治】

根据虚实辨证，实则清泻心脾积热，虚则滋肾养阴降火。

1. 风热外侵

临床表现：咽痛，咽赤，喉核红肿，轻度吞咽困难，伴发热、恶寒、咳嗽、咳痰等症，舌苔薄黄，脉浮数。

证候分析：风热邪毒搏结咽喉，蒸灼喉核，气血壅滞，故觉咽喉干燥、灼热、疼痛，喉核红肿；邪聚喉核，咽喉开阖不利，故疼痛吞咽时加重；发热、微恶风、头痛、咳嗽、舌质红、苔薄黄、脉浮数为风热在表之征。

治法：疏风清热，消肿利咽。

处方：清天河水，平肝清肺，掐揉少商，按揉鼻咽点，循肺经，推摩咽周，揉大椎、风门、肺俞，拿风池。

方义：清天河水、平肝清肺能够清热解毒；掐揉少商、按揉鼻咽点、循肺经、推摩咽周能够消肿利咽；揉大椎、风门、肺俞，拿风池能够疏散风邪。

2. 胃火炽盛

临床表现：咽痛较甚，吞咽困难，身热，口渴，大便秘结，咽部及喉核红肿，上有脓点或脓肿，舌质红，舌苔黄，脉滑数。

证候分析：外邪未解传入于里，或素体蕴热，蕴结肺胃，致肺胃热毒炽盛，上攻喉核则见喉核红肿，咽痛剧烈，连及耳根，吞咽困难；热灼津液成痰，痰火郁结，故痰涎多。腹胀，口臭，口渴引饮，便秘溲黄，舌质红苔黄厚，脉洪数为肺胃热盛之象。

治法：清热解毒，利咽消肿。

处方：分手阴阳，清板门，清大肠，掐揉四横纹，水底捞明月，推下天柱骨，推摩咽周，揉肺俞、脾俞、胃俞、大肠俞。

方义：分手阴阳、清板门、清大肠、掐揉四横纹能够消积导滞，退脏腑之热；水底捞明月、推下天柱骨、推摩咽周能够清热利咽；揉肺俞、脾俞、胃俞、大肠俞能够调理肺胃热毒。

3. 肺肾阴虚

临床表现：咽部干燥、灼热，微痛不适，干咳少痰，手足心热，精神疲乏，或午后低热，颧红，喉核暗红、肿大，或有少许脓液附于表面，舌红苔薄，脉细数。

证候分析：反复发作，迁延日久，邪毒滞留，客于喉核；邪热暗耗阴液，损及肺肾，阴虚咽喉失养，无力托毒；阴虚虚火上炎，熏灼喉核故见咽喉干燥、灼热，微痛不适，午后症状加重。午后唇赤颧红，潮热盗汗，手足心热，失眠多梦，耳鸣眼花，腰膝酸软，舌质干红少苔，脉细数等均为阴虚火旺之征。

治法：清热滋阴降火，清利咽喉。

处方：分手阴阳（重分阴池），水底捞明月，补肾经，按揉鼻咽点，推摩咽周，推涌泉，按揉肾俞。

方义：分手阴阳（重分阴池）、水底捞明月、补肾经、推涌泉、按揉肾俞能够滋阴清热，引火下行；按揉鼻咽点、推摩咽周能够清利咽喉。

【注意事项】

1. 生活起居

（1）注意休息，避免过度劳累，以免虚火上炎而发病。急性发作时，宜卧床休息，减少活动。

（2）平素加强体育锻炼，增强体质及抗病能力。

（3）慢性反复发作者要注意口腔清洁，餐前餐后多漱口。

（4）有手术适应证者，可做扁桃体摘除术。

2. 饮食调护

（1）多饮清润之品，如绿豆汤等，少食煎炒、炙煿之品，忌海腥发物。

（2）肺经有热者，以消肿利咽的食物为主。

【病案】

李某，男，3 岁 2 个月，2014 年 5 月 30 日初诊。

主诉：发热 9 天。

现病史：体温最高 39.6℃，患儿呕吐，纳呆，口臭，牙龈红肿，咽物痛。大便 2 日 1 行，色黑，味臭，小便黄，臊味重。已服中药 1 周。昨天因高热不退到某院肌内注射退热剂一针，目前仍发热，下齿龈红肿并流口水。

查体：体温 37.3℃，精神不振，面色黄，舌红，苔黄中厚，下齿龈红肿，咽红，扁桃体Ⅱ度肿大。

中医诊断：乳蛾（阳明热盛）。

西医诊断：急性扁桃体炎。

治法：清热泻火，消肿利咽。

处方：分手阴阳 100 次，清板门 300 次，清大肠 500 次，掐揉四横纹各 100 次，水底捞明月 300 次，推下天柱骨 100 次，按揉肺俞、脾俞、大肠俞各 300 次，推下七节骨 100 次。

5 月 31 日复诊：当日大便 1 次，精神好，体温 36.8℃，流口水少，吃乳有力。

6 月 1 日复诊：牙龈肿胀消，咽红见轻，未再发热。

第四节　中耳炎

化脓性中耳炎是指鼓膜穿孔，以耳内流脓、听力下降为主要表现。临床分急性、慢性两种，急性化脓性中耳炎为中耳黏骨膜因化脓性致病菌侵入引起；若反复发作、经久不愈则成为慢性化脓性中耳炎。中医学的"脓耳""聤耳""耳疳""耳沁"等皆指本病。

分泌性中耳炎又称非化脓性中耳炎、卡他性中耳炎、浆液性中耳炎，是以耳内胀闷堵塞感及听力下降为主要特征的中耳疾病。本病可见于单耳发病，亦可见于双耳同时发病，是儿童主要的致聋因素，无明显地域性，冬春季多发。中医学的"耳胀""耳闭"即指本病。属"耳胀""风聋""气闭耳聋"等范畴。

【病因病机】

1. 病因

（1）化脓性中耳炎

1）风热外犯，侵袭耳窍：风热外侵，邪气循经上窜空窍，与气血搏结，壅阻耳窍而发病。

2）肝胆火盛，上蒸耳窍：外感风热外邪，或湿热邪毒浸渍，留滞不解，引动肝胆火热，内外邪热搏结耳窍而发病。

3）脾胃虚弱，湿浊上困：脓耳反复发作，脾胃受损，运化失健，湿浊上扰，清阳不升，浊阴不降而发病。

4）肾元亏损，邪毒滞耳：脓耳病久伤及肾元，致肾元亏损，耳窍失养，湿热邪毒滞留，窍失濡养而发病。

（2）非化脓性中耳炎

1）风邪侵袭，经气痞塞：气候多变，起居不慎，风邪外袭，首先犯肺，耳窍经气闭塞而为病。

2）痰湿上泛，留滞耳窍：过食肥甘，痰湿内生，或湿邪侵袭，聚而生痰，或饮食所伤，脾胃失调，水湿不化，湿蕴生痰，以致痰湿上泛留滞耳窍而为病。

3）肝胆湿热，上蒸耳窍：若外感邪热，内传肝胆，或七情所伤，肝气郁结，内生湿热，上蒸耳窍而为病。

4）脾虚失运，湿浊困耳：病久致虚，脾胃受损，脾虚运化失健，湿邪内生，清阳不升，浊阴不降，气滞湿聚，停聚耳窍，蒙蔽清阳而为病。

5）邪毒滞留，气血瘀阻：耳胀反复发作，或病情迁延，日久不愈，邪毒滞留于耳窍，阻于脉络，气血瘀滞而为病。

2. 病机

脾胃受损，脾虚运化失健，湿邪内生，清阳不升，浊阴不降，气滞湿聚，停聚耳窍，蒙蔽清阳而为病。

【辨证论治】

疏风宣肺，清泻肝胆。健脾利湿，滋阴补肾。行气活血，祛痰通窍。

1. 风邪滞窍

临床表现：感冒之后自觉耳内胀闷或微痛，耳鸣及听力减退，自声增强，鼓膜内陷，色红肿胀或见液平面。伴发热恶风，鼻塞流涕等。

证候分析：风邪侵袭，循经上扰，蒸灼鼓膜，气血瘀滞，故耳内胀闷或微痛，耳鸣及听力减退，鼓膜内陷，色红肿胀或见液平面；外邪侵袭，邪正相争，故发热恶风，鼻塞流涕。

治法：疏风散邪，行气宣痞。

处方：揉一窝风，清天河水，平肝清肺，四大手法，揉耳门、听宫、听会。

方义：揉一窝风，清天河水，平肝清肺宣散外风；四大手法，揉耳门、听宫、听会清利头目，开窍助听。

2. 痰湿聚耳

临床表现：耳内胀闷闭塞感较重，听力下降，自声增强，摇头时耳内有水响声。检查见鼓膜有弧形水平线或鼓膜外凸。全身多有头重头晕，倦怠乏力，口淡腹满，舌淡苔腻，脉濡或滑。

证候分析：脾虚不运，痰浊内生，上壅耳窍，故耳内胀闷闭塞感较重，听力下降，自声增强，摇头时耳内有水响声；脾虚湿困，故头重头晕，倦怠乏力，口淡腹满，舌淡苔腻，脉濡或滑。

治法：健脾升清，利湿通窍。

处方：清补脾经，清板门，运内八卦，摩中脘，四大手法，揉耳门、听宫、听会。

方义：清补脾经，清板门，运内八卦，摩中脘能够健脾助运，祛痰利湿；四大手法，揉耳门、听宫、听会清利头目，开窍助听。

3. 气血瘀络

临床表现：耳内有闭塞感，听力减退，耳鸣渐起，日久不愈。鼓膜内陷明显，或有增厚，钙质沉着，粘连萎缩；舌质暗红，脉涩。

证候分析：气虚血瘀，耳窍失于濡养，清窍不利，故耳内有闭塞感，听力减退，耳鸣渐起，日久不愈；气滞血瘀，故舌质暗红，脉涩。

治法：活血通络，聪耳开窍。

处方：推三关，补脾经，补肾经，运内八卦，四大手法，揉耳门、听宫、听会。

方义：推三关，补脾经，补肾经，运内八卦能够益气活血，濡养清窍；四大手法，揉耳门、听宫、听会清利头目，开窍助听。

【注意事项】

儿童得了中耳炎需要注意以下几点。第一，需进行积极治疗，改善中耳功能状况。第二，在中耳炎的过程中，家长需要注意给孩子良好的聆听环境，以便他有效地接受外界声音，因为中耳炎可能会存在传导性的听力问题，会影响孩子听力状况。相对好的聆听环境，包括面对面交流，即尽量面对面跟孩子进行交流，适当提高音量，这样才能让孩子有效地获得外界声音。同时，避免其他疾病的出现，远离二手烟污染，给孩子良好的恢复环境。此外，注意反复性发作的中耳炎，出现中耳炎应及时治疗。

【病案】

赵某，女，4岁半，2011年5月22日初诊。

主诉：右侧耳部疼痛10余日。

现病史：因咳嗽加重，于10天前出现右侧耳部疼痛，咳嗽、打哈欠时痛甚，经某医院五官科检查发现右耳鼓膜充血，诊断为"中耳炎"，给服头孢类药3天，症状减轻。目前咳嗽、打哈欠时右耳仍痛，纳差，大便干，小便黄，夜眠不安，要求推拿治疗。

查体：精神好，面色黄，舌红，苔淡黄，脉数，耳门、翳风穴拒按，两肺呼吸音粗。

诊断：①中耳炎。②支气管炎（风热外袭，肝火内盛）。

治法：外疏风热，内利肝胆。

处方：清大肠 500 次，平肝 500 次，分手阴阳 200 次，揉小天心 100 次，清肺经 500 次，推涌泉 100 次，揉听宫、听会、翳风、外耳轮各 100 次。

5 月 23 日复诊：右耳疼痛明显减轻，但仍咳嗽，咳时右耳有痛感。

5 月 26 日复诊：右耳疼痛基本消失，咳嗽明显减轻，纳好转。

5 月 28 日复诊：咳嗽痊愈，右耳已不痛，大便通畅，小便正常，睡眠安。

第五节　耳鸣、耳聋

耳鸣是指患者自觉耳内有鸣响的感觉而周围环境中并无相应声源；耳聋是指不同程度的听力障碍，轻者听力下降，重者全然不闻外声。

西医学的突发性耳聋、噪声性耳聋、药物中毒性耳聋、老年性耳聋及原因不明的感音神经性耳聋、混合性耳聋、耳鸣等疾病可参考本病辨证施治。

【病因病机】

1. 病因

（1）外邪侵犯：起居不慎或气候突变之时，风热外邪乘机侵犯，或风寒化热，侵及耳窍，清空之窍遭受蒙蔽，失去"清能感音，空可纳音"的功能，致成耳聋、耳鸣之症，此即所谓风聋之候。

（2）肝火上扰：耳为肝胆经脉之所辖。若因情志不调，忧郁不舒，气机郁结，气郁化火，火性上炎或暴怒伤肝，逆气上冲，循经上扰清窍，可致耳鸣、耳聋。

（3）痰火壅结：饮食不节，或思虑劳倦，脾胃受伤，运化无权，津液不行，水湿内停，聚而为痰，痰郁化火。古人云："痰为火之标，火为痰之本"，故痰火往往互结而为病。痰借火而上壅，以致清窍被蒙蔽，出现耳鸣、耳聋之证。

（4）气滞血瘀：病久不愈，情志抑郁，肝气郁结，气机不畅，气滞血瘀；或因打斗、跌仆、爆震等伤及筋脉，致瘀血内停；或久病入络，致耳窍经脉瘀阻，清窍闭塞。此外，若起居失宜，突受惊吓，气血乖乱，致气血运行不畅，窍络阻，亦可发为耳鸣、耳聋。

（5）肾精亏损：素体不足或病后精气失充，恣情纵欲等均可导致肾精伤耗，或老年肾精渐亏，髓海空虚，耳窍失养，而发生本病。

（6）脾胃虚弱：饮食不节、劳倦过度或思虑忧郁等，损伤脾胃，使脾胃虚弱，脾气不健，气血生化之源不足，经脉空虚，清气不升，故致耳窍失养，发生耳鸣、耳聋。

2. 病机

耳鸣、耳聋的病因病机基本相同，均与肾有密切关系，正如《灵枢·脉度》所说："肾气通于耳，肾和则耳能闻五音矣。"本病的病位虽在肾，而与肝脾又有密切关系。

【辨证论治】

根据虚实不同，实则清热泻火，虚则健脾补肾。必要时可配合针灸、熏蒸疗法，或者口服药物以加强疗效。

1. 外邪侵犯

临床表现：耳鸣、耳聋，虽然起病较急，但症状较轻微，耳内憋气作胀和阻塞感较明显，自声增强。可伴有发热、恶寒、头痛，苔薄白，脉浮数。

证候分析：风性善行而数变，故起病较急；邪困耳窍，经气痞塞不通，故耳内胀闷、阻塞感；风热之邪阻于经络，清空之窍遭受蒙蔽，故见耳鸣、耳聋；因邪在表，声音传导受阻，故有"自声增强"的特点；风热外邪侵袭，故发热、恶寒、头痛、脉浮数。

治法：疏风清热，散邪通窍。

处方：清天河水，平肝清肺，四大手法，拿揉风池，按揉翳风，推摩咽周。

方义：平肝清肺、四大手法、拿揉风池、按揉翳风配合清天河水疏风清热；推摩咽周可疏通局部气血，通络开窍。

2. 痰火壅结

临床表现：两耳内鸣响，如闻"呼呼"之声，听力下降，头昏沉重，耳内闭塞憋气感明显。伴有胸闷脘满，咳嗽痰多，舌红苔黄腻，脉弦滑。

证候分析：因痰火上壅，蒙蔽清窍，痰性重浊，故耳鸣、耳聋，耳内闭塞憋气感明显，痰火上冒于头，痰浊属阴，浊阴不降致清阳不升，故头昏头重；肺为贮痰之器，肺位于胸，肺内有痰，故胸闷脘满，咳嗽痰多；痰火阻滞，气机不利，故舌红苔黄腻，脉弦滑。

治法：清火化痰，和胃降浊。

处方：清板门，清天河水，掐揉四横纹，清大肠，摩腹，推摩咽周，按弦走搓摩。

方义：清板门，掐揉四横纹，清大肠，摩腹配清天河水可消积导滞清里热，再配以推摩咽周、按弦走搓摩使胃气和降，从而起到清热化痰，和胃降浊的功效。

3. 脾肾两虚

临床表现：耳鸣耳聋，劳而更甚，或在蹲下站起时较甚，耳内有突然空虚或发凉的感觉；兼有倦怠乏力，纳呆，食后腹胀，大便时溏，面色萎黄；唇舌淡红、苔薄白，脉虚弱。部分患儿有家族史，兼头昏目眩，腰膝酸软。

证候分析：脾胃虚弱，生化之源不足，清气不能上升，耳部经脉空虚，耳窍失养故耳鸣、耳聋；患者原已气血不足，在蹲下体位后，突然站起时气血趋于下，头部气血更为不足，故有耳内空虚或发凉感觉；脾胃虚弱，故倦怠乏力，纳呆，食后腹胀，大便时溏，面色萎黄，唇舌淡红，苔薄白，脉虚弱。肾精亏损，髓海不足，清窍失养故头昏目眩；肾主骨生髓，精髓不足，不能充于骨，故腰膝酸软无力。

治法：补肾健脾益气，升阳通窍。

处方：补脾经，补肾经，揉二马，揉肺俞、心俞、肝俞、脾俞、肾俞，摩百会，推摩咽周。

方义：补脾经，补肾经，揉二马，揉肺俞、心俞、肝俞、脾俞、肾俞等可补肾健脾，滋阴潜阳；摩百会配合推摩咽周疏通局部气血，通络开窍。

【注意事项】

应调整心态，耳鸣症状出现时不要过度紧张，及时接受医生的诊治。病人在配合治疗过程中要有恒心，不要轻易放弃。

【病案】

赵某，女，1岁7个月，2015年1月11日初诊。

主诉：听力下降1月余。

现病史：1个月前因电锯的噪音刺激患儿出现听力下降，近2天患儿自己用手抓耳，叫她没有反应，烦躁，纳可，大便特臭，夜眠打鼾。最近在某医院测听力，右耳90分贝，左耳40分贝，未进行特殊治疗。

查体：精神好，形体胖，面色正常，舌红苔白厚，咽红，指纹紫红，两耳局部正常，无压痛，听力反应迟钝。

诊断：耳聋（脾肾不足，阴虚火旺）。

治法：清热滋阴开窍。

处方：分手阴阳，清心经，清补肾经，揉外劳宫，按揉听宫、听会、耳后高骨，拿风池、风府。

1月15日复诊：治疗4次，有时听力好，有时无反应，左耳较右耳敏感，抓耳动作减少，仍口臭，大便1～2日一行，特臭。上方加清大肠。

1月16日复诊：最近喜抓右耳，但对声音较敏感，纳可，二便正常，夜眠不安。上方加捣小天心。

1月18日复诊：今天体温37.5℃，舌苔厚，大便臭，手足心热，头颈部两侧热。上方加水底捞明月，掐揉四横纹。

1月19日复诊：经1次治疗后上述症状消失。去水底捞明月，继续治疗。

1月29日复诊：近1周听力进步不明显，因亲戚聚会人多嘈杂，听觉不敏感。原方加率谷，浮白（乳突后上方，当天冲与头窍阴之间），头窍阴（乳突后方，当浮白与完骨之间），清肝经；用食、中、无名指叩击头两侧足少阳胆经及耳周。

1月30日复诊：精神好，活泼好动，听力较敏感，能及时转向有声方向。继续上穴治疗。

2月8日复诊：听力明显进步，轻放音乐能敏捷回头，但家长认为左耳较右耳灵敏。前方加指击头部胆经转绕耳周的经络所属穴位。

第六节　近视

古称能近怯远症，隋朝时期的《诸病源候论》中就对近视有过"目不能远视候"的记载，明朝王肯堂在《证治准绳·杂病七窍门》中称此类病证为"近觑"，至《目经大成》始称近视。

近视是以视近清楚而视远模糊为特征的眼病。有先天性者，系父母有高度近视遗传而来，此类较少；有后天性者，系青少年时期，过用目力，学习阅读环境光线昏暗，偏食而体质较差等原因逐渐形成。临床有假性（调节性）近视与真性（轴性）近视之分。所谓假性者，指过用目力使睫状肌调节疲劳，不能调节晶状体的屈光能力所致者，休息后可以解除或减轻。真性者指眼轴发育过长，超过了屈光间质所能调节的范围而形成者，必须借助近视眼镜才能矫正。初发者，往往两者兼有。本病中医称能近怯远症，高度近视称近觑。

【病因病机】

1. 病因

多为先天禀赋不足，后天调护不当，过用目力导致精血乏源不能上充于目引起。

2. 病机

本病病位在目，五脏六腑之精华皆上注于目，其中与肝肾关系最为密切，先天禀赋不足，肝肾精血亏虚，则肝肾及其他脏腑之气衰弱，目珠失于濡养而视远不清；过用目力，耗气伤神，久视伤肝血，久坐伤脾肉，或少动气弱，故气虚失于固摄，血虚不能滋养，脏腑精华之气衰弱，目失所养。

【辨证论治】

本病多为先天禀赋不足，后天调护不当所致，病位在目，治宜疏通经络为主，心阳不足者配合调和气血，肝肾阴虚者配合健脾益气。

1. 心阳不足

临床表现：近视怯远，目中无神，形寒，视远模糊，易眼疲劳，视久眼酸痛，头痛等症。

证候分析：心阳虚无力鼓动气血，血脉不充，不得上荣，目中精血不足，进而神光衰微，神光不能发越，致使近视怯远。

治法：调和气血，疏通经络。

处方：揉睛明，揉攒竹、天应、太阳、四白、翳风，按风池，推天柱骨，按揉心俞、肾俞、命门。

方义：揉睛明、攒竹、天应、太阳、四白疏通经络，以解除眼肌疲劳，揉翳风、按风池、推天柱骨益气定志；按揉心俞、肾俞、命门养血安神。

2. 肝肾阴虚

临床表现：目中神光不能及远，而成能近怯远，常眯目视物，或将目标移近目前。

证候分析：肝肾虚，精血不能上荣于目，目失濡养，目中神光衰微，华光不能及远而成能近怯远。

治法：健脾益气，疏通脉络。

处方：揉睛明、攒竹、丝竹空、太阳、四白，拿风池，弹拨天柱骨，分推风门，按揉脾俞、胃俞、肾俞，拿合谷，揉涌泉。

方义：揉睛明、攒竹、丝竹空、太阳、四白疏通经络，以解除眼肌疲劳；拿风池、弹拨天柱骨松筋通窍；分推风门，按揉脾俞、胃俞、肾俞，揉涌泉健脾益气，滋水涵木。

【注意事项】

1. 读写姿势要正确，无论读书还是写字都要在书桌前进行，并且一定要坐在椅子上，后背挺直，眼睛距离书、本或电脑屏幕 30cm 以上。

2. 适当休息，读书写字每次不要超过 50 分钟，然后休息 10 分钟。因为有研究表明，在一个学期内，学生连续近距离学习 2 或 3 小时，近视发生率要比近距离学习每 1 小时休息 1 次者高出 30%。长时间读书写字时，每隔 30 分钟就要让眼睛休息 5 分钟，两手向上举，拉直背骨或看看远景。

3. 不忘伸展背肌，即使最初保持了正确的读写姿势，长时间下来也会变成人向前倾、脖子向前弯曲的姿势。因此，每隔一段时间，就要伸展背肌，改正姿势。

4. 不能躺着看书，两眼球具有经常保持水平的功能，一旦躺着看书，两眼球就会拼命想保持水平。结果，聚焦就会从正确的位置产生差距，因而造成视力衰退，甚至会使眼轴产生变化。

5. 桌椅高度要合适，读书写字时保持正确的姿势坐在椅子上，切忌脚在半空中摇晃，这将无法保持正确的姿势。

6. 不要在车上看书，车内的照明度不够，外来的光线很容易使书面忽明忽暗。文字随着车子的前进而晃动，很容易造成脖子弯曲、眼睛疲劳。

【病案】

某患儿，男，6 岁，1995 年初诊。

主诉：患儿视力下降加重 1 月余。

现病史：患儿视力下降，视力左眼 0.8，右眼 0.6，1 个月前去某医院眼科检查眼底，眼底镜见"视神经纤维变性，视神经乳头灰白色，其他状态无改变"，未进行特殊治疗，因服中药困难，遂尝试推拿治疗。

查体：患儿面色苍白，精神尚可，双眼视力为右眼 0.6，左眼 0.8，眼胞、眼球表面无异常。舌淡红，苔少，脉细缓。

辅助检查：眼底镜见视神经纤维变性，视神经乳头灰白色，眼底苍白。

诊断：①慢性球后视神经炎。②视神经萎缩（气血亏虚）。

治法：养血行血，补益心脾。

处方：分手阴阳，运内八卦，补脾经，补肾经，揉睛明、攒竹、承泣、球后，拿风池，拿二马。

12 次为 1 个疗程。

经 6 次治疗后患儿反映视物较前清楚，去某院眼科，原来接诊的大夫要求复查，眼底镜所见：眼底转红润，视神经纤维及乳头色转淡红。共治疗 20 次，患儿视力恢复到左眼 1.5，右眼 1.2。

第七节　睑腺炎

睑腺炎是指胞睑边缘生疖，形如麦粒，红肿痒痛，易成脓、溃破的眼病。又名土疳、土疡、偷针。该病名首见于《证治准绳·杂病·七窍门》，《诸病源候论·目病诸候》对其症状做了简明的载述，书中谓："人有眼内眦头忽结成疱，三五日间便生脓汁，世呼为偷针。"本病与季节气候等无关。可单眼或双眼发病。

【病因病机】

1. 病因

（1）风邪外袭，客于胞睑而化热，风热壅阻于胞睑皮肤肌腠之间，灼烁津液，变生疮疡，发为本病。

（2）过食辛辣炙煿，脾胃积热，循经上攻胞睑，致营卫失调，气血凝滞，局部化热酿脓。

（3）余邪未尽，热毒蕴伏，或素体虚弱，卫外不固，易感风邪者，常反复发作。

2. 病机

五轮中胞睑属肉轮，内应于脾，脾与胃相表里，故胞睑疾病多责之于脾和胃。胞睑疾病属于外障眼病范畴，由于胞睑位于眼珠前部，外易受六淫之邪侵袭，内可因脾胃功能失调而发生胞睑病证，内外合邪则更易发病。

【辨证论治】

本病多为风热外袭或热毒上攻，若遇脾胃伏热或脾胃虚弱者，既要祛邪，同时注意扶正，以免伤及脾胃。

1. 风热外袭

临床表现：病初起，局部微有红肿痒痛，并伴有头痛、发热、全身不适等，舌苔薄黄，脉浮数。

证候分析：风邪外袭，客于胞睑而化热或风热壅阻于胞睑皮肤肌腠之间，灼烁津液，变生疮疡，则致局部红肿痒痛。头痛，发热，舌苔薄黄，脉浮数俱是风热之象。

治法：疏风清热。

处方：清天河水，平肝清肺，掐揉中冲，按揉小天心，四大手法，按揉风池、风门、肺俞、厥阴俞，按肩井。

方义：清天河水，平肝清肺，四大手法，按揉风池、风门、肺俞，有疏风清热之功效；掐揉中冲，按揉小天心、厥阴俞能够清心明目；按肩井能够祛邪外出，预防复感。

2. 热毒上攻

临床表现：胞睑局部红肿，硬结较大，灼热疼痛，伴有口渴喜饮，便秘溲赤，苔黄脉数等。

证候分析：过食辛辣炙煿，脾胃积热，则口渴喜饮，便秘溲赤；热毒循经上攻胞睑，灼烧脉络，则胞睑局部红肿，灼热疼痛。热毒炼液成痰，聚集难消发为硬结。

治法：清热泻火解毒。

处方：退六腑，清板门，清肝经，清大肠，清小肠，摩腹，按弦走搓摩，四大手法，挤捏心俞、肝俞、胃俞、大肠俞。

方义：退六腑、清肝经、清大肠、清小肠能清肝，泻火解毒；清板门、摩腹、按弦走搓摩能够退三焦火热；四大手法明目退翳；挤捏心俞、肝俞、胃俞、大肠俞泄脏腑之热。

3. 脾胃伏热或脾胃虚弱

临床表现：针眼反复发作，但诸症不重。

证候分析：脾胃伏热未除，余邪未尽，热毒蕴伏，或素体虚弱，卫外不固，易为风热袭扰者，常反复发作。但证属正虚邪恋故诸症不重。

治法：清解脾胃伏热，或扶正祛邪。

处方：清补脾经，清肝经，清天河水，揉小天心，四大手法，揉肺俞、心俞、肝俞、脾俞、肾俞。

方义：清补脾经、清肝经、清天河水、揉小天心能够清脾胃伏热；四大手法能明目散结；揉肺俞、心俞、肝俞、脾俞、肾俞能够调五脏气机，扶正祛邪。

【注意事项】

1. 睑腺炎切忌挤压或用未消毒的针挑及过早切开。因为眼睑血管丰富，其静脉与眼眶静脉及颜面静脉相通，而且没有静脉瓣来阻止其血液回流，又与颅腔静脉相通，炎症一旦扩散，轻者引起眶蜂窝织炎，重者能导致海绵窦血栓形成败血症，危及生命。

2. 不能用热水袋代替湿热敷，因热水袋渗透浅，作用弱，仅引起表层的组织充血。做湿热敷时要防止烫伤皮肤，特别是幼儿及老年患者更要注意，可在眼睑上涂薄层凡士林或盖凡士林纱布预防。

3. 脓肿已形成并出现脓点时，应到医院切开排脓，如脓肿自行穿破，可用干净棉花轻轻拭去。

4. 病愈后要继续用药一周左右，以防复发。

5. 对顽固复发的病人，应到医院查明病因并治疗。

【病案】

李某，男，6 岁 2 个月，2009 年 3 月 16 日初诊。

主诉：反复发作双眼睑腺炎 2 个月。

现病史：患儿 2 个月前左眼睑出现红肿结节，烦躁，哭闹。在医院眼科诊断为"睑腺炎"，予红霉素眼药膏外涂，2 天好转，停药后复发。此后双眼交替反复出现，上下眼睑迭起，应用外涂及内服抗生素仍不能阻止其复发，左眼下睑成脓后曾切开，留有一小瘢痕。右眼大眦内侧再次出现红肿结节，伴痒感，低热，体温 37.5℃。喜哭闹，纳佳，大便干燥，要求推拿治疗。

查体：面红，烦躁，右目大眦内侧上睑缘处有 0.5cm×0.5cm 红肿结节，舌红苔黄，脉数。

诊断：睑腺炎（脾胃伏热）。

治法：清热散结。

处方：清补脾 300 次，清肝经 300 次，清天河水 200 次，揉小天心 100 次，四大手法各 50 次，揉肺俞、心俞、肝俞、脾俞、肾俞各 50 次。

第十三章　运动系疾病

运动系疾病是指骨关节及其周围筋肉损伤的一系列疾病。在小儿常见病中，最常见的发病因素是小儿的各关节筋肉先天发育不完全、外伤及感受外邪。其中落枕、肌性斜颈、寰枢椎关节半脱位、屈指肌腱腱鞘炎、桡骨小头半脱位、髋部扭伤、踝关节扭伤、脊柱侧弯、臂丛神经损伤等在儿科疾病较为常见。

第一节　落枕

落枕又称"失枕"，是指晨起颈部肌肉酸胀、疼痛、颈部僵直、活动受限为主要特点的一种病证。属中医学"项筋急""项痹"范畴。本病多发于青壮年，男性多于女性。本病为颈项部常见病证，轻者 3 ～ 5 天自愈，重者疼痛剧烈，疼痛可向头部后侧、肩背部及上肢部放射，迁延数周不愈，影响工作、生活和学习。落枕若反复发作者，系颈椎病前期症状。本病大部分为单纯的肌肉痉挛，推拿治疗效果显著。

【病因病机】

1. 姿势不良

如睡眠枕头过高或过低，躺卧姿势不良等因素，使一侧胸锁乳突肌、斜方肌及肩胛提肌等在较长时间内处于过度伸展状态，或致两侧肌张力不对称，故发生痉挛疼痛。

2. 外感风寒湿邪

睡眠时露肩当风，颈项部感受风寒湿邪，寒性收引，湿性重浊，气血运行不畅，经络痹阻而拘急疼痛。正如《诸病源候论·失枕候》记载："头项有风在筋膜间，因卧而气血虚，值风发动，故失枕。"

3. 颈部扭伤

部分小儿因颈部突然扭转或被重物砸伤，致使部分肌肉扭伤牵拉，发生痉挛或使颈椎小关节交锁、嵌顿等而发生本病。

【推拿治疗】

治法：舒筋活血，温经通络。

手法：揉法、捏法、㨰法、拿法、点法、按法、摇法、扳法、擦法等。

取穴：风池、风府、肩井、天宗、手三里、合谷、后溪穴等。

操作：

（1）患儿坐位。医者用拇指或食指、中指、无名指三指并拢循患侧胸锁乳突肌及颈项肩背部行轻柔的摩法、揉法操作，配合头部做缓缓前屈、后伸及左右旋转运动。

（2）拿捏颈项部及肩背部肌群数次以缓解痉挛。

（3）以拇指端或中指端点按以上穴位，以患儿耐受为宜。

（4）医者一手托住患儿下颌，一手托住后枕部，使患儿颈略前屈，下颌内收，双手同时用力向上牵拉拔伸片刻，边做拔伸，边做颈部前屈、后伸动作数次，再缓慢左右摇颈 5 ～ 7 次，以通络解痉。

（5）对颈椎椎间关节错位者，在颈项部做缓缓的旋转，摇动数次后，在患儿颈项部略向前屈位时，迅速向患侧加大旋转幅度做扳法，手法要稳而快速，旋转幅度要在患儿能忍受的限度内。

（6）最后在患部用擦法透热，以活血止痛。

【注意事项】

1. 家长将患儿的枕头调至高低适宜，天冷时颈部注意保暖，避免外感风寒之邪。

2. 推拿治疗时手法要轻快柔和，颈部摇动幅度要由小到大，缓慢进行，以患儿耐受为度；扳颈法要排除骨折、脱位、肿瘤等疾患，扳动时不可强求响声而强拉硬扳。

3. 对疼痛明显者，要先点按天宗、手三里、后溪等穴，并嘱其缓慢转动头颈后按揉痉挛肌肉，待疼痛减轻后再进行摇扳手法。

4. 局部可配合理疗、热敷等疗法。

【病案】

季某，男，4 岁半，2009 年 3 月 3 日初诊。

主诉：颈项痛 2 小时。

现病史：晨起洗漱后突然哭闹，叫喊"脖子痛"，头向一侧歪斜，不敢活动，故来诊。

查体：患儿头向右侧歪呈强迫势，前屈向左侧屈，左右旋转、后伸活动均受限，左侧胸锁乳突肌、斜方肌广泛性压痛、肿胀。

中医诊断：落枕（痹证）。

西医诊断：颈肩部肌纤维炎（左侧）。

病机分析：小儿肌肤嫩薄，卫外未固，经脉柔弱，气血未充，若养护稍有不慎，睡卧姿势不正或夜间蹬被露体，风寒湿之邪中于肌表、客于经络，寒凝气滞，络脉不通，不通则痛。

治法：疏风祛邪。

处方：摩耳后高骨、桥弓，拿风池、肩井，揉秉风、一窝风、腨阳池，时间12分钟。治疗后头已能慢慢抬起。

3月4日复诊：左侧颈项疼痛明显减轻，头基本能竖直，查左颈项及胸锁乳突肌轻度肿胀压痛，治疗同上。

3月5日复诊：诸症消失，活动自如，巩固治疗1次。

第二节　小儿肌性斜颈

小儿肌性斜颈又称先天性斜颈、原发性斜颈，民间俗称"歪脖""斜头"。临床是以患儿头向患侧倾斜、前倾，颜面、下颌旋向健侧为其特点。临床上，斜颈除极个别因脊柱畸形引起的骨性斜颈，视力障碍的代偿姿势性斜颈，和颈部肌麻痹导致的神经性斜颈者外，一般是指一侧胸锁乳突肌挛缩造成的肌性斜颈。

本病出生后即可发现，应及早治疗，推拿手法治疗对于6个月以内的患儿有较好的疗效。

【病因病机】

肌性斜颈的病机主要是患侧胸锁乳突肌发生纤维性变，而致肌肉挛缩。早期可见纤维细胞增生或肌纤维变性，最终全部变成结缔组织。其主要病因有以下几个方面：

1. 产伤

分娩时，患儿患侧胸锁乳突肌受产道或产钳挤压，受伤出血后血肿机化形成挛缩。

2. 胎位不正

分娩时胎儿头位不正，阻碍患侧胸锁乳突肌血运供给，引起该肌肉缺血性变化，肌纤维水肿、坏死及继发性纤维增生，造成缺血性肌肉挛缩。

3. 宫内异常压力

胎儿在子宫内头部向一侧偏斜，或脐带绕颈，对颈部长期加压，影响颈部肌肉血液的供给，发生缺血性纤维病变，因此患儿出生时即使无产伤，或即使是剖宫产，亦有畸形发生。

4. 遗传因素

有关数据显示大约 20% 的患儿有家族史，该病具有一定的遗传倾向。

【 推拿治疗 】

治法：舒筋活血，疏通经络，软坚散结。

手法：推法、揉法、拿法。

取穴：风池、风府、天窗、天容、耳后高骨、肩井、大椎、新建、风门、肺俞、厥阴俞。

操作：

（1）患儿取侧卧势使患侧向上，医者在患侧胸锁乳突肌处用拇、食指做拿法 3～5 遍。

（2）医者用拇指面或食中指面轻揉轻按患侧颈部所有肌群 15～20 遍，用拇指按揉上述穴位。

（3）医生一手扶患儿患侧肩部，另一手扶住患侧头部，双手相对用力，渐渐向健侧扳动，使头部尽量偏向健侧肩部，反复操作 3～5 遍。

（4）医生用双手分别托起下颌和枕部，以颈椎为纵轴略向上拔伸，接着向患侧旋转，反复操作 3～5 遍。

（5）在患侧胸锁乳突肌施用推揉法 3～5 遍。

【 注意事项 】

1. 手法宜轻柔和缓，在患儿可承受范围之内，切忌用力过大。

2. 注意患儿颈部的保暖。

3. 需要使用滑石粉等介质，可以避免皮肤损伤。

4. 切勿追求速度，疾病恢复需过程，避免因用时间过长，对患儿形成恐惧心理。

5. 临床治愈标准不能以包块消失为依据，应该以患儿头部歪斜程度为标准，应加强对无包块型肌性斜颈患儿的筛查及治疗。

6. 嘱咐家长经常在患侧胸锁乳突肌做被动牵拉伸展，在患儿睡眠或哺乳及怀抱婴儿时注意使头向健侧扭转，以助矫正畸形。

7. 家长平时可用轻快柔和的手法在患处按揉，提拿，以促使恢复。

8. 保守治疗效果较差或无效应尽早考虑手术。

9. 本病与小儿先天性髋关节半脱位（或发育不良）有一定相关性，注意筛查。

【病案】

李某，女，20 天，2017 年 6 月 19 日来诊。

主诉：发现左颈部有包块 20 天。

现病史：患儿出生后，发现头歪向左侧，左侧颈部有条块状肿物。患儿为头胎，足月，剖宫产，有脐带绕颈 1 周、胎位不正史。

查体：患儿发育、营养正常，头歪向左侧，下颌转向健侧，左侧颜面略小于健侧；左侧胸锁乳突肌处可触及鸽子蛋大小肿物，其下端近锁骨处较坚。患儿左侧脸小眼睛小。

诊断：肌性斜颈（左侧）。

病机分析：患儿由于脐带绕颈、胎位不正导致左侧胸锁乳突肌长期受压缺血缺氧，致使胸锁乳突肌挛缩形成结节，导致患儿头向左侧倾斜而下颌旋向右侧。

治法：舒筋活血，软坚消肿。

处方：患儿仰卧位或坐位，先用拇指或食指、中指、无名指三指并拢循患侧胸锁乳突肌由下端从胸骨头、锁骨头处向上按揉至耳后翳风穴，反复操作 5 分钟。然后以拇指、食指在肿物的周围反复进行拿捏，然后由拇指、食指拿起肿物，做两侧上下来回拿捏弹拨数遍，操作 3 分钟。患儿坐位，以一手固定患侧肩部，另一手向健侧推患侧头部，使头部尽量靠近肩部，在生理范围内反复牵拉 3～5 遍。再用双手托起下颌和枕部，以颈椎为轴心缓缓拔伸并旋转，反复操作 3～5 遍。结束治疗。

按上述推拿操作每天推拿 1 次，当治疗 10 天后，左侧胸锁乳突肌结节变软，韧性增加；治疗 1 个月后，左侧胸锁乳突肌明显变软，头歪减轻；继续推拿治疗 2 个月后，条索状肿物消失，头颈活动自如，颜面对称。

第三节　屈指肌腱腱鞘炎

屈指肌腱腱鞘炎又称"弹响指""扳机指"，是指手指屈肌腱在其环形纤维腱鞘与掌骨头构成的纤维性骨管中受到挤压或过度机械性摩擦而引起损伤、肿胀及增厚等无菌性炎症，出现以手指疼痛、手指屈伸受限、活动时有弹响为主要临床表现的病证。

本病属于中医学中"伤筋""筋结""筋痹""筋凝"范围，多见于手工劳动者，女性多于男性，好发于拇指，其次是中指，或食指、无名指的屈指肌腱鞘。本病若不受到重视，易反复损伤致迁延难愈，严重影响手部正常功能。

【病因病机】

1. 急性损伤

如跌倒损伤、手指的扭挫伤等，导致指部腱鞘炎症、水肿。

2. 慢性劳损

家庭妇女或手工操作者，由于指部长期的活动，肌腱在腱鞘内长期、反复和快速用力活动，导致早期腱鞘充血、水肿及渗出增多，反复损伤，迁延日久，则肌腱和腱鞘发生慢性结缔组织增生肥厚、肉芽组织形成、透明性变和粘连等病理变化。腱鞘水肿和增生使骨纤维管道狭窄，压迫水肿和增生的肌腱形成葫芦样肿大，限制肌腱的滑动。屈指时，膨大的肌腱通过狭窄的腱鞘时受到阻碍，使屈伸活动受限，出现扳机样的弹跳动作，并伴有弹响声。

3. 其他因素

先天性鞘管狭窄、先天性肌腱异常、类风湿关节炎或寒冷的刺激等可导致指部腱鞘炎的发生。

中医认为，手指频繁劳作过度伤筋或受凉而致气血凝滞，经筋失于濡润而致关节屈伸不利；涩滞不行，筋腱失荣，壅聚而挛结，指动筋掣而交锁，动则弹响，发为本病。

【推拿治疗】

治法：舒筋活血，消肿止痛，滑利关节。
手法：捻法、捏法、搓法、摇法、拔伸法、擦法等。
取穴：阿是穴。
操作：
（1）患者坐位。在患者的掌指关节周围用轻柔的捻法往返治疗，同时配合掌指关节的伸屈活动和环旋摆动。
（2）患者坐位。医者一手的拇指和食指捏住患指的远端指骨，另一手握住患指的掌指关节近端进行对抗拔伸。

（3）患者坐位。以拇指为例。医者以左手拇指及食指用力持握患手第一掌骨，以拇指放于患手拇指掌骨远端的尺侧，食指放于拇指掌骨远端的桡侧。医者以右手拇指掌面和屈曲的食指中节持握患手拇指近端，两手对抗牵引，牵引时屈曲其患指的掌指关节，并同时用中指指端抵住患手拇指掌骨远端掌侧（即腱鞘狭窄部），用力向尺侧推挤其腱鞘狭窄部，往往有撕裂感。如医者中指无力时，可改用左手紧握其拇指，先做屈曲活动，再以右手拇指指尖与患者拇指腱鞘狭窄部呈垂直位，用力向桡侧推按挤压其狭窄部。

（4）患者坐位。以中指为例。术者以左手拇指及食指自其前侧捏住患手中指掌骨头两侧，以右手拇指及食指呈前后位捏住中指近侧指间关节。同时，用中指尖端抵住该指掌骨头颈的前侧（即腱鞘狭窄部）。牵引屈曲其掌指关节，并以中指用力推、按、挤其狭窄部，往往有撕裂感。

（5）患者坐位。医者在患指结节处涂上介质做指擦法，以透热为度。

【注意事项】

1.本病可防可治，应做到早发现早治疗，恢复期定期复查，在医师指导下进行正确的康复训练。

2.避免在腱鞘狭窄部进行强力按揉法或弹拨法的操作，防止加重组织损伤而出现局部的充血水肿范围扩大。

3.后期应进行主动功能锻炼。

【病案】

郭某，男，5个月，2004年12月16日初诊。

主诉：右手拇指伸直障碍5个月。

现病史：患儿出生时双手握拳不伸，3个月时发现右手拇指只屈不伸，5个月时仍只屈不伸，勉强伸直时关节作响，故来诊。

查体：患儿一般情况好，右手拇指指间关节屈曲，在外力帮助下右手拇指指间关节弹响后能伸直。右手拇指掌指关节内侧有黄豆粒样大结节，压痛不明显，在手指屈指时此结节有弹动感。

中医诊断：弹响指（筋挛肉缩）。

西医诊断：拇指屈指肌腱腱鞘炎。

病机分析：患儿右手拇指经脉受损，气血运行不畅，经络不通而致。

治法：舒筋活络。

处方：患儿取抱坐势，医者一手拿住患指，另一手拇指端按在腱鞘结节部位，被动进行拇指的屈伸活动，按在结节部位的拇指行弹拨分筋手法，并给活血止痛散外洗。

12 月 20 日复诊：经 3 次治疗后右手拇指伸直的时间增多，尤其是经热水熏洗后。

12 月 28 日复诊：右手拇指结节较前变软。

第四节　桡骨小头半脱位

桡骨小头半脱位是婴幼儿常见的肘部损伤之一，俗称"掉胳膊""肘脱钩""肘错环""肘脱环"。当肘关节伸直，前臂旋前位忽然受到纵向牵拉时容易引起桡骨小头半脱位。由于它不具备半脱位的全部体征，X 光片也不能显示半脱位的改变，从病理上讲只是关节囊或韧带被嵌顿，所以也称"桡骨头假性脱位"；也有的学者从病因的特点出发，称之为"牵拉肘"。

本病是临床上小儿最常见的脱位，多发生于五岁以下的小儿，其中 2～3 岁发病率最高。

【病因病机】

5 岁以前的小儿桡骨头发育尚不完全，桡骨小头和桡骨颈直径大小几乎相等，有时甚至还小于桡骨颈；肘关节囊与环状韧带比较松弛，当小儿前臂被过度向上牵拉，如穿、脱衣，行走欲跌倒时，由于肘部受到牵拉力的影响，桡骨小头易从包绕桡骨颈的环状韧带中滑脱，同时肱桡关节间隙加大，关节内负压骤增，关节囊和环状韧带被吸入肱桡关节间隙，桡骨头被环状韧带卡住，阻碍回复而形成桡骨头半脱位。

【推拿治疗】

治法：理筋整复。

操作：

（1）由家长抱住患儿坐定，术者与其面对，一手掌心托患儿肘鹰嘴，拇指轻压桡骨小头处，余指从患肘内侧握过，另手持患腕。

（2）旋前位时，将旋前位的前臂依次做内收屈曲、外展旋后、伸直、屈曲、伸直的连续动作；与此同时，拇指顺势沿桡骨小头环状关节面，由前向后推动，可于旋后时感到解脱嵌顿的移动或听到咯吱声响。

（3）旋后位时，将旋后位的患肘依次做外展屈曲、内收旋前、伸直、屈曲、伸直的连续动作；与此同时，拇指顺势沿桡骨小头环状关节面，由后向前推动，可于旋前时感到解脱嵌顿的移动或听到咯吱声响。

【注意事项】

1.桡骨小头脱位如 1～2 天未予正复，或经人重力按揉，局部有肿痛者，术后不能立即恢复正常，需用轻揉法或加热敷在肘关节桡侧 2～3 天，并屈肘 90°悬吊于颈部一周。

2.对复发多次的患儿，应嘱家长注意，不要牵拉患臂，并养成穿衣时先穿患侧，后穿健侧，脱衣时先脱健侧，后脱患侧的习惯，预防复发。

3.适当做肘部热敷。

【病案】

徐某，女，2 岁，2018 年 3 月 19 日诊。

主诉：右肘拉伤后疼痛，活动障碍 2 小时。

现病史：患儿家长述患儿 2 小时前不慎跌倒，右肘受到牵拉出现疼痛，右肘关节呈旋前位，肘关节微屈，不敢高举，疼痛哭闹，前来就诊。

查体：右侧肘关节呈半屈曲旋前位，右臂上举受限、不能持物，桡骨头处有压痛。

诊断：右侧桡骨小头半脱位。

病机分析：患儿右肘跌仆受牵连损伤，使肘关节筋骨肌肉受损，经络不通出现疼痛，关节不利，活动障碍。

处方：患儿由家长抱坐，握住患肢上臂。医者一手握住患儿的右肘部，拇指置肘部外侧处按压桡骨头，另一手握住右腕部，两手做对抗牵引，将前臂稍向远端牵引并做旋后旋前活动，逐渐屈曲患肘至最大限度，听到"啪"的弹响声，轻轻放慢速度复原。

按上述推拿操作治疗 1 次后，右肘关节疼痛消失，肘关节屈伸活动自如，可持物上举。

第五节 踝关节扭伤

踝关节扭伤是临床上常见的一种损伤，中医上称踝缝伤筋，包括韧带、肌腱、关节囊等软组织的损伤，任何年龄均可发生，青少年较为多见。

踝关节是人体距离地面最近的负重关节，也就是说踝关节是全身负重最多的关节。踝关节的稳定性对于日常的活动和体育运动的正常进行起重要的作用。踝关节周围的韧带损伤都属于踝关节扭伤的范畴。踝关节扭伤可能导致的损伤包括外踝的距腓前韧带，跟腓韧带，内踝三角韧带，下胫腓横韧带等。

【病因病机】

行走道路不平，上下楼时不慎，或骑车跌倒，体育运动着地不稳，如踝关节处于跖屈时，因距骨可向两侧轻微活动，而使踝关节不稳定，可引起损伤。临床上分为内翻扭伤和外翻扭伤两类，以前者为多见。跖屈内翻时，容易损伤外侧的距腓前韧带；单纯内翻损伤时，容易损伤外侧的腓跟韧带；外翻姿势时，由于三角韧带比较坚强，较少发生损伤，但可引起胫腓韧带撕裂。直接的外力打击，除韧带损伤外，多合并骨折和脱位。

【推拿治疗】

治法：活血化瘀，消肿止痛。

手法：揉、按、摇、理筋。手法宜轻柔。

取穴：

（1）外踝扭伤：阳陵泉、丘墟、申脉、阿是穴、足临泣、至阴。

（2）内踝扭伤：三阴交、照海、商丘、然谷、阿是穴、隐白。

操作（以外侧踝关节扭伤为例）：

（1）患者平卧，医者用大鱼际揉外踝及局部肿胀处 3 ~ 5 分钟，再用拇指按压阳陵泉、丘墟、申脉、阿是穴、足临泣、至阴各 1 分钟。

（2）患者姿势同上，医者一手托住足跟，一手握住足中央，缓缓做踝关节的背伸，跖屈，及内翻，外翻，摇转的动作。

（3）患者取坐位或仰卧位，医者左手固定患足前端，右手拇、食二指捏住小趾第一节，轻轻牵引，并向左、右、上、下摇动 8 ~ 12 次，再用拇、食二指沿足纵轴来回揉捏数遍。

（4）再重复动作一遍，搓小腿内外侧 3 ～ 5 遍，结束治疗。

【注意事项】

1. 推拿治疗单纯的踝关节扭伤效果较好，如损伤早期，韧带损伤较重，需加小夹板外固定；中后期加强踝关节的功能训练。

2. 手法宜轻柔。

3. 新伤出血期，勿使用手法治疗，局部应冷敷。骨折或严重脱位者，禁用本法。

4. 肿胀明显者，施手法后嘱患者抬高伤肢休息，以利肿胀消退。后期配合活血通络的中药熏洗，效果更好。

【病案】

李某，男，7 岁，2018 年 6 月 9 日初诊。

主诉：右脚扭伤 2 天。

现病史：2 天前下楼时右足突然踏空，内翻位着地，当时右踝部疼痛、肿胀，不能行走。

查体：右踝关节外侧肿胀瘀血，疼痛拒按，踝关节活动受限。X 线片示：未见异常。

诊断：踝关节扭伤。

病机分析：由于突然失脚，使踝向内或向外强力翻转致软组织损伤，气机受阻，不通则痛，故外踝疼痛；内翻扭伤使踝部表浅血管破裂，血溢离经，渗于皮下，暂积不散，故出现局部肿胀和皮肤瘀斑。

治法：活血化瘀，消肿止痛。

处方：患者平卧，医者用大鱼际揉外踝及局部肿胀处 3 ～ 5 分钟，再用拇指按压痛处 1 ～ 2 分钟。然后一手托住足跟，一手握住足中央，缓缓做踝关节的背伸，跖屈，及内翻，外翻，摇转的动作。最后左手固定患足前端，右手拇、食二指捏住小趾第一节，轻轻牵引，并向左、右、上、下摇动 8 ～ 12 次，再用拇、食二指沿足纵轴来回揉捏数遍。搓小腿内外侧 3 ～ 5 遍，结束治疗。

按上述推拿操作治疗 1 次后，患儿踝关节疼痛减轻，活动幅度增大。后继续推拿 3 次，踝关节肿胀及疼痛消失，行走基本正常。建议不要过度或剧烈活动，避免再次扭伤。

第六节 臂丛神经损伤

臂丛神经损伤又称臂麻痹，是指婴儿出生时由于胎儿体重较大，胎位不正，或接生失误等原因造成臂丛神经损伤的病证，临床上以上肢完全或部分麻痹、功能障碍为特征。该病属中医痿痹范畴，"痹"言其血脉不通，"痿"言其软弱无力，功能丧失。本节主要介绍臂丛神经损伤引起的臂麻痹，推拿是治疗小儿臂丛神经损伤较好的方法。

【病因病机】

产妇生产时，由于助产人员用力不当，牵拉小儿头部及上肢，在娩出肩部时，使一侧颈部和肩部过度分离，即造成臂丛的牵引和撕裂损伤；或因臀位和横位等胎位不正，巨大儿，宫缩乏力，发生难产或滞产时受产钳挤压或外力牵拉损伤神经而引起麻痹。回顾性调查发现，近一半患儿有难产或围生期窘迫史；出生时体重大于4.5kg的患儿发生率比一般患儿高45倍；45%左右由肩难产所致，臀位以外展方式娩出，发生率也很高。

中医认为该病为产伤、受寒等致经脉受损，血液不循常道，瘀而成痹，废而不用，肌肉萎缩，功能障碍，筋骨失养而成。

【推拿治疗】

治法：通经活络，行气活血。

手法：按法、揉法、拿法、搓法等。

取穴：五指节、老龙、大椎、秉风、天宗、肩髃、肩井、曲池、手三里、合谷、极泉。

操作：

（1）患儿取坐位，医者以拇指自大椎循肩井、天宗、肩贞、肩髃等部位行按揉法，往返操作5分钟，拿肩井3～5次。

（2）按揉肩髃、臂臑、曲池、手三里、外关、合谷等，上下往返5分钟。

（3）用食指、中指、无名指摩中府、云门，并转向极泉处，往返1～2分钟。

（4）医者左手拇食指固定患儿肩、肘、腕关节近端，右手做适当的屈、伸、摇被动运动各5～10次。

（5）医者两手掌夹住患肢从上至下轻轻搓揉2～3遍，用拇指、食指揉捻患侧五指 2～3 遍。

【注意事项】

1. 臂丛神经损伤往往合并臂丛周围出血，最后粘连瘢痕化。早期使用手法治疗，可预防粘连，阻止瘢痕化发生的挛缩畸形，并可刺激周围神经功能尽快恢复，约半数患儿经保守治疗可完全康复。

2. 注意局部保暖，抱起患儿时动作要轻柔，以免发生肩关节脱位。

3. 手法治疗宜轻柔，切忌粗暴过重。做被动运动时，动作要缓和，切忌硬扳强拉。

4. 可配合在患处做中药湿热敷。

5. 5 岁以后的残余畸形多需手术矫正。

【病案】

宗某，女，4 个月，2017 年 3 月初诊。

主诉：患儿右侧上臂无力 4 月余。

现病史：患儿出生后一日即发现右手手臂无力，且右手不能握，后经医院确诊为接生事故造成的右侧臂丛神经麻痹，在当地医院康复治疗至今无果，遂异地就诊。

查体：面红，纳可，舌淡红苔薄白，眠时有惊醒，易出汗。

诊断：臂丛神经麻痹（右）。

处方：补脾经，补肾经，推三关，揉上肢，摇肩关节，屈伸肘关节，捻十指。

调理 4 次后，患儿小手手指能屈起并有抓握感，1 周后手能慢慢小幅度抓握屈曲。10 天后，用一手指放入孩子手心，能被抓握。同时手指用力提起时，患儿胳膊可随手指轻轻抬至肘部。守上法治疗 1 个月，患儿明显好转，且其他症状也改善。总共调理 2 个月，患儿手臂可在引导下提起拉伸，手也能握。治疗三个半月，做基本动作时手臂可较正常运动。

第十四章　杂病

小儿脏腑娇嫩，形气未充。形薄气弱之幼儿禀赋不足或感染邪气，除发为日常之病证外，还容易出现特殊病变。本章节将详细介绍荨麻疹，鞘膜积液，腹股沟斜疝这几个儿科杂病的中医推拿诊疗思路。

第一节　荨麻疹

荨麻疹是一种小儿常见的过敏性皮肤病，是在各种诱因（感染、药物、食物、生物、植物、精神、内脏疾患等）作用下，皮肤、黏膜小血管扩张及渗透性增加而出现的一种局部性水肿，基本损害为风团，发生和消退都较快，可伴有瘙痒和烧灼感。

中医学无荨麻疹病名，但类似记载可见于历代医籍的"隐胗""痞瘟""瘾疹""风丹""风屎""风疹疙瘩"等病证中。如隋代《诸病源候论·小儿杂病诸候·风瘙隐胗候》说："小儿因汗，解脱衣裳，风入腠理，与血气相搏，结聚起相连成隐胗，风气止在腠理浮浅，其势微，故不肿不痛，但成隐胗瘙痒耳。"为本病的诊治提供了指导。

《金匮要略·水气病脉证并治》云："风气相搏，风强则为瘾疹，身体为痒。"本病属中医学"瘾疹"范畴，主要是由于机体阴阳失衡，卫外不固，湿热内蕴，复感风邪，郁于肌肤而成，或因胃肠湿热，饮食不节，复感风邪，使内不得疏泄，外不得透达而发，或阴血不足致血虚生风。因此，风邪是本病主要发病因素。

荨麻疹为多种原因所致，以突发突消的风团伴瘙痒为主要临床特征的一种血管反应性皮肤病，亦为多种疾病的症状之一。分急性、慢性及特殊类型等三类。在特殊类型中又有血管性水肿、冷性荨麻疹、胆碱能性荨麻疹及丘疹性荨麻疹等不同类型。无明显季节性，任何年龄均可见。儿童多见急性荨麻疹，婴儿及儿童多见丘疹性荨麻疹。

现代对本病形成的病因、发病机制等认识有了新的发展，尤其对中医有效方药的研究显示了较好的开发应用前景。

【病因病机】

中医学认为本病主要由风邪所致，风为百病之长，风邪善行而数变，常夹热、寒、湿之邪侵犯人体而引起肌肤骤起风团，瘙痒难忍。禀赋不耐之儿，风邪易入，随个体不同，或风寒或风热，蕴于肌腠而发；或素有脾胃湿热，再因风邪而入，诱发于肌表所致；或因素体虚弱，血虚生风而作。现代更提出了"禀赋不耐"，即患儿本身的体质因素是发生本病的基本原因。

【辨证论治】

以祛风为主。根据不同证候类型分别予以疏风清热、疏风散寒、益气养血祛风等治则。

1. 风热相搏

临床表现：风团为红色，灼热作痒，因热则发作或加剧，风吹凉爽则减轻或消失。或伴有恶风发热，口渴心烦，舌红，苔薄或黄，脉浮数。一般急性荨麻疹、丘疹样荨麻疹等多见此证型。

证候分析：风邪善行数变，侵犯肌表则肌表瘙痒难忍。患儿若内蕴湿热，卫外不固，复感风邪，则发为此病。风热作祟，发为红色风团，灼热作痒，遇热尤甚，得凉则减。风热犯表证，症见恶风发热，口渴心烦。舌红，苔薄或黄，脉浮数亦是风热之象。

治法：疏风清热。

处方：清天河水，平肝清肺，清大肠，四大手法，拿揉风池，按揉风门、肺俞、肝俞、胃俞，拿肩井。

方义：清天河水、四大手法可祛风清热；清大肠可清解体内湿热；平肝清肺，拿揉风池，按揉风门、肺俞、肝俞、胃俞，祛风解表；拿肩井能祛邪外出防复感。

2. 风寒外袭

临床表现：风团色泽淡红，或中央白色周围红晕，伴有瘙痒。风吹、着凉或浸涉冷水后发作或加剧，得暖则减轻或消失。或恶寒畏风，口不渴，苔薄白，脉浮缓。急、慢性荨麻疹，冷性荨麻疹多见此证型。

证候分析：小儿先天禀赋不足，或因汗解脱衣裳，或因浸涉冷水，风邪入侵，蕴于肌腠而发为此病。风寒客表则风团色泽淡红，寒邪闭阻阳气则瘙痒，风吹、着凉或浸涉冷水后发作或加剧，得暖则减轻或消失。恶寒畏风，口不渴，苔薄白，脉浮缓均是外感风寒之貌。

治法：疏风散寒。

处方：揉一窝风，推三关，平肝清肺，四大手法，按揉大椎、风门、肺俞、肝俞，拿肩井。

方义：揉一窝风，推三关，四大手法，按揉大椎能祛风散寒；平肝清肺，按揉风门、肺俞、肝俞能祛风解表；拿肩井能祛邪外出防复感。

3. 气血两虚

临床表现：风团色淡或与皮肤颜色相同，反复发作，经年不愈。若患儿素体多汗易感，则往往在汗出冒风时出现风团，且风团可为点状伴瘙痒；若久病或病后气耗血伤则可伴头昏眩晕、心烦失眠、食欲不振等。舌淡，苔薄，脉细。临床慢性荨麻疹、胆碱能性荨麻疹等多见此证型。

证候分析：小儿因素禀不足，血虚生风而作此证，故风团色淡或与皮肤颜色相同。患儿卫气不固，正虚邪恋则多汗易感，往往在汗出冒风时出现风团，且风团可为点状伴瘙痒。头昏眩晕、心烦失眠、食欲不振等，舌淡，苔薄，脉细俱是久病或病后气血耗伤之征。

治法：卫外不固者治以益气固表祛风；气血两虚者治以益气养血，祛风安神。

处方：推三关，天门入虎口，补脾经，四大手法，按揉大椎、风门、肺俞、肝俞、胃俞，拿肩井。

方义：推三关，天门入虎口，补脾经能补益气血；四大手法，按揉大椎、风门能祛风止痒；按揉肺俞、肝俞、胃俞，拿肩井能调理脏腑，养血祛风。

【注意事项】

饮食宜清淡，富有营养，易消化，多食蔬菜、水果。有明确食物过敏原的患者，应避免食用此类食物。腹痛者避免食用粗糙、带壳及硬的食物，以免加重腹痛及引起上消化道出血。腹泻者不宜食用纤维素含量较多及润肠通便的食物，如芹菜、香蕉等，饮食应温热，避免油腻、生冷食物。忌食辛辣腥发食物，如牛肉、羊肉、鸡肉、海鲜、香菜、韭菜、生姜、蒜、葱、蛋类、菌类等食物，禁饮浓茶、酒类等。

【病案】

徐某，女，5岁半，2008年8月15日初诊。

主诉：全身瘙痒4年余。

现病史：原因不明全身发痒，抓搔后局部出现风团，从头至足皮肤粗糙，纳差，大便时干时稀，有时2～3天1次，最近咳嗽有痰，干呕，咳时有大便挤出，曾到省立医院进行过敏原测试，查出 10 余种过敏原，口服抗过敏药物及脱敏治疗，只能暂时缓解，过后又复发，遂要求推拿治疗。

查体：发育中等，精神不安，抓耳挠腮，面色潮红，舌红苔淡黄，脉滑数，全身有粉红色扁平皮疹，腹部及背部明显，四肢皮肤干且粗糙，头部及背部有明显的抓痕。

辅助检查：过敏原测试，小麦、海产品、虫螨等 10 余样过敏，皮肤划痕试验（＋）。

诊断：荨麻疹。

治法：健脾益气，祛风止痒。

处方：拿风池、风府各 20 次，揉大椎 300 次，按风门、肺俞各 200 次，按揉肩井、曲池各 20 次，清补脾经 500 次，清肺经 500 次，运内八卦 200 次。

8 月 17 日复诊：咳嗽减轻，干呕已止，纳好转，大便日 1 次，质好成形，咳时已无大便挤出，夜间瘙痒减轻，不吵闹要抓搔。

8 月 18 日复诊：奶奶说 4 年来第一次睡了个囫囵觉，一夜未叫痒。

8 月 20 日复诊：风团基本消退，白天精神振作，面色白里透红，再不抓头搔痒。

2011 年 6 月，其弟咳嗽来本所治疗时，患儿奶奶说，患儿的荨麻疹再没有发作过，现已经正常上小学了。

第二节　鞘膜积液

本病最早见于金代张子和《儒门事亲》："水疝，其状肾囊肿痛，阴汗时出，或囊肿而状如水晶，或痒而燥出黄水或少腹中按之作水声。得于饮水醉酒，使内过劳，汗出而遇风寒湿之气，聚于囊中，故水多令人为卒疝。宜以逐水之剂下之。"《外科正宗》云："又有一种水疝，皮色光亮，无红无热，肿痛有时，内有聚水，宜用针从便处引去水气则安。"水疝可分为先天性水疝与继发性水疝两种，前者多见于婴儿，也称偏坠；后者多见于成人。

【病因病机】

1. 由于小儿脏腑娇嫩、形气未充，卫外功能未固，加之先天肾气不足，肾之气化开阖失宜，水湿气化不利，故致水湿内停而成阴囊肿块。厥阴肝经循少腹络阴器，肝经之脉不得疏利，气机壅滞不畅，故发此病。其理为病及肝肾二脏，虚实夹杂，临证当整体兼顾，随证而辨。

2. 由先天肾气不足，肾阳虚衰气化不利，水液不能蒸腾气化，下注积聚为患；或因厥阴肝经之脉不得疏利，复受寒湿或湿热郁结所致，或因睾丸外伤、丝虫感染等致血瘀阻塞肾络水道，水湿不行，壅滞而成。

3. 先天肾气不足，肾之气化开阖失常，则其平衡失调，水湿气化不利，加之病程日久，阴囊肿块柔软难消，并见肾虚症状；肝经疏利不畅，气机壅滞，郁而化热，分泌过多则见小便短赤、囊湿阴痒、渗流黄水等症。

【辨证论治】

先天不足，气化不利，水湿内停，治宜益肾化气利水；厥阴肝经之脉不得疏利，复受寒湿，宜散寒化气行水；湿邪内蕴，郁久化热，治宜清肝泄热，利湿消肿。

1. 肾气不足，气化不利

临床表现：阴囊肿大，偏坠一侧，甚则阴囊光亮如水晶，站立哭叫时水液坠集渐甚，睡卧时水液渐可流散，故站立、哭叫时肿块增大，平卧时肿物缩小；患处皮肤不红不热，无痛感，伴有腰酸，溲少色白，苔薄白，脉沉细。

证候分析：先天不足，肾阳亏虚，肾虚气化不利，水液集注内停，故阴囊肿大，偏坠一侧，甚则阴囊光亮如水晶。肾气不足，固摄失司则站立哭叫时水液坠集渐甚，睡卧时水液渐可流散，故站立、哭叫时肿块增大，平卧时肿物缩小。腰酸，溲少色白，苔薄白，脉沉细俱是肾虚之象。

治法：补益肾气，化气利水。

处方：推三关，补肾经，顺运八卦，推箕门，逆摩关元，揉肺俞、脾俞、肾俞，摩百会。

方义：推三关，补肾经，逆摩关元可培补元气，温肾助阳；顺运八卦，推箕门，摩百会能够升提气机；揉肺俞、脾俞、肾俞能够补脏腑之羸弱。

2. 肝经湿热，郁久化热

临床表现：发病迅速，多有睾丸或附睾肿痛病史，阴囊红肿痒痛，渗流黄水，小便短赤，舌红苔薄黄腻，脉弦滑数。

证候分析：足厥阴肝经环绕阴器，湿热循经下注致阴囊红肿痒痛，渗流黄水，小便短赤。肝经湿热，郁久化热则舌红苔薄黄腻，脉弦滑数。

治法：清肝泄热，利湿消肿。

处方：清天河水，清肝经，清大肠，清小肠，按弦走搓摩，揉太冲，揉肝俞、肾俞。

方义：清天河水，清肝经，按弦走搓摩，揉太冲，揉肝俞能够清肝经郁热；清大肠，清小肠能够清利湿热；揉肾俞能够培元固本。

注：在辨证论治的基础之上，整体治疗小儿鞘膜积液，但是也要强调该病局部治疗的重要性，局部治疗的方法为：医者一手整体提拉起肿胀的阴囊，造成回流的势差，一手从下往上不断轻柔地推摩，直至肿胀减轻或消失，然后按压固定患处减少渗出。

【注意事项】

1. 禁止患儿做骑跨动作，以免患处受伤。
2. 不能用针抽吸鞘膜积液，否则会继发感染。
3. 避免阴囊出现外伤或磕碰，要保持阴囊周围皮肤清洁。

【病案】

赵某，男，5 岁，2017 年 8 月 10 日初诊。

主诉：患儿从小发现右侧腹股沟疝气，术后 2 小时复发。

现病史：患儿系第一胎，顺产，产后 10 余天发现右侧阴囊肿大，在某三甲医院行斜疝手术后两小时复发。纳可，二便正常，夜眠差。

查体：发育营养一般，面色黄，舌红，苔薄白，指纹不显，腹胀，右侧阴囊肿大，透光试验（＋）。

诊断：①腹股沟疝气。②鞘膜积液。

治法：补益肾气，化气利水。

处方：推三关，补肾经，顺运八卦，推箕门，逆摩关元，揉肺俞、脾俞、肾俞，摩百会。

上方连续推拿 15 天，患儿右侧阴囊肿大消失，鞘膜积液消失。后期随访没有复发。

第三节　疝气

本病特征为腹股沟区有一肿块突出，于站立、咳嗽、哭闹及大便努责时出现，安静平卧后消失。新生儿期即可发病，是一种先天性疾病。男孩多见，右侧较左侧发病率高 2～3 倍，双侧少见，为小儿外科常见病之一。属婴幼儿的先天性疾患，因腹膜鞘状突未闭并与腹腔相通，有腹内容物经此于腹股沟处脱出而形成。

【病因病机】

1. 小儿脾虚不运，脾主肌肉，则形体欠实、食少便溏、面色少华，中气不足，脏器固摄无力，下垂脱出；寒凝肝脉，气机阻滞，经脉拘挛，肝脉行经少腹阴器，牵连而痛，脱出肿物不易回纳，故坠胀肿痛。

2. 肌弱肉薄，中气举托之力不足为本；寒凝肝络，湿邪壅滞为标。肿坠不痛，扶正固本为主；肿痛俱实，则兼以祛邪；嵌顿不可复，应及时行手术治疗。

3. 小儿因先天不足，肌肉欠丰，失于固摄，复因外感风邪、内食生冷或卧湿地寒邪凝滞而成；或因寒邪湿热郁中，复被寒邪束于外，邪气乘虚流入厥阴，阴阳失和，气机失于疏泄，气滞不通，筋脉不利，经脉阻塞，牵引睾丸，少腹绞痛。

【辨证论治】

中气不足，气虚下陷，治宜补益中气，升阳举陷；寒凝气滞，治宜温经散寒，疏畅气机。

1. 脾肾不足，气虚下陷

临床表现：肿物频因站立、行走、咳嗽、啼哭而突出，也较易回纳，患儿体质虚弱，伴面色少华、食欲不振、腹胀便溏等症，舌淡，边有齿印，脉细。

证候分析：患儿因先天肾气不足，肾阳虚衰，气化不利，水液不能蒸腾气化，下注积聚为患；患儿站立、行走、咳嗽、啼哭而致腹压增大，气虚固摄无力则肿物突出。中气不足，运化失司则患儿体质虚弱，伴面色少华、食欲不振、腹胀便溏。舌淡，边有齿印，脉细也是脾肾不足之象。

治法：健脾补肾，升阳举陷。

处方：推三关，补脾经，补肾经，揉外劳宫，运八卦，逆摩关元，揉肺俞、脾俞、肾俞，摩百会。

方义：推三关，补脾经，补肾经，揉外劳宫，逆摩关元能培补先天元气，健运后天脾胃；揉肺俞、脾俞、肾俞，摩百会能补脏腑元气，升提气机。

2. 寒凝经脉，气机壅滞

临床表现：肿块脱出，回纳不畅，坠胀不舒，痛连少腹，伴有面青汗出、小便短少等症，其伴有呕吐、便结，舌淡，苔白，脉迟。

证候分析：寒邪客于足厥阴肝经，经脉环绕阴器，气机周流不畅，一旦肿块脱出，则回纳不畅，坠胀不舒，痛连少腹。患儿疼痛难耐则面青汗出、小便短少。寒邪凝滞，阻碍中焦气机则致呕吐、便结。舌淡，苔白，脉迟则是寒凝经脉，气机壅滞之象。

治法：温经散寒，疏畅气机。

处方：推三关，清肝经，补肾经，逆摩关元，分腹阴阳，捏脊，掌擦八髎。

方义：推三关，补肾经，逆摩关元，掌擦八髎能培补元气，温经散寒；清肝经，分腹阴阳，捏脊调畅气机，解痉止痛。

【注意事项】

1. 一般事项

（1）腹内压增高是疝的诱发因素，应尽量减少小儿剧烈哭闹、长期阵咳、便秘和排尿困难。

（2）斜疝嵌顿：尤其需要警惕。小儿常哭闹不安，查体腹股沟或阴囊出现疼痛性包块，质地较硬，推动度小，触压小儿哭闹加剧，可伴有恶心、呕吐、腹胀。因嵌顿可导致肠管、睾丸或卵巢缺血、坏死，严重时可导致感染性休克，危及生命，患有斜疝的孩子莫名哭闹，家长须细心查看，及时就诊手法复位或急诊手术。反复发生的嵌顿疝可导致疝内容物缺血损伤，引起睾丸或卵巢萎缩，应及早手术治疗。

（3）女孩疝气发病率低于男孩，但女孩滑动性疝（子宫及附件成为疝囊壁）多见，嵌顿发生率高，嵌顿物常为卵巢或输卵管，疼痛感不明显，不易察觉，容易导致卵巢缺血坏死。

（4）新生儿疼痛反应轻，哭闹常为非特异性表现，嵌顿不易及时发现，无法估计发病时间，易导致精索长时间受压，并发睾丸缺血性坏死。

（5）鞘膜积液体积较大，张力较高，可能会影响睾丸血供而产生睾丸萎缩、发育不良，需定期门诊随访。单纯穿刺抽液及注射硬化粘连药物不能解决鞘状突未闭合根本问题，应杜绝使用。

2. 关于疝气带

（1）仅适合患有严重疾病，如先天性心脏病、营养不良及传染病后虚弱暂时无法手术而反复出现嵌顿的孩子。

（2）疝气带缺点：只是临时解决疝气向外凸出的现象，不能解决病因——鞘状突未闭合，压迫固定不确切。同时会压迫精索，可能造成睾丸缺血损伤。长时间压迫导致局部组织及精索、输精管疤痕粘连，增加手术难度及精索输精管损伤发生率。编者不推荐使用疝气带。

【病案】

左某，男，100 天，2013 年 8 月 23 日初诊。

主诉：脐部突起 3 个月，伴双侧阴囊肿大。

现病史：患儿系双胞胎之一，产后 20 天因啼哭用力后出现脐突，阴囊肿大，症状逐渐加重。纳可，二便正常，夜眠差。

查体：发育营养可，面色红，舌红，苔薄白，指纹不显，腹胀，脐突出宽约 2cm，高约 2cm，按之有过气声，双侧阴囊肿大光亮，左侧尤甚，透光试验（＋）。

诊断：①脐突。②水疝。

治法：补中益气。

处方：补脾经，补肾经，补大肠、小肠，摩脐，揉气海、关元、八髎、龟尾。

8 月 29 日诊：经 4 次推拿后，脐已平复，睾丸右侧略大于左侧。上方去补大肠、小肠，摩脐，揉龟尾。

9 月 6 日诊：诸症消失，睾丸两侧等大，发育良好。

按语：《外科大成·卷四》认为，脐突发病"多因胎中积热或新生儿断脐不当或生后啼哭过多，咳嗽频繁"而致，症见脐部膨出，呈半球或圆柱状，安静时或经按压后肿物可还纳。水疝，又名鞘膜积液，病名出自《儒门事亲·卷二》，其曰："水疝，其状肾囊肿痛，阴汗时出，或囊肿而状如水晶，或囊痒而燥出黄水，或少腹中按之作水声……汗出遇风寒湿之气，聚于囊中，故水多令人为卒疝，宜以逐水之剂下之。"

由于婴儿体质虚弱，两侧腹肌未完全在中央合拢，而留有缺损，在用力啼哭时脱出形成疝气。治疗应虚则补之，以补脾经来健脾益气，促进腹壁肌肉及筋膜环逐步收缩，摩脐促进脐环闭合，防止腹腔内容物脱出，补肾经、揉气海、揉关元培元固本，揉八髎、揉龟尾用于局部治疗。

保健篇

第十五章　小儿推拿保健

第一节　新生儿保健

一、去胎毒法

古人认为胎毒乃父母体内热毒遗传于胎儿致病的总称。《诸病源候论·难乳候》中提出："凡小儿初生，看产人见儿出，急以手料拭儿口，无令恶血得入儿口，则儿腹内调和，无有疾病，若料拭不及时，则恶血秽露，儿咽入腹，令心腹痞满短气，儿不能饮乳，谓之难乳。"

唐代孙思邈《千金要方》阐述预防胎毒入新生儿口的要领时提出："小儿初生，先以绵裹指拭儿口中及舌上青泥恶血……若不急拭，啼声一发，即入腹成百疾矣。"

处方：拭口。

介质：黄连汁、银花汁、甘草汁、豆豉汁。

操作方法：抱儿呈喂乳势，将清洁纱布裹食指上，蘸已蒸好的黄连汁，或浓煮的银花汁、甘草汁，伸入初生儿口内，在舌上或齿龈周围轻拭2～3遍；或将干净纱布将食指裹好频频蘸后让婴儿吮吸少时即可。

注意事项：须根据母亲和婴儿的体质情况辨证用药。

（1）甘草法：甘草3g，浓煎去渣，以消毒纱布卷药汁，令儿频频吮服。甘草能解诸毒，性平而味甘，多数婴儿可用。

（2）黄连法：用黄连1.5～3g，打碎，用水浸泡出汁，蒸后用。此法用于胎热重，或正值炎夏之时，要少量吮吸，谨防损伤胃气。

（3）银花法：银花10g，用冷水浸泡一小时后煎汁，蘸吮，适应于夏暑季节。

（4）豆豉法：淡豆豉9g，浓煎取汁，频频吮服，适用于胎里怯弱之初生儿，豆豉具有祛腐宣发胎毒作用，能助胃气而不伤正。

二、洗浴法

（一）初生儿洗浴

初生儿皮肤娇嫩，须要谨慎保护，否则易于引起感染。初生浴儿不仅可以清洁皮肤，去除污垢，开泄腠理，而且能令小儿体滑舒畅，血脉通流及减少皮肤疾病。

处方：轻擦头面、耳、颈、臂、腋、腹股沟等处。

介质：温水，无菌植物油。

操作：术者左手抚抱婴儿，右手用消毒纱布蘸煮沸过的温水，先将头、面、耳处的血渍轻轻擦去，再将婴儿头稍抬起，轻轻擦去颈部血渍。右手取无菌植物油或适当的抗菌软膏，或松花粉，抹在其尿布部位及颈部、腋、腹股沟处，以保护婴儿皮肤，防止感染。

（二）三朝浴儿

此即小儿生后第三天洗浴，因已断脐，故须特别注意护脐，勿使浴汤浸渍。谓此方法能解胎毒，辟疫疠，除邪气，利关节，祛风湿。

处方：浴、擦、抹身躯及四肢。

介质：桃树皮，槐、桑、梅、柳枝。

操作：将小手指粗细的桃树皮，或槐、桑、梅、柳枝，五寸长，10 余根，置砂锅加水 1 ～ 1.5kg，煮 10 ～ 15 分钟，待温后，用干净纱布或小毛巾蘸汁洗头颈、躯干、四肢，特别注意颈、腋、腹股沟处；然后用干毛巾快速轻柔擦干各处，抹以松花粉包好即可。

（三）平时浴儿

为了清洁皮肤的洗浴，浴汤一般不加任何药物或只加少许食盐，煮开，待温备用。洗浴后抹以扑粉，经常洗浴，可使小儿既不畏风，又引散诸气。

注意事项：

（1）无论是新生儿洗浴，或三朝浴儿和平时浴儿，都须注意浴汤应当用煮开的熟汤，待温备用。

（2）洗浴时，应择无风处，不可当风解脱，触冒风寒，浴后先拭干身上水滴，抹以扑粉，再行穿衣，或以被巾包裹，洗浴时注意动作轻柔，以防小儿猝受惊吓。

三、初生儿哺乳法

中医历来主张"乳贵有时，食贵有节"，并提倡初生婴儿的喂养应以母乳最为适宜。《千金要方》中指出："凡乳母乳儿，当先极，散其热气，勿令汁奔出，令儿噎，辄夺其乳，令得息，息已，复乳之，如是十返五返，视儿饥饱，节度，知一日中儿乳而足，以为常。又常捉去宿乳。儿若卧，乳母当以臂枕之，令乳与儿头平乃乳之，令儿不噎。母欲寐则夺其乳，恐填口鼻，又不知饥饱也。"

处方：拭口哺乳。

操作：

（1）初生小儿，未乳之前首先拭口去毒，待胎毒粪下后，方可喂乳。

（2）喂乳之前应先用手按摩乳房，使乳汁流畅，并将宿乳挤去。

（3）乳汁流出量大且急时，应用手指按揉乳头，或用食中指夹持乳晕处，使其减压再喂，如此反复数次，甚至十余次，视儿饱为度。

注意事项：哺乳前必须休息定神片刻，待气息平和，再用热毛巾擦干净乳房。

第二节　脏腑保健

一、健脾和胃保健法

脾胃为后天之本，主运化水谷和输布精微，为气血生化之源，小儿脏腑形态发育未全，故运化功能也未健全，易为饮食所伤而出现积滞、呕吐、泄泻、厌食等症，所以中医学有小儿脾常不足之说。但小儿生长发育快，需要的水谷精微却较成人更迫切，因此注意调理脾胃，使其正常运转是儿童健康成长的基本保证。如《幼科发挥》说："胃者主纳受，脾者主运化，脾胃壮实，四肢安宁，脾胃虚弱，百病蜂起。故调理脾胃者，医者之王道也；节戒饮食者，却病之良方也。"《理瀹骈文》载："后天之本在脾，调中者摩腹……内伤调补之法，淡食并摩腹……脾肾双补膏苍术、熟地各一斤，五味、茯苓各半斤，干姜一两，川椒五钱。"古人主张扶正气以御邪，首应调理脾胃，才能使小儿运化健旺、元气充足、抗病力强、不易为外邪所犯。

推拿健脾和胃的保健方法很多，可以独取一法，也可以数法结合，配合应用，应视儿体质强弱，灵活选用。

1.处方一：摩腹。

介质：炒盐（将食盐炒热装袋）或滑石粉。

操作：

（1）患儿取仰卧势，术者坐其一侧，以掌心置儿腹部，做顺时针方向摩腹 50次，再做逆时针方向摩腹 50 次。

（2）将炒热的细盐用布包紧后，用盐包由中脘至下脘部顺时针方向摩熨 50 次，向逆时针方向摩熨 50 次，然后轻按在中脘部 1 ～ 2 分钟。

2.处方二：捏脊 3 ～ 5 遍。

介质：滑石粉。

操作：

（1）患儿空腹取俯卧位，先用食、中两指在脊柱两侧自上而下轻轻按揉 2 ～ 3遍。

（2）姿势同前，暴露脊背，先做常规捏三遍；第四、五遍时于肾俞、胃俞、肺俞处各重提一下，最后用双手拇指按揉以上腧穴 3 ～ 5 下结束。

3.处方三：补脾经 500 次，揉足三里 300 次，摩腹 300 次，捏脊 3 ～ 5 遍。

介质：炒盐（将食盐炒热装袋）或滑石粉。

操作：

（1）小儿取抱坐势，术者固定其左手，先补脾经，次揉足三里。

（2）小儿取仰卧势摩腹 300 次。

（3）小儿俯卧捏脊 3 ～ 5 遍（操作方法同前）。

作用：应用此法可健脾和胃，增强食欲，调理气血，小儿营养充足，自然免疫力和抵抗力增强，且能快速茁壮成长。

注意事项：一般在清晨或饭前进行，每法以 6 次为一疗程，疗程间休息 3 天。急性传染病期间可暂停，待病愈后再进行。

二、健脾保肺保健法

小儿肺常不足，因肺为清虚之体，既易于受邪，又不耐寒热，故在病理上形成了肺为娇脏，难调而易伤的特点；小儿肺气之所以娇弱，主要关键在脾常不足，《素问·阴阳应象大论》云："脾生肉、肉生肺"，脾与肺为母子之脏，母病必涉及于子，脾气虚，则肺气不足，外邪最易乘虚而入，使肺失清肃而产生各种疾病；如果脾气健旺，则水谷精微之气上注于肺，卫外自固，外邪就无从而入；肺气强弱与否，实赖于后天脾胃之气，故要预防外邪的入侵，必须健脾，并及时疏解风邪。

1.处方一：揉外劳宫 300 次，黄蜂入洞 50 次。

适应证：易患感冒咳嗽者。

介质：葱、姜汁（葱白水煮 3 ～ 5 分钟备用，或姜片水煮 15 ～ 20 分钟备用）。

操作：

（1）小儿取抱坐位，术者用左手持儿的右手，用右手拇指揉外劳宫。

（2）术者与小儿对面而坐，用左手固定在其枕后部，右手食、中两指分别置儿鼻翼两旁做上下揉动 50 次，按肩井 3 ～ 5 下结束。

2. 处方二：推补脾经 300 次，揉手足心各 50 次，分胸八道各 50 次，拍肺俞 100 次。

适应证：伤食、感冒常交替出现，或感冒发病前表现食欲旺盛的小儿。

介质：葱、姜汁（葱白水煮 3 ～ 5 分钟备用，或姜片水煮 15 ～ 20 分钟备用）。

操作：

（1）小儿取抱坐位，术者用左手固定患儿的左手，暴露其拇指，将其拇指屈曲，从指尖推向指根。

（2）小儿取抱坐位，术者用右手中指揉患儿手心及足心（相当于内劳宫、涌泉穴及其周围）。

（3）小儿取抱坐位，或小儿取仰卧势，术者站在小儿一侧。术者用双手拇指从儿第一、二肋间隙的胸肋关节处向两边做分推，依次推第二三、第三四、第四五肋间隙……最后一遍分推肋弓，以上为分胸八道。最后用中指揉膻中 50 ～ 100 次。

（4）取怀抱势，小儿背向术者，术者用掌心轻拍其肺俞部位 50 次，拿肩井 3 ～ 5 次结束。

作用：经常采用健脾保肺推拿法可以调达营卫，宣通肺气，增强身体的御寒能力，预防感冒的发生。

注意事项：

（1）一般宜在清晨进行，每天操作一次，五次为一疗程。疗程间休息 3 天，可继续进行第二疗程。

（2）平时衣着不要过于暖厚。

（3）注意饮食，不宜过食生冷油腻之物。

三、补肺助卫保健法

风邪侵肺，肺的作用以卫外为主。小儿每年感冒 8 次以上，或半年内多于 6 次，称为反复感冒。常见小儿前次感冒刚罢这次又起，或季节稍变即感冒。西医学中"反复上呼吸道感染"与本病类似。

小儿反复感冒的原因很多，具体包括：①缺乏锻炼，不耐寒温。②缺乏营养，体质较差。③空气质量差，环境恶劣。④口腔与咽喉疾病，特别是扁桃体肥大、慢性鼻炎、鼻窦炎、龋齿等。⑤季节交替，室内外温差太大。⑥流行期间接触传染源等。最根本的原因乃是小儿抵抗力下降不能抵御外邪。

处方：推肺经 200 次，推三关 200 次，开门见山 200 次，横擦项背之交透热。

操作：

（1）小儿取抱坐位，术者用左手持儿的右手，用右手拇指推儿肺经。

（2）小儿取抱坐位，术者用左手固定患儿的左手前臂，用右手推三关。

（3）小儿取抱坐位，术者与小儿面对面；或小儿取仰卧位，术者坐于小儿头顶位。依次操作开天门、推坎宫、运太阳、揉耳后高骨。

（4）小儿取坐位或俯卧位，术者用全掌或手掌小鱼际，来回在儿项背之交处摩擦，透热为度。

作用：扶助正气，增强肺的卫外功能，增强患儿的适应能力和抗病能力。家庭运用此保健法可明显改善小儿反复感冒症状，减少发病次数，减轻病情，缩短病程。

注意事项：

（1）一般宜在清晨进行，每天操作一次，5 次为一疗程。疗程间休息 3 天，可继续进行第二疗程。或者在小儿感冒初起即及时操作，可明显缓解打喷嚏、流清鼻涕等症状。

（2）平时衣着或盖被不要过于暖厚，小儿出汗后注意不要让其受风。

（3）注意饮食，不宜过食生冷油腻之物。

四、疏肝顺气保健法

小儿易情绪失常发脾气，烦躁好动，称为小儿脾气暴躁，尚无准确的西医病名与之对应。

具体病因包括：①小儿本为纯阳之体，心肝常有余；②多食燥热之物；③阴液亏虚有内热。

中医认为小儿脾气暴躁的主要病机是肝心偏旺。家庭运用小儿推拿可明显改善其症状，缓解小儿暴躁情绪，保持正常情绪波动。

小儿推拿治法：疏肝理气，宁心安神，让小儿能渐渐控制自己的情绪。

处方：肝心同清 200 次，顺运内八卦 200 次，按弦走搓摩 50 次，扫散双颞侧各 50 次，揉涌泉 1 分钟。

操作：

（1）小儿取抱坐位，术者用左手持儿右手，用右手食指及中指于小儿食指、中指螺纹面，由指根向指尖方向直推。约200次。

（2）姿势同上，术者于儿左手内八卦穴处沿乾、坎、艮、震、巽、离、坤、兑的方位推运。约200次。

（3）小儿取坐位或站立位，术者于小儿身后用双手掌从小儿腋下，沿着胁肋搓摩至天枢穴处。约50次。

（4）小儿取坐位，术者与小儿面对面，术者用双手食、中、无名、小指的四指端在小儿头颞侧施扫散法，由前向后轻扫，可两手同时也可两手交替。约50次。

（5）小儿取坐位或卧位，术者用拇指按揉小儿脚底的涌泉穴约1分钟。

作用：常做此保健法有利于调畅小儿情志，进而促进中焦脾胃之运化，有助于小儿生长发育。同时，能够有效预防儿童身心疾病的发生。

注意事项：

（1）最好是每天下午或晚上操作，可每天操作一次，5次为一疗程。疗程间休息3～5天，可继续进行第二疗程。

（2）平时应注意疏导小儿的情绪。

（3）注意饮食，不宜过食煎炸油腻之物。

五、养心安神保健法

精神调摄是中医保健中极为重要的内容，古人认为心主神明。如小儿精神振作、二目有神、表情活泼、面色红润、呼吸调匀，均为气血调和，神气充沛无病的表现，即使有病也多轻而易愈。但儿神气怯弱，知觉未开（神经系统发育不健全），小儿病理特点为心气有余，见闻易动，易受惊吓，故病多惊悸哭叫，手足动摇，神乱不安等，因此小儿的精神调摄极为重要，应用安神保健法能养心安神，滋阴养血。因此，对心肝血虚、心神失养、神志不宁等证也能起到治疗和防微杜渐的作用。对小儿突然见异物，或听到大声或失足跌仆等引起的发热、面色时青或时红、梦中呓语、手足蠕动、夜卧不安，甚至抽风搐弱等也有显著效果。

处方：拍心俞50次，拍厥阴俞50次，按揉心俞30次，抚背50～100遍，猿猴摘果30次。

介质：滑石粉。

操作：

（1）家长左手怀抱小儿，使其背向后，术者用右手掌心轻轻拍儿左上背部相当于肺俞、厥阴俞、心俞部位，拍时要用空掌，即指掌关节微屈；动作轻柔要有节奏，拍毕用拇、食指面分别按揉双侧肺俞、心俞、厥阴俞各30～50次。

（2）姿势同上，术者用左手中指贴在督脉上（即颈椎棘突上），右手食、无名指分别置于颈椎两旁的足太阳膀胱经上，即中指按在督脉的风府穴上，食、无名指分别按在两侧的风池穴，自上而下推抚 50～100 遍。

（3）小儿取抱坐势，术者与其面对而坐，术者以两手食、中指夹住小儿的耳尖向上提 5～10 次，再用双手拇、食指捏住双耳垂向下拉 3～5 次。最后双手捧儿头部左右摇动 3～5 遍结束。

作用：心乃五脏六腑之大主，君主之官，主神明，如若心神不宁则势必影响机体的正常功能，进而引发多种病证。常做此保健，则可养心安神，调畅气血，平衡阴阳，令小儿心静神安。

注意事项：

（1）睡前或下午进行治疗为好，每天操作一次，6 次为一疗程，可连续治疗两个疗程。

（2）保证小儿有足够的睡眠。

（3）养成良好的睡眠习惯，睡前切勿逗引玩笑，以免使小儿过度兴奋。

六、补肾益智保健法

正常小儿的健康成长，是由肾的元阴元阳相互协助，相互支持，相互影响的结果。《素问·灵兰秘典论》云："肾者，作强之官，伎巧出焉。"所谓"作强"就是工作能力坚强，所谓"伎巧"就是思维活动灵巧。肾之所以主作强，出伎巧，因为肾主藏精，精生髓，髓又上通于脑，故又称脑为髓之海，精足则令人智慧聪明，故补肾益智保健法能促进小儿智力开发，身心健康，精神愉快；并对小儿的五迟（立迟、行迟、发迟、齿迟、语迟）、五软（头项软、口软、手软、足软、肌肉软）、解颅等属小儿发育障碍的疾患有一定的治疗作用。

处方：推五经 100 次，捏十王各 20 次，摇四肢关节各 20～30 次，捻十指及十趾各 2～5 遍，捏脊 3～5 遍，横擦腰骶部透热。

介质：滑石粉。

操作：

（1）小儿取坐势或仰卧势，术者以左手托儿左手使手心向上，术者右手五指并拢合儿掌上，从小儿掌根始，术者手掌沿小儿手掌顺指根向指尖推抹出去，反复操作称为推五经。

（2）小儿取坐势或仰卧势，术者将小儿双手拇、食、中、无名、小指各捏 20 次；然后摇四肢腕、髋、踝关节各 20～30 次；再用拇指和食指捻儿十指、十趾各

3～5遍。

（3）患儿取俯卧势或横卧在家长双腿上使其背朝上，术者以双手拇、食指面捏脊3～5遍，重提肾俞、脾俞、心俞各3～5次，按揉前三穴3次，然后将中指置督脉大椎穴上，食、无名指分别置足太阳膀胱经风门穴上，自上而下反复推10遍。

（4）姿势同上，术者将手掌放于小儿腰骶部，来回摩擦，感觉掌下透热即可。

作用：此保健法不但适用于五迟五软等先天不足的患儿，正常小儿常做此保健也可起到强身健骨，促进发育的作用。

注意事项：

（1）本法适用于6个月～6周岁的幼儿。

（2）本法操作在早晚均可，也可早晚各操作一次。可每日一次，连续30次为一疗程，疗程间休息1周，再做第二疗程。

（3）本法亦可用于五迟、五软、解颅或脑病后遗症的小儿家庭治疗，要长期坚持，每隔2个月休息1周后再继续进行。对五软的患儿可适当选用补心养血或补肾养肝的中药方剂，推拿结合中药进行治疗。对智力差的儿童要同时进行行为指导，开发智力，树立其对治疗的信心。

第三节　其他保健

一、春季生长推拿保健方案

古时候已形成"天人一体观"的思想，强调人应顺应自然四时的变化，可使身体健壮，少生疾病。《素问·四气调神大论》曰："春三月，此谓发陈，天地俱生，万物以荣，夜卧早起，广步于庭，被发缓形，以使志生……此春气之应，养生之道也。"春天是万物复苏生长生发的时候，在此季节，根据小儿生理特点及生长特性，适时地进行综合调理，减少小儿生病次数，帮助小儿健康成长。

"脏腑娇嫩，形气未充"，为小儿生理特点之一，它体现在"脾常不足""肾常虚"。在西医学中，人的生长发育有两个高峰期，第一个高峰期是在婴儿期，也就是出生后满28天到一周岁，第二个高峰期是在青春期，一般来说是10～20岁。

（一）影响小儿生长发育的因素

1. 遗传因素

人体的生长发育会受到父母双方及家族基因的影响。

2. 性别因素

女孩青春期开始和结束时间都要早于男孩，所以在同一年龄段女孩与男孩体格发育标准不同。

3. 疾病因素

疾病对儿童的生长发育影响较为明显，临床中遇到的孩子，每生一次病体重都会减轻，反复易感的儿童，体重身高增长较为缓慢。

4. 环境因素

（1）母亲在妊娠期间营养不良或感染病毒，会影响小儿体格生长，甚则导致发育迟缓或先天畸形。

（2）良好的生活环境、健康的生活习惯、合理的喂养方式、适当的体育锻炼，都可以帮助儿童健康成长。

（二）推拿处方

补脾经 1000 次，补肾经 1000 次，推五经 300 次，掐十王 20 次，摇四肢关节各 30 次，捻十指、十趾各 30 次，按揉增高点（小指自然屈曲时，指端上 5 分为增高 1 点，上 8 分为增高 2 点）双侧各 500 次，捏脊 6 遍。

用生长推拿介质涂抹于四肢关节。摇四肢关节，上肢摇肩关节，屈伸肘关节，摇腕关节；下肢摇髋关节，屈伸膝关节，摇踝关节。操作时幅度、力度由小到大，注意保护关节，避免损伤。

（三）注意事项

1. 适当地增加体育锻炼如跑、跳等有助于孩子身高增长。

2. 针对反复易感的儿童，注意保暖，适当增加衣物，减少去公共场所的次数，室内保持空气流通。

3. 脾胃虚弱者和脏腑郁热者应少吃或不吃生冷寒凉以及油腻的食物，合理、节制饮食。

二、小儿眼保健推拿法

眼睛是人体的重要器官，保护视力与人们的工作学习、生活起居、保持充沛的精力有密切的关系。目前我国存在视力问题的人群众多，且越来越呈低龄化发展，儿童的视力问题刻不容缓，故须从小养成保护眼睛的好习惯，同时对眼的保健势在必行。眼保健推拿法通过推拿手法对穴位的刺激，以疏通经络，调和气血，增强眼周围肌肉的血液循环，改善眼部神经的营养，使眼肌的疲劳得以解除。为了保护视力，预防近视，可在日常生活中行以下眼保健推拿法，并同时配合耳穴压豆法，达到眼部保健的功效。

（一）推拿处方

（1）开天门，推坎宫，揉太阳，各1分钟。

（2）点揉眼周诸穴：睛明、攒竹、鱼腰、上明、球后、承泣，每穴10～30秒。

（3）刮上下眼眶100次。

（4）分摩眼球100次。

（5）热敷眼周穴位1～2分钟。

（6）按揉背部膀胱经，循穴按揉，每穴20～30秒，共3～5分钟。

（7）拿肩井24次。

（二）注意事项

1. 本法对7～15岁的少年儿童最适用，每天可在课间或作业后进行。

2. 要经常督促学生剪短指甲，保持双手清洁。

3. 按揉穴位要正确，手法要轻缓，以轻微酸胀为度，不要过分用力，以免擦伤皮肤。

4. 操作毕可以遥视远处绿色植物。

5. 尽量减少甜食。

三、小儿鼻保健推拿法

鼻炎是由细菌、病毒、变应原以及某些全身性疾病引起的鼻腔黏膜的炎症，临床症状以鼻痒、连续喷嚏、鼻塞、流清水样鼻涕为主，可伴有鼻涕倒流、夜间咳嗽等，在中医中称之为"鼻鼽""鼻渊"或"鼻窒"。鼻炎有急性鼻炎、慢性鼻炎、过敏性鼻炎之分，急性鼻炎是鼻腔黏膜的急性炎症，而慢性炎症多是由于急性鼻炎迁延不愈导致，过敏性鼻炎又称"变态反应性鼻炎"，为变态反应性疾病，多是在接触过敏原后出现。《素问·五常政大论》中记载："少阳司天，火气下临，肺气上从，白起金用……大暑以行，咳嚏鼽衄鼻窒，口疡，寒热胕肿。"《金匮要略·痓湿暍病脉证》记载："头中寒湿，故鼻塞，内药鼻中则愈。"此处指出寒湿之邪困于头部可导致鼻塞，并且开外治法治疗鼻塞的先河。隋、唐、宋时期，把鼻流清涕之症作为专节，论述其病因病机以及治法。

（一）推拿处方

揉外劳宫 200 次，平肝清肺 200 次，揉鼻咽点 100 次，四大手法各 50 次，黄蜂入洞 64 次，侧推宝瓶（迎香）100 次，按揉迎香 50 次，拿风池 30 次，擦肩胛区 100 次。

注：鼻咽点位于中指掌横纹中点处，医者用拇指揉之。肩胛区为后背中上部，两肩胛骨内侧缘中间的区域。

（二）耳穴压豆处方

肺、内鼻、外鼻、肾上腺、枕、皮质下、神门、风溪。

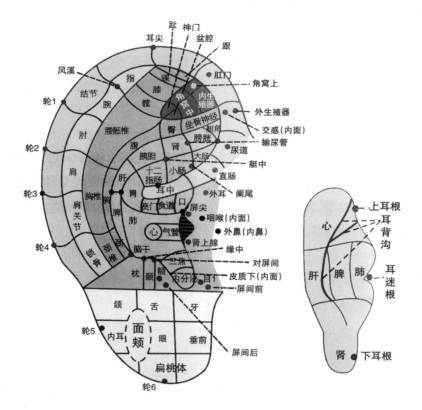

（三）注意事项

1.本病易反复，应适当体育锻炼增强体质，及时增添衣物注意保暖，预防感冒，可经常擦揉肺俞、肾俞，补益肺、肾之气。可在季节交替时采用"工"字搓背法保健。

2.提高个人耐受寒冷能力，可经常用冷水洗鼻；若鼻塞或鼻涕较多，可用生理盐水冲洗鼻腔。

3.忌食寒凉生冷、辛辣等刺激性食物。

4.过敏性鼻炎应明确过敏原，减少过敏原的接触。

四、痘疹推拿保健法

中医学对预防传染病的发生，保护小儿健康，提高对某些传染病的免疫力，从而降低传染病的发生率，减少、防止其流行做出过历史性的贡献。预防传染病不仅限于疫苗，也可用推拿的方法，如《鲟溪外治方选·痘门》中记载："痘初起发热，用手蘸真麻油，摩其背脊下至尻骨，如此数次，其热自退。"《景岳全书·卷四十四·痘疹诠》中载："痘疮起发之初……如或作痒须为抚摩，勿使搔破，以致难贯，当慎也。"

（一）推拿处方

处方一：麻疹始发一二日，民间有用蒸熟的鸡蛋乘热，滚摩胸前心、后背、手足心、四肢前后，至疹子透发而止，称为蛋摩法。

处方二：疹出一二日用扶正透发法，即推三关200次，补脾经500次。

处方三：用外搓法促使麻疹透发，其方法是用鸡蛋清一枚和以荞麦面一两，干湿得宜，以不粘手为度，再滴香油数点揉匀，以此和好的面团在患儿身上搓滚，前胸后背要多搓，周身其他部位也勿遗漏，搓至皮肤微红为度，一般搓后3～4小时能出疹。

处方四：用西河柳煮水，温擦皮肤，以助皮疹透发。

处方五：麻疹消退后，身体多正气虚弱，津液耗伤，此时应多顾护正气并防止外感新邪。可补脾经300次，补肾经300次，揉外劳宫200次，掐揉二马200次，摩揉肺俞、厥阴俞300次，摩揉膻中300次。

（二）注意事项

1.发热时应积极应对发热，若热势较高应勤饮水、勤量体温以免引起高热惊厥。

2.出疹期要避免受寒受风，注意清洁卫生。

3.吃清淡易消化食物，多饮水。禁食辛辣刺激的食物。

第四节　病后调养

病后调养，也称为"病后调理"。疾病康复后，还需防止食复、劳复和情复。尤其是在温热病和重症危症之后，更应特别重视。

一、预防食复

热病之后，胃气尚虚，余邪未尽，患儿每多思食，若纳谷太骤，致余邪夹食滞而复发热，临床上称之为食复。应用推拿方法，调理病后脾胃，能增加脾胃功能，预防食复出现。

处方：分手阴阳 50 次，清补脾经各 300 次，逆运八卦 50 次，摩中脘 100 次，按弦走搓摩 50 次。

介质：滑石粉。

操作：

（1）分手阴阳：小儿取抱坐势，术者两手食、中两指夹持小儿左手腕，两手拇指自其大小鱼际中点向两边（阴池、阳池）做分推。

（2）清补脾经：姿势同上，术者右手拇指蘸滑石粉，将小儿拇指伸直，自其桡侧指尖推向指根，再由指根推向指尖（一来一回为清补）。

（3）逆运八卦：姿势同上，术者左手拇指按儿左手离卦上，右手拇指面自乾卦至兑卦做逆运。

（4）摩中脘：小儿取仰卧势，术者用右手做顺时针，或逆时针摩中脘各 100 次。

（5）按弦走搓摩：小儿取俯卧势，术者两手掌贴小儿两胁，自腋下搓推至髂前上棘。

二、预防劳复

患儿大病瘥后，因气血津液未复，余邪未尽，应当适当休息，减少活动，否则活动剧烈，过分疲劳，可引起再度发热，谓之劳复。应用益气养阴，柔肝补虚的方法防治劳复，既无痛苦，奏效又迅速，患儿易于接受。

处方：合阴阳 100 次，补脾经 300 次，揉肾顶 100 次，推涌泉 100 次，推脊 3～5 遍。

介质：上肢部用温水，脊部用滑石粉。

操作：

（1）合阴阳：小儿取抱坐势，术者两手食、中两指夹持小儿手腕，两手拇指自阳池、阴池向小天心方向合推。

（2）补脾经：姿势同上，术者用右拇指屈曲推小儿左手拇指关节，自屈曲的指关节桡侧面推向指根。

（3）揉肾顶：姿势同上，术者以右手拇、食指固定小指，以右中指揉肾顶。

（4）揉涌泉：姿势同上，术者用两手食、中、无名、小指固定小儿的一足，暴露涌泉穴，用两手拇指自足心向足趾方向轮流推。

（5）推脊：小儿取俯卧势，术者以右手食、中指自大椎向下推。

三、预防情复

疾病瘥后，小儿筋脉未盛，神气怯弱，不能耐受突如其来的或强烈的刺激，思虑、惊恐、恼怒等情绪均可导致疾病的复发，谓之情复。应用益气养心，疏肝解郁的方法防治情复。

处方：分手阴阳 100 次，清肝经 100 次，揉小天心 100 次，按揉心俞 30 次，按弦走搓摩 50 次。

介质：滑石粉。

操作：

（1）分手阴阳：小儿取抱坐势，术者两手食、中两指夹持小儿左手腕，两手拇指自其大小鱼际中点向两边（阴池、阳池）做分推。

（2）清肝经：姿势同上，术者用右手拇指自小儿食指掌面末节指纹起向指尖推。

（3）揉小天心：姿势同上，术者用右手拇指揉小儿掌根处大小鱼际交接之凹陷中。

（4）按揉心俞：小儿取俯卧势，术者用拇、食指腹分别按揉双侧心俞。

（5）按弦走搓摩：姿势同上，术者两手掌贴小儿两胁，自腋下搓推至髂前上棘。

附录 小儿推拿歌赋

1. 小儿无患歌

孩童常体貌，情态自殊然，

鼻内干无涕，喉中绝没涎。

头如青黛染，唇似点朱鲜，

脸方花映竹，颊绽水浮莲。

喜引方才笑，非时手不掀，

纵哭无多哭，虽眠未久眠。

意同波浪静，性若镜中天，

此候俱安吉，何愁疾病缠。

《小儿推拿方脉活婴秘旨全书》

［按］《秘传推拿妙诀》中"看小儿无患歌"同此。

2. 论色歌

眼内赤者心实热，淡红色者虚之说，青者肝热浅淡虚，

黄者脾热无他说，白面混者肺热侵，目无精光肾虚诀。

儿子人中青，多因果子生，色若人中紫，果食积为痞。

人中现黄色，宿乳蓄胃成，龙角青筋起，皆因四足惊。

若然虎角黑，水扑是其形，赤色印堂上，其惊必是人。

眉间赤黑紫，急救莫沉吟，红赤眉毛下，分明死不生。

《小儿按摩经》

3. 面部五位歌

面上之症额为心，鼻为脾土是其真，

左腮为肝右为肺，承浆属肾居下唇。

《小儿按摩经》

4. 命门部位歌

中庭与天庭，司空及印堂，额角方广处，有病定存亡。

青黑惊风恶，体和润泽光，不可陷兼损，唇黑最难当。

青甚须忧急，昏暗亦堪伤，此是命门地，医师妙较量。

面眼青肝病，赤心、黄脾、白肺、黑肾病也。

《小儿按摩经》

5. 面色图歌

额印堂、山根

额红大热燥，青色有肝风，

印堂青色见，人惊火则红。

山根青隐隐，惊遭是两重，

若还斯处赤，泻燥定相攻。

年 寿

年上微黄为正色，若平更陷夭难禁，

急因痢疾黑危候，霍乱吐泻黄色深。

鼻准，人中

鼻准微黄赤白平，深黄燥黑死难生，

人中短缩吐因痢，唇反黑候蛔必倾。

正 口

正口常红号曰平，燥干脾热积黄生，

白主失血黑绕口，青黑惊风尽死形。

承浆、两眉

承浆青色食时惊，黄多吐逆痢红形，

烦躁夜啼青色吉，久病眉红死症真。

两 眼

白睛赤色有肝风，若是黄时有积攻，

或见黑睛黄色现，伤寒病症此其踪。

风池、气池、两颐

风气二池黄吐逆，躁烦啼叫色鲜红，

更有两颐胚样赤，肺家客热此非空。

两太阳

太阳青色惊方始，红色赤淋萌蘖起，

要知死症是何如，青色从兹生入耳。

两 脸

两脸黄为痰实咽，青色客忤红风热，

伤寒赤色红主淋，二色请详分两颊。

两颐、金匮、风门

吐虫青色滞颐黄，一色颐间两自详，

风门黑疝青惊水，纹青金匮主惊狂。

辨小儿五色受病症

面黄青者，痛也。色红者，热也。色黄者，脾气弱也。色白者，寒也。色黑者，肾气败也。

哭者病在肝也，汗者主心，笑者主脾而多痰，嚏者主肺有风，睡者主肾有亏。

《小儿按摩经》

6. 察色验病生死诀

面上紫，心气绝，五日死。面赤目陷，肝气绝，三日死。面黄，四肢重，脾气绝，九日死。面白，鼻入奇论，肺气绝，三日死。胸如黄熟豆，骨气绝，一日死。面黑耳黄，呻吟，肾气绝，四日死。口张唇青，毛枯，肺绝，五日死。大凡病儿足跗肿，身重，大小便不禁，目无转睛，皆死。若病将愈者，面黄目黄，有生意。

《小儿按摩经》

［按］《秘传推拿妙诀》"看色断生死诀"同此。

7. 汤氏歌

山根若见脉横青，此病明知两度惊，

赤黑因疲时吐泻，色红啼夜不曾停。

青脉生于左太阳，须惊一度见推详，

赤是伤寒微燥热，黑青知是乳多伤。

右边赤脉不须多，有则频惊怎奈何？

红赤为风抽眼目，黑沉三日见阎罗。

指甲青兼黑暗多，唇青恶逆病将瘥，

忽将鸦声心气急，此病端的命难过。

蛔虫出口有三般，口鼻中来大不堪，

如或白虫兼黑色，此病端的命难延。

四肢疮痛不为祥，下气冲心兼滑肠，

气喘汗流身不热，手拿胸膈定遭殃。

《小儿按摩经》

8. 治法捷要歌

人间发汗如何说，只在三关用手诀。

再掐心经与劳宫，热汗立止何愁雪。

不然重掐二扇门，大汗如雨便休歇。
若治痢疾并水泻，重推大肠经一节，
侧推虎口见工夫，再推阴阳分寒热。
若问男女咳嗽诀，多推肺经是法则，
八卦离起到乾宫，中间宜乎轻些些。
凡运八卦开胸膈，四横纹掐和气血，
五脏六腑气候闭，运动五经开其塞。
饮食不进儿着吓，推动脾土就吃得，
饮食若进人事瘦，曲指补脾何须怯。
若还小便兼赤涩，小横纹与肾水节。
往上推去为之清，往下退来为补诀。
小儿若着风水吓，多推五指指之节。
大便闭塞久不通，盖因六腑有积热，
小横肚角要施工，更掐肾水下一节。
口出臭气心经热，只要天河水清切，
上入洪池下入掌，万病之中多去得。
若是遍身不退热，外劳宫上多揉擦，
不问大热与大炎，更有水里捞明月。
天门虎口肘肘诀，重揉顺气又生血，
黄蜂入洞医阴症，冷气冷痰俱治得。
阳池穴掐止头疼，一窝风掐肚痛绝。
威灵总心救暴亡，精宁穴治打逆咽。
男女眼若往上撑，重重多揉小心穴。
二人上马补肾经，即时下来就醒豁。
男左三关推发热，退下六腑冷如铁。
女右三关退下凉，推上六腑又是热。
病症虚实在眼功，面部详观声与色。
寒者温之热者清，虚者补之实者泄。
仙人传下教孩童，后学殷勤当切切。
古谓哑科治法难，惟有望闻并问切。
我今校订无差讹，穴道手法细分别。
画图字眼用心详，参究其中真实说。

非我多言苦叮咛，总欲精详保婴诀。

更述一篇于末简，愿人熟诵为口诀。

诸人留意免哭儿，医士用心有阴德。

《秘传推拿妙诀·卷下》

［按］《小儿推拿广意》"又拿法"同此。

《幼科推拿秘书》"推拿小儿总诀歌"同此。

9. 基本手术歌

上下挤动是为推，揉惟旋转不须离，

搓为来往摩无异，摇是将头与手医，

刮则挨皮稍用力，运须由此往彼移，

掐入贵轻朝后出，拿宜抑下穴上皮，

惟分两手分开划，和字为分反面题。

《推拿指南》

10. 取温凉汗吐泻秘旨

凡身热重者，但捞明月。或揉涌泉，引热下行，或揉脐及鸠尾。方用芽茶嚼烂，贴内间使穴上。又方用靛搽手足四心。又用水粉乳，调搽太阳四心。即热退矣。

凡身凉重者，揉外牢宫、肷门穴，揉二扇门、推三关，揉阳位。方用蕲艾揉细，火烘敷脐，立热。

凡要取汗，推三关，揉二扇门、黄蜂入洞为妙。

凡要止汗者，退六腑，补肺经。如不止，方用浮小麦煎汤灌之，立效。至无疾自汗，乃小儿常事，不可过疑。

凡取吐泻者，外牢推至大陵位，取吐方知为第一，大陵反转至牢宫，泄下心火无止息，左转三来右一摩，此是神仙真妙诀。

凡止吐泻者，呕吐乳食真可怜，肷门来至横纹中，横纹若转肷门去，吐泻童子得平安。其间口诀无多记，往者俱重过者轻。

此合上外牢二法，俱圆推，男左转，女右转，去重回轻，此一节须详究。

《幼科推拿秘书》

11. 各穴用法总歌

心经一掐外牢宫，三关之上慢从容，

汗若不来揉二扇，黄蜂入洞有奇功。

肝经有病人多痹，推补脾土病即除，

八卦大肠应有用，飞金走气亦相随。

347

咳嗽痰涎呕吐时，一经清肺次掐离，
离宫推至乾宫止，两头重实中轻虚。
饮食不进补脾土，人事瘦弱可为之，
屈为补兮直为泻，妙中之妙有玄机。
小水赤黄亦可清，但推肾水掐横纹，
短少之时宜用补，赤热清之得安宁。
大肠有病泄泻多，侧推大肠久按摩，
分理阴阳皆顺息，补脾方得远沉疴。
小肠有病气来攻，横纹版门推可通，
用心记取精灵穴，管教却病快如风。
命门有病元气亏，脾土大肠八卦为，
侧推三关真火足，天门肘免灾危。
三焦有病生寒热，天河六腑神仙诀，
能知取水解炎蒸，分别阴阳掐指节。
膀胱有病作淋疴，补水八卦运天河。
胆经有病口作苦，重推脾土莫蹉跎。
肾经有病小便涩，推动肾水即清澈，
肾脉经传小指尖，依方推掐无差忒。
胃经有病食不消，脾土大肠八卦调，
胃口凉时心作哕，版门温热始为高。
心经有热发迷痴，天河水过作洪池，
心若有病补上膈，三关离火莫推迟。
肝经有病人闭目，推动脾土效即速，
脾若热时食不进，再加六腑病除速。

《幼科推拿秘书》

12. 手法治病歌

水底明月最为凉，清心止热此为强。
飞金走气能行气，赤凤摇头助气良。
黄蜂入洞最为热，阴证白痢并水泻，
发汗不出后用之，顿教孔窍皆通泄。
大肠侧推到虎口，止吐止泻断根源，
疟痢羸瘦并水泻，心胸痞满也能痊。

掐肺经络节与离，推离往乾中要轻，
冒风咳嗽并吐逆，此筋推掐抵千金。
肾水一纹是后溪，推下为补上为清，
小便闭寒清之妙，肾经虚损补为能。
六腑专治脏腑热，遍身潮热大便结，
人事昏沉总可推，去火浑如汤泼雪。
总筋天水皆除热，口中热气并刮舌，
心惊积热火眼攻，推之即好真妙诀。
五经运通脏腑塞，八卦开通化痰逆，
胸膈病满最为先，不是知音莫与泄。
四横纹和上下气，吼气肚痛掐可止。
二人上马清补肾，小肠诸病俱能理。
阴阳能除寒与热，二便不通并水泻，
诸病医家先下手，带绕天心坎水诀。
人事昏迷痢疾攻，疾忙急救要口诀。
天门双掐到虎口，肘肘重揉又生血。
一掐五指节与离，有风被喝要须知。
小天心能生肾水，肾水虚少推莫迟。
版门专治气促攻，扇门发热汗宣通。
一窝风能治肚痛，阳池穴上治头疼。
外牢治泻亦可用，拿此又可止头疼。
精灵穴能医吼气，威灵卒死能回生。

《幼科推拿秘书》

13. 推五脏虚实病源治法歌

心实叫哭兼发热，饮水惊搐唇破裂，
天河六腑并阴阳，飞金水底捞明月，
虚则困卧睡不安，补脾便是神仙诀，
左转心经与牢宫，再分阴阳三五百。
肝实顿闷并呵欠，目直项急叫多惊，
右转心惊推六腑，天河明月两相亲，
虚侧咬牙迷多欠，补肾三关掐大陵，
揉按中指单展翅，再把阴阳着力分。

脾实困睡频频饮，身中有热觉沉疴。
推脾推肺推六腑，运水入土并天河，
虚则有伤多吐泻，左转心经热气疴，
赤凤摇头并运卦，阴阳外间便宜多。
肺实闷乱兼喘促，或饮不饮或啼哭，
泄肺阴阳六腑河，八卦飞金与合骨；
虚则气短喘必多，哽气长出气来速，
补脾运卦分阴阳，离轻乾重三百足。
肾主瞳人目畏明，又无光彩少精神，
解颅死症头下窜，白睛①多过黑瞳睛；
面皮㿠白宜推肺，肾脾兼补要均匀②，
重耳中诸揉百次，尿黄清肾却通淋。

［注］①原文为"精"，今改作"睛"。
　　　②原文为"停"，今改作"匀"。

《幼科推拿秘书》

14. 手法同异多寡宜忌辨明秘旨歌

小儿周身穴道，推拿左右相同，
三关六腑要通融，上下男女变通。
脾土男左为补，女补右转为功，
阴阳各别见天工，除此俱该同用。
急惊推拿宜泄，痰火一时相攻，
自内而外莫从容，攻去痰火有用。
慢惊推拿须补，自外而内相从，
一切补泄法皆同，男女关腑异弄。
法虽一定不易，变通总在人心，
本缓标急重与轻，虚实参乎病症。
初生轻指点穴，二三用力方凭，
五七十岁推渐深，医家次第神明。
一岁定须三百，二周六百何疑，
月家赤子轻为之，寒火多寡再议。
年逾二八长大，推拿费力支持，
七日十日病方离，虚诳医家谁治。

禁用三关手法，足热二便难通，

渴甚腮赤眼珠红，脉数气喘舌弄。

忌用六腑手法，泄青面㿠白容，

脉微吐呕腹膨空，足冷眼青休用。

小儿可下病症，实热面赤眼红，

腹膨胁满积难通，浮肿疟腮疼痛。

小便赤黄壮热，气喘食积宜攻，

遍身疮疥血淋漓，腹硬肚痛合用。

不可下有数症，囟陷肢冷无神，

不时自汗泄频频，气虚干呕难忍。

面白食不消化，虚疾潮热肠鸣，

毛焦神困脉微沉，烦躁鼻塞咳甚。

《幼科推拿秘书》

15. 用汤时宜秘旨歌

春夏汤宜薄荷，秋冬又用木香，咳嗽痰吼加葱姜，麝尤通窍为良；加油少许皮润，四六分做留余，试病加减不难知，如此见功尤易。四季俱用葱姜煎汤，加以油麝少许推之。

《幼科推拿秘书》

16. 推拿代药赋

前人忽略推拿，卓溪今来一赋。寒热温平，药之四性；推拿揉掐，性与药同。用推即是用药，不明何可乱推。推上三关，代却麻黄肉桂；退下六腑，替来滑石羚羊。水底捞月，便是黄连犀角；天河引水，还同芩柏连翘。大指脾面旋推，味似人参白术，泻之则为灶土石膏；大肠侧推虎口，何殊诃子炮姜，反之则为大黄枳实。涌泉右转不揉，朴硝何异；一推一揉右转，参术无差。食指泻肺①，功并桑皮桔梗；旋推止嗽，效争五味冬花。精威拿紧，岂羡牛黄贝母；肺俞重揉，慢夸半夏南星。黄蜂入洞，超出防风羌活；捧耳摇头，远过生地木香。五指节上轮揉，乃祛风之苍术；足拿大敦鞋带，实定掣之勾藤。后溪推上，不减猪苓泽泻。小指补肾，焉差杜仲地黄。涌泉左揉，类夫砂仁藿叶。重揉手背，同乎白芍川芎。脐风灯火十三，恩符再造。定惊元宵十五，不啻仙丹。病知表里虚实，推合重症能生，不谙推拿揉掐，乱用便添一死。代药五十八言，自古无人道及，虽无格致之功，却亦透宗之赋。②

　　［按］文中"食指泻肺……"之意，当为"名指泻肺……"

　　注：①原文中为"肝"，今改正。

②本文据金陵授经堂判本。

《幼科铁镜》

17. 推拿代药骈言

推拿纯凭手法，施治需察病情。宜按宜摩，寓有寒热温平之妙；或揉或运，同一攻补汗下之功。推上三关，温能发表；退下六腑，凉可除烦。推五经则补泻兼施。运八卦则水火既济。开气机以防气闭，丹凤摇头；止寒嗽而涤寒痰，黄蜂入洞。术施神阙，宛然导滞温脾；水取天河，不亚清心凉膈。往来寒热，分阴阳则汤代柴胡；消化迟延，运脾土则功逾术附。飞经走气，重在流通；按弦搓摩，何愁绪滞。主持温性，传双凤展翅之神；驱逐寒邪，作二龙戏珠之势。急惊者，肝风暴动，掐揉合谷，自无痰壅气促之虞；慢惊者，脾土延虚，推运昆仑，致免肢冷腹疼之苦。虽牙关紧闭，推横纹便气血宣通；纵人事昏沉，掐指节而神经活泼。宜左宜右，能重能轻，举手之劳，可回春于顷刻；得心之处，调气息于临时。与其用药有偏，或益此而损彼；何如按经施术，俾兼顾而并筹。即无虑肌肉筋骨之伤，便可免针灸刀圭之险。可以平厥逆，定抽搐，原凭手上工夫。非惟止吐，醒昏迷，不费囊中药石。运土入水而泄泻止，运水入土而痢疾爱瘳。一掐一揉，自称妙决，百发百中，尤胜仙丹。莫谓不抵千金，视为小道；果尔能参三昧，定是知音。

《推拿捷径》

18. 推拿三字经

小婴儿，看印堂，五色纹，细心详。
色红者，心肺恙，俱热症，清则良，
清何处，心肺当，退六腑，即去恙。
色青者，肝风张，清补宜，自无恙，
平肝木，补肾脏。色黑者，风肾寒，
揉二马，清补良，列缺穴，亦相当。
色白者，肺有疾，揉二马，合阴阳，
天河水，立愈恙。色黄者，脾胃伤，
若泻肚，推大肠，一穴愈，来往忙。
言五色，兼脾良，曲大指，补脾方，
内推补，外泻详。大便闭，外泻良，
泻大肠，立去恙，兼补脾，愈无恙。
若腹痛，窝风良，数在万，立无恙。
流清涕，风感伤，蜂入洞，鼻孔强。

若洗皂，鼻两旁，向下推，和五脏，
女不用，八卦良。若泻痢，推大肠，
食指侧，上即上，来回推，数万良。
牙疼者，骨髓伤，揉二马，补肾水，
推二穴，数万良。治伤寒，拿列缺，
出大汗，立无恙。受惊吓，拿此良。
不醒事，亦此方。或感冒，急慢恙，
非此穴，不能良。凡出汗，忌风扬，
霍乱病，暑秋伤。若止吐，清胃良，
大指根，震艮连，黄白皮，真穴详。
凡吐者，俱此方，向外推，立愈恙。
倘肚泻，仍大肠。吐并泻，板门良，
揉数万，立愈恙，进饮食，亦称良。
瘟疫者，肿脖项，上午重，六腑当，
下午重，二马良，兼六腑，立消亡。
分男女，左右手，男六腑，女三关，
此二穴，俱属凉，男女逆，左右详。
脱肛者，肺虚恙，补脾土，二马良，
补肾水，推大肠，来回推，久去恙。
或疹痘，肿脖项，仍照上，午别恙。
诸疮肿，明此详，虚喘嗽，二马良，
兼清肺，兼脾良。小便闭，清膀胱。
补肾水，清小肠，食指侧，推大肠，
尤来回，轻重当。倘生疮，辨阴阳，
阴者补，阳清当。紫陷阴，红高阳，
虚歉者，先补强，诸疮症，兼清良。
疮初起，揉患上，左右旋，立消亡。
胸膈闷，八卦详，男女逆，左右手，
运八卦，离宫轻。痰壅喘，横纹上，
左右揉，久去恙。治歉症，并痨伤，
歉弱者，气血伤。辨此症，在衣裳，
人着袷，伊着棉，亦咳嗽，名七伤，

补要多，清少良。人穿裕，他穿单，
名五痨，肾水伤，分何脏，清补良，
在学者，细心详。眼翻者，上下僵，
揉二马，捣天心，翻上者，捣下良，
翻下者，捣上强，左捣右，右捣左。
阳池穴，头痛良，风头痛，蜂入洞，
左旋右，立无恙。天河水，口生疮，
遍身热，多推良。中气风，男左逆，
右六腑，男用良，左三关，女用强。
独穴疗，数三万，多穴推，约三万，
遵此法，无不良。遍身潮，分阴阳。
拿列缺，汗出良。五经穴，肚胀良。
水入土，不化谷。土入水，肝木旺。
小腹寒，外牢宫，左右旋，久揉良。
嘴唇裂，脾火伤，眼泡肿，脾胃恙，
清补脾，俱去恙，向内补，向外清，
来回推，清补双。天门口，顺气血，
五指节，惊吓伤，不计次，揉必良。
腹痞积，时摄良，一百日，即无恙。
上有火，下有寒，外劳宫，下寒良。
六腑穴，去火良，左三关，去寒恙，
右六腑，亦去寒。虚补母，实泻子，
曰五行，生克当。生我母，我生子，
穴不误，治无恙。古推书，身手足，
执治婴，无老方，皆气血，何两样，
数多寡，轻重当。吾载穴，不相商，
老少女，无不当。遵古推，男女分，
俱左手，男女同，余尝试，并去恙。
凡学者，意会方，加减推，身欺壮，
病新久，细思详，推应症，无苦恙。

后 记

这本小儿推拿专著，所讨论的不是中医界的新话题，而是一个关于中医小儿推拿的老话题，因为张素芳教授所编著的《中国小儿推拿学》如今已经出版近三十年。所幸时至今日，大家讨论起中医小儿推拿学，仍是一个喜闻乐见的热门话题，说明小儿推拿在中医学术界以及社会大众中深受欢迎，不但有其深厚的儿科诊疗保健基础，还有其中医学术研究的连续性。

张素芳教授 1940 年生于上海，1958 年进入上海中医学院附属推拿学校学习，是新中国培养的早期推拿专业学员，师从推拿名家朱春霆先生、王纪松先生、钱福卿先生等，后又跟随山东小儿推拿名家孙重三先生学习，自 1961 年毕业工作至今已六十余年。张素芳教授始终热衷于从事中医推拿与小儿推拿的研究，并撰写了大量的小儿推拿经典著作。她和她的著作引领了许多后学之辈进入小儿推拿的大门，堪称我国中医小儿推拿学界的灵魂人物。

故澄明张素芳小儿推拿之学事，既关乎张素芳教授之事，更关乎小儿推拿之事。重塑祖国中医文化精神基因，始终是张素芳教授所虑之大事，小儿推拿学之大事。这本《张素芳小儿推拿学》可以作为 1992 年的《中国小儿推拿学》的再版延续，其所述的小儿推拿学并不是一般意义上的中医教学，乃是以整个中医文化为经纬，重史料，讲实证，体现了张素芳教授著作一贯的特色：知识渊博、思路明晰、观点明确，视野开阔，内容丰富，结构严整。

回想当年，张素芳教授所著的《中国小儿推拿学》一问世，即被学界认为是这个领域里开创性研究成果，所厘定的小儿推拿学范畴和主要见解，即被后学广泛继承，业已成为小儿推拿学习者必读书目。

当年《中国小儿推拿学》出版后，张素芳教授曾多次表示："中医前辈们为我们留下了小儿推拿无比丰富的遗产，我们有责任去发掘、整理，并使之发扬光大。小儿推拿本身就是一件惠民而又有兴味的工作，非常值得我们去继续探讨。在此基础上，我愿与各位中医同仁持续共同努力。"

张素芳教授在小儿推拿工作的默默耕耘中，始终认为小儿推拿医案的搜集与分析，是一项十分重要而有意义的工作。所以在当年《中国小儿推拿学》出版后，在随后的儿推诊疗过程中，继续搜寻了大量具体个案。这些不断涌现出来的新医案，使作者在重新思考小儿推拿与儿科疾患等关联问题时，有各种新的感悟，感觉应该坦陈，如果忽略了这些新的疾患问题，"就只是将小儿推拿学封锁在学院派的套路里，继而会造成中医小儿推拿的固步自封"。现在，张素芳教授及学术团队重新整理医案，进行补充，在多次勘订与修改后，再度出版发行这一册《张素芳小儿推拿学》，满足社会大众的知识欲求，也似乎成了一件顺理成章的事情。

本书由张素芳教授亲自学术指导，编写团队中十多位学术精英合力撰写，因此在文字着重点上，均与每位撰稿人的专业、学养、经历等息息相关。故在本册书中，所体现的内容，在取舍、文字等各方面不尽相同，各具特色。

本册医著力求以不尚空言的实证方法，从辨证、手法、穴位、治疗、保健等综合层面来探索并说明张素芳教授六十余年的小儿推拿学术研究内容。书中很重视以各类儿推医案为立说依据，注意吸纳学术界前贤今人的已有观点，并通过对中医古籍的探赜比勘和对前人医说的辨析综考，力求对中国小儿推拿学做出较为全面而客观的勾勒与评述。同时书中的医案素材，在于真实有效，并经得起时间的检验，其选择和表述本身不可避免地带有鲜明的个人观点，其中有的可能为其他同仁所赞同及肯定，有的看法为一家之言，或与其他同仁观点相左，甚至有相反的观点，这都应是学术界"百家争鸣"的正常现象，在提倡学术自由的今天，这更是完全正常的现象。

无论如何，本册医著在研究小儿推拿方面，不失为一部难得的重要著作，有着不可忽视的参考价值，这一点是不容置疑的。

这部由张素芳教授学术团队合力攻关，整理有序的学术成果，也是集体成果的反映，从前期策划、组织人员到编写出版，历经三年的奋斗路程，得到诸多师友的鼓励与支持。张素芳教授也感慨地说道："人不能无为，亦不能无老。老有所为固然可贵，但力有不逮也时常有之。这次新版，一些整理资料，抄写文稿等相关的工作，都是传承人周奕琼、邢晓君、刘晓峰等人代劳，为此费去了他们大量的时间和精力，我对这些中青年学者，这些后生们也表示由衷的感谢。而且，我欣喜得看到，在小儿推拿方面，他们确实用自己的方式开辟了一片新的园地，我也相信，还有许许多多的小儿推拿学人，在这片园地上将继续耕耘。"将学术视为天下公器，体现了张素芳教授高度的社会责任感；将学术传承看作中医生命的延续和扩展，更是张素芳教授学术魅力和人格魅力的延续。

我们也感到，在本书编写过程中，既有艰辛与纠结，更有快慰与收获。最终在全体同仁共同努力下，使此书在中国中医药出版社付梓刊行，在此衷心感谢鼓励和支持此书出版的各位友人。

　　我们相信，只要是关心小儿推拿的朋友，都会对此书产生浓厚的兴趣，而且会感到读有所获。更希望《张素芳小儿推拿学》的出版，能为小儿推拿知识的普及与提升贡献一点力量；能让从事小儿推拿研究的前辈、新秀们的研究成果得到更多的宣扬；能为读者了解和认识小儿推拿提供一点工具；能为张素芳教授小儿推拿的"学术独立性"添砖加瓦。随着时间推移和历史发展，此书独有的中医文献价值、社会影响会历久弥新，将越来越被更多人所认识和重视。

　　需要说明的是，《张素芳小儿推拿学》编写团队虽认真撰写，尽力减少讹误，疏漏乃至不妥之处仍恐难免，兼之出自众手，水平不尽平衡，诚恳希望中医业界学者同仁和广大读者批评指正，从而将小儿推拿的研究提高到一个新的水平。

《张素芳小儿推拿学》编写团队

2022 年 6 月